何清湖 陈小平 主编

中医哲学智慧启迪录

全国百佳图书出版单位
中国中医药出版社
·北京·

图书在版编目（CIP）数据

中医哲学智慧启迪录/何清湖，陈小平主编.

北京：中国中医药出版社，2025.9（2025.11 重印）

ISBN 978-7-5132-9747-9

Ⅰ.R2-05

中国国家版本馆 CIP 数据核字第 20251JD092 号

中国中医药出版社出版

北京经济技术开发区科创十三街 31 号院二区 8 号楼

邮政编码　100176

传真　010-64405721

北京盛通印刷股份有限公司印刷

各地新华书店经销

开本 710×1000　1/16　印张 27.5　字数 464 千字

2025 年 9 月第 1 版　2025 年 11 月第 2 次印刷

书号　ISBN 978-7-5132-9747-9

定价　99.00 元

网址　www.cptcm.com

服 务 热 线　010-64405510

购 书 热 线　010-89535836

维 权 打 假　010-64405753

微信服务号　zgzyycbs

微商城网址　https://kdt.im/LIdUGr

官 方 微 博　http://e.weibo.com/cptcm

天猫旗舰店网址　https://zgzyycbs.tmall.com

如有印装质量问题请与本社出版部联系（010-64405510）

《中医哲学智慧启迪录》编委会

主　　编　何清湖　陈小平

副 主 编　石姗嫣　陈　洪　范　磊

编　　委（以姓氏笔画为序）

丁泽惠	王　彪	王小奇	王林华	王海兰
文美玲	方乐瑶	邓　莹	邓国倩	石姗嫣
龙　丹	宁晚玲	伍紫炫	刘　灿	刘　颖
安桂琳	寻　馨	李　静	杨　芳	杨壁英
肖靓宜	吴　吉	吴成亮	吴江岚	邱丽婷
张　钰	张　斐	张思淼	张慧敏	陈　琳
陈　静	陈　瑶	陈子慧	陈紫煜	林紫嫣
周　卓	周　畅	周　洁	周　瑶	周慰冰
赵　丹	赵　茜	赵　祥	赵　磊	赵远鹏
胡　彬	姚昆鹏	姚金龙	贺思雨	敖林笠
陶　旺	黄　超	黄松艳	黄湘宁	彭子怡
彭艳丽	舒　畅	谢灿明	廉　坤	蔡　瑾
熊　武	熊思成			

学术秘书　吴江岚　周慰冰　宁晚玲

前　言

　　2023 年 5 月 17 日，习近平总书记在听取陕西省委和省政府工作汇报时强调，要"在以学铸魂、以学增智、以学正风、以学促干上见实效"。他明确指出，"以学增智"的内涵在于通过深入学习和理解党的科学理论，来领悟发展规律、明确前进方向、学习科学方法并增进智慧，从而切实提升自身的政治能力、思维能力和实践能力。深入学习领会习近平总书记重要讲话精神，广大中医药科研工作者从习近平新时代中国特色社会主义思想中汲取奋发进取的智慧和力量，熟练掌握和运用习近平新时代中国特色社会主义思想的世界观和方法论，厚植为民情怀，练就过硬本领，在推动中医药事业传承创新发展中建功立业，为建设健康中国、构建人类卫生健康共同体贡献力量。

　　中医药学以阴阳、五行及精气神等传统哲学理论为精神内核，广泛吸纳易学及儒、释、道等多元传统文化精髓，实现了自然宇宙与生命本质的和谐统一，彰显了中华民族独特的认知体系、世界观和价值观，是中国传统自然科学与人文智慧的完美融合。2010 年 6 月 20 日，习近平总书记在澳大利亚出席由南京中医药大学与皇家墨尔本理工大学合办的"中医孔子学院"授牌仪式上发表重要讲话："中医药学凝聚着深邃的哲学智慧和中华民族几千年的健康养生理念及其实践经验，是中国古代科学的瑰宝，也是打开中华文明宝库的钥匙。深入研究和科学总结中医药学对丰富世界医学事业、推进生命科学研究具有积极意义。"习近平总书记的重要讲话为深化中医哲学智慧研究、推动中医药传承创新发展指明了方向。新时代坚定中医文化自信与自觉，首要任务是要深入汲取中华优秀传统文化的养分，尤其是要汲取中国古代哲学的精髓，深刻理解中医药理论体系的内在逻辑与思维方式。因此，广大中医药科研工作者应积极响应"以学增智"的号召，不断深化对中医哲学智慧的认知与把握，切实肩负起推动中医药事业高质量发展的时代使命。

博士研究生作为中医药高等教育培养的高层次人才，是中医药科研工作的有生力量，不仅要努力成长为对党和人民忠诚可靠、堪当时代重任的栋梁之材，更要以学增智、增长本领，在中医药传承创新发展的浪潮中勇立潮头。多年来，为不断提高中医药高等教育质量，激活中医药传承创新发展的动力，培养高质量的中医药创新型人才，湖南中医药大学中医文化教学与研究团队坚持运用"头脑风暴法"开展教学改革，取得了丰硕的教学成果。在2024级博士研究生《中国传统文化与中医》课程教学实践中，湖南中医药大学中医文化教学与研究团队秉承教学改革与实践的优良传统，围绕"以学增智与中医哲学智慧"这一主题，再次掀起了一场思想碰撞与智慧交流的"头脑风暴"。本书正是博士研究生们"头脑风暴"的智慧结晶，他们以"中医哲学智慧"为引领，探究中医药深厚的哲学意涵，思考中医药高质量发展面临的机遇和挑战，谋划中医药高质量发展的路径和方法，充分展现了中医青年学者深入理解、精准把握和科学阐释习近平总书记对发展中医药的重要指示精神的核心要义的丰硕成果。

本书共收录论文58篇，分为"中医哲学之智""马王堆医学之智""中医哲学启智成行"三篇。上篇"中医哲学之智"主要围绕"中医是哲学吗""中医蕴含着怎样的哲学智慧""中医哲学智慧与中华优秀传统文化的内在契合性""中医哲学智慧与新时代中国特色社会主义建设"等问题展开。中篇"马王堆医学之智"则从"坚持'两个结合'的应有之义""弘扬中华优秀传统文化的根本要求""促进中医传承创新发展的内在动力"三个层面，引导湖湘中医学子深入思考和梳理马王堆医学的思想内涵和临床经验，深刻论证其历史价值和时代意义。下篇"中医哲学启智成行"旨在探明学习和应用中医哲学智慧的路径和方法。首要坚持"人民至上"，正确审视中医传承发展的价值旨归；其次要坚持科学思维方法，探索认识中医蕴含的深邃哲学智慧；最后要坚持理论联系实际，不断指导、提高中医学术化和专业化水平。

深入研究和探讨中医哲学智慧，是坚定中医主体地位和主导思想的内生动力，是坚持"创新不离宗"，遵循中医药发展本质规律，促进中医文化创造性转化、创新性发展的重要保障。《中医哲学智慧启迪录》切实坚定中医药传承创新的自信和底气，力图彰显中医哲学的系统性、启迪性和创新性，在学术溯源中把握中医药传承创新发展的底蕴与底色，在当代启示中为中医现代化发展注入新的活力和动力，对于传承和发展中华优秀传统文化、促进中西医学发展、引导百姓形成健康生活方式等皆具积极意义。本书系国家社科基金高校思想政治理论课研究专项（24VSZ077）、湖南省社科基金重大委托项目（24WTA29）、湖南省研究生精品示范课程（湘教通〔2022〕116号）和湖南省中医科研项目重点项目（C2022035）的阶段性研究成果。我们期待本书的出版能够激发同道秉承中医之哲学智慧，立足中医之思想源流，放眼中医之现代化图景，以永不褪色的初心和使命奋力谱写中国式现代化的中医药振兴新篇章！

湖南中医药大学博士研究生导师

湖南医药学院院长

何清湖

2025 年 2 月

目 录

上篇 中医哲学之智

中篇 马王堆医学之智

下篇 中医哲学启智成行

上篇

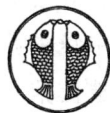

中医哲学之智

哲学起源于人类对实践的追问和对世界的思考。中国哲学作为世界哲学的重要组成部分，孕育于博大精深的中华文明之中。中华民族自诞生起，就以独特的智慧和方式不断认识世界、改造世界，在这个过程中形成了丰富且深刻的哲学思想。

中国哲学和中医哲学同是起源于中华民族对世界的探索思考，二者探索的角度和时间存在着包含与被包含关系，是源与流的关系。中医哲学同儒、释、道、法一样，都属于中国哲学重要的组成部分，是对自然科学领域的普遍基本问题的研究。中医学科是中华文化的瑰宝，也是中国传统文化哲学的体现，阴阳五行的哲学思想贯穿始终，望闻问切是科学的方法论，集文化、哲学、伦理与医道于一体。在中医学的世界观里，医学与道德有机交融，医学创新与其遗产自然连接。传播与交流、传承与融合，是中医不断充实中国传统文化、实现自身生生不息演变的动力所在，这充分彰显了中医的博大精深及其在人类文明中的价值。在中医学悠久的发展历史中，一脉相承让这一中华瑰宝延绵不息，中医学为中华民族的繁衍昌盛作出了不可磨灭的贡献，对世界医学的发展和人类文明的进步产生了积极影响。中医学兼具科学和文化的复合属性，是一门综合性学科，对它的研究涉及医学、史学、人类学乃至哲学、民族学等多个学科。中医学根植于中国几千年的文明史中，深深扎根于道家、儒家、佛家等多元哲学思想，这些思想为中医学提供了理论支撑和医学实践指导。在这个传承的脉络中，中医学成为中华传统文化的一个重要载体，承载着丰富的哲学内涵。

中医哲学智慧与中华优秀传统文化的内在契合性体现在对生命、自然、人伦关系的深刻洞察上。中医学传承了道家、儒家、佛家等多元哲学思想，将这些思想有机融入医学实践中，强调平衡、和谐、仁爱等传统文化的社会主义核心价值观，融合了天地人合一的整体观、辨证施治的方法论和重视德行的实践观等，形成了自身独特的医学理念。这些理念不仅指导着中医的临床实践，还为人类提供了认识生命和健康的新视角。

气一元论认为气是产生一切物质的本源，是中医古代哲学中最根本、最重要的哲学思想。老子曰："道生一，一生二，二生三，三生万物，万物负阴而抱阳，冲气以为和。"通常认为，一指元气，二指由元气分化出的阴阳二气，三指阴阳二气相互作用而产生的和气。

中国哲学在早期就认识到事物存在两面性，两者相互包含、相互转化，需要辩证而观。中医学的整体观体现了世界上普遍联系和对立统一的观点，闪耀着朴素的辩证唯物主义思想的光芒。气与血、体液、五脏、六腑的框架，以及它们与外界的联系、辨证论治的方法，都是以整体观为基础，《黄帝内经》论述人体与内部、内部与外部、局部与整体密切相关，特别是人体与自然环境变化具有密切关系。

在本篇收录的论文中，有作者以"天人合一"思想为例，系统梳理了中医哲学与中华传统文化的深厚渊源，阐述了中医学在现代社会中的应用与价值；还有作者深入探讨了阴阳五行理论，分析了其在中医学诊疗中的核心作用，认为这一哲学思想对于理解疾病的根源及其治疗具有重要意义；更有作者提出，在传统中医学术的传承与发展过程中，应加强对中医文化本质、理论、精神等多方面的溯源研究，特别是在现代健康问题的应对中，强调中医哲学的时代价值与深远影响。通过分析"人本主义"和"变易思维"在中医学中的实践，几位作者指出，中医诊疗不仅关注个体差异，还强调在实践中的灵活性与整体性。有作者进一步阐述了中医哲学如何与中国古代兵法思想相通，强调中医学在治疗中应用的灵活策略与战术思维，揭示了兵法与中医学在防治疾病、应对挑战时的相似性与共同点。这些为中医学的现代化发展提供了新的视角，并为中医文化的全球传播奠定了理论基础。

中医学作为中国传统文化的珍贵遗产，承载着千年的医学智慧和深厚的文化内涵。学习中国哲学、探究中医哲学的起源，是构建中医哲学思维的基础；在中医人才培养中融入中国哲学内容，能帮助中医人更深入地探索中医哲学思维的本源。

在当代社会，弘扬中华优秀传统文化成为一项根本要求，而中医学的传承与创新发展则汇聚了内在动力，共同构筑了一个文明传承的桥梁。而在中医教育中，我们更应加强传统哲学思想的渗透，增强人们对中医药的文化自信，推动中医药走向世界。

（宁晚玲　陈子慧）

在"以学增智"中坚定中医药文化自信

2023 年 5 月 17 日，习近平总书记在听取陕西省委和省政府工作汇报时，深刻阐述了"以学增智"的丰富内涵，不仅强调"以学增智，就是要从党的科学理论中悟规律、明方向、学方法、增智慧，把看家本领、兴党本领、强国本领学到手"，而且提出将"提升政治能力""提升思维能力"和"提升实践能力"作为"增智"的要求。这对于我们把握政治判断力、锻造科学思想方法以及完成党所肩负的社会主义现代化和中华民族伟大复兴的历史使命，具有鲜明的现实针对性和深远的历史意义。

中医药文化是中医药事业发展的根基与灵魂，同时也是中华优秀传统文化的重要组成部分。与时俱进大力发展中医药文化，是弘扬中华优秀传统文化的重要任务，而发展中医药文化最根本的要求是要坚定中医药文化自信。文化自信是文化主体对身处其中作为客体的文化，通过对象性的文化认知、批判、反思、比较及认同等系列过程，形成对自身文化价值和文化生命力的确信和肯定的稳定性心理特征[1]。中医药文化自信，就是对中医药文化生命力的高度认同，对中医药文化价值的坚定信念，对中医药文化发展前途的坚定信心[2]。纵观中医药发展的历史与现实，中医药文化历经岁月变迁仍焕发着勃勃生机，坚持中医药文化自信势所必然。

"以学增智"是推动中医药事业高质量发展的重要途径，也是坚定中医药文化自信的重要基础，我们要深入学习领会习近平新时代中国特色社会主义思想。习近平中医药文化观是习近平新时代中国特色社会主义思想的重要组成部分，也是当代中医药文化创新发展的理论遵循，是提升中医药文化自信的思想武器[3]。

一、在"以学增智"中增强中医药文化认知

文化认知是指个体在日常生活中对文化的认识和理解，包括文化背景、价值观、信仰、习俗、传统、艺术、语言等，有助于个体更好地融入社会，增强文化自信心，开阔视野，促进交流和合作。要增强中医学生对中医药文化的认知，就必须学习古今名医的医德修养和职业素养，对中医药行业、岗位的职业道德和法律修养形成正确的认知，同时学习近代以来中医药发展的历史与现状，纠正学生对中医药的认识偏差，进而增强对中医药发展的正确认知。

从中医传统文化的角度来看，医德是一种职业操守与道德情怀，且与医生身上所体现出来的与他所从事的职业有密切关系。中医传统文化中蕴含着丰富的医德思想及文化[4]：作为一名医学生或医务工作者，要从救死扶伤、"拯民夭亡"的中华优秀传统文化思想中端正对医疗目的的认识；努力提升自身的医疗水平，练就精湛医术；具备保民、惠民的人道主义精神；时刻以患者的利益和真正需要为根本出发点，勿妄施医药；对医学医术要具有敬畏精神；在行医过程中要致意深心、沉着冷静、严谨认真；对待患者要不分贵贱、一视同仁；严格遵守医疗规范、路径、规则、程序；重视中医学传承，主动承担传道授业解惑的职责；尊重和关爱患者，尽力做到"举乃柔和，无自妄行"。中医药传统文化具有博大精深、源远流长的历史特点，纵观历史长河中，无数优秀医家身上所展现的优秀医德医风，对后辈医生的成长和高尚医德修养的形成具有指导作用，同时对于当代医学生及医生对中医药文化的认知具有深远影响。

二、在"以学增智"中强化中医药文化认同

文化认同是指个体或群体对于文化的认同感和归属感，包括对价值观、道德规范、历史传承、文化符号等方面的认同和肯定，是维系一个国家和民族的核心精神纽带，对于国家的发展、社会的稳定及个体的自我认同具有重要意义。在现代中医教育的过程中，我们要重视培养学生的传统文化素养，深入发掘中医药文化精华及其蕴含的哲学理论，让广大中医学者体会中医药文化的博大精深，形成对中医药文化的认同。

中医药文化作为中华民族的瑰宝，蕴含了丰富的哲学理论。中医学不仅阐述了一种医学理论体系，更承载了深邃的哲学智慧。中医哲学思想汲取了自然哲学中气、阴阳、五行等基本理论。气、阴阳、五行理论不仅为中医学提供了认识机体与疾病的思维方式和方法，同时也提供了一种理论依据，可以帮助中医学在本质上认识生命是什么，可以揭示机体病理与生理状态之间相互联系、相互影响的复杂关系，还可以说明人体本身各脏腑之间病理传变规律及人与自然、社会环境之间的病理生理联系。中医学的思维方法，强调的是一种认识的形成。"天人相应"是中国古代哲学中的一个重要概念，强调了人与自然之间的和谐关系，我们应该遵循自然规律，保护自然环境，实现人与自然和谐共生。而阴阳五行学说则是以"天人相应"为理论基础，认为人体及自然界一切事物都是处于不断运动变化的状态，这是一种辩证法的推理体系，并且贯穿于中医理论体系的全过程。辩证思维是中国古代文化中特有的一种思维方式，具有浓厚的民族特色，其在中医学中得到了具体体现。辩证论治强调事物普遍联系的规律，体现了"人为贵"的人文精神，倡导人的主体性作用，并且在辩证论治的整个过程中，运用整体观来辩证施治，用整体观的思想去理解人及人与世界万物的关系，即把人体当作一个相互联系的整体，人与世界万物的关系是一个和谐统一的整体。中医学中一些思维方式与中华优秀传统文化中一些思想观念是一脉相承、同源同构的。中医哲学思想蕴含了丰富的人文精神，同时也具有科学性与人文性交融汇通的特点[5]。

随着中医药文化的不断发展，越来越多的人对中医药产生了浓厚的兴趣。然而，要想真正理解中医药文化，在"以学增智"中形成自觉的文化认同，需要不断学习，积累知识。学习中医药基础知识，了解中医药的历史和文化背景，并通过实践来不断检验和提升自己的认识。只有这样，才能更好地理解中医药文化的内涵和精髓，形成自觉的文化认同。

三、在"以学增智"中形成中医药文化自觉

文化自觉是指社会各阶层、各领域对文化问题的关注和思考，包括个人和社会成员对自身文化价值、作用及发展方向等问题的认识和反思，通过文化自我意识、文化主体意识、文化创新意识等培养形成文化意识状态，从而使自己

的文化行为和文化实践更多地表现为一种文化自律的理性行为，即文化主体具有"对文化的理性认识、审慎选择与理智的批判精神"。有了对中医药文化的认知和认同，下一步就是形成中医药文化自觉。

自古至今，疫病一直伴随着整个人类历史的发展进程，当疫情发生的时候，无论大人或小孩都极易感染，症状相似，却防治困难。《素问·刺法论》的"正气存内，邪不可干"是机体抗御病邪入侵的基本原理，其中蕴含了丰富的抗疫智慧。中国传统生命哲学是"正气存内，邪不可干"的理论基石，主要包括以气为本的生命观、气分阴阳的运动观、五行生克的疾病观[6]。中医药学蕴含着丰富的抗疫智慧，其在新型冠状病毒感染疫情防控中发挥的重大作用，让学生形成传承精华、守正创新的文化自觉，指引学生主动参与宣传中医药文化的社会服务中，进而树立中医药文化自信。中医药专业学生在文化自觉自信方面存在一些问题：一是中医药文化认知途径单一，影响中医药专业学生对文化的深度认同；二是中医药文化的归属感教育缺乏，影响中医药专业学生文化主体意识的形成；三是中医药专业学生参与文化传播活动不足，传播传承意识不强。要解决以上问题，首先需要拓展中医药专业学生了解中医药文化的途径，在深度、广度上提高文化认识；其次，开展中医药文化融入大学生日常生活的教育活动，使大学生在具体场景中感受文化的力量，培育主体意识；最后，激励中医药专业学生投身传播中医药文化的实践活动中，提高文化传承的自觉自信[7]。中医药文化是中华优秀传统文化的精神内涵与物质文明。中医药专业学生作为中医药文化传承与发展的重要储备军，要对中医药文化进行全面深入的理解、反思和觉悟，并在此基础上建立起对中医药文化价值核心的认同和意识到中医药文化的长处，并形成属于自己的中医药思维方式，进而在内心充分肯定中医药文化，在知行合一中积极主动地成为中医药文化的传承者和弘扬者，这样才能做到坚定中医药文化自信。

四、小结

中医药文化自信的心理生成机制是从文化认知、文化认同、文化自觉三个层面，通过由浅入深逐层递进，探寻中医药文化自信的培养路径。文化认知方面，主要通过融入古今名医的医德修养和职业素养，让医学生对中医药行业、岗位的职业道德和法律修养形成正确的认知；文化认同方面，要求当代医学生从中医药文化蕴含的哲学智慧中，体会中医药文化的博大精深，从而形成对中医药文化的认同；文化自觉方面，要求医学生要深刻认识到中医药在当代临床实践中发挥的重大作用或优势，形成传承精华、守正创新的文化自觉，进而树立坚定的中医药文化自信[8]。中医药文化源远流长，博大精深，我们要深入挖掘中医药文化的内涵和价值，传承精华，守正创新，不断推动中医药文化高质量发展。中医药文化的根本目的是服务人民群众。我们要坚持以人为本、服务群众的理念，让中医药文化惠及更多人民群众。总之，在"以学增智"中增强中医药文化认知、强化中医药文化认同和形成中医药文化自觉，需要我们不断探索、实践和创新，为推动中医药事业高质量发展、促进人类健康福祉作出积极贡献。

（陈琳）

参考文献

［1］刘林涛.文化自信的概念、本质特征及其当代价值［J］.思想教育研究，2016（04）：21-24.

［2］张宗明.论中医药文化自信［J］.南京中医药大学学报（社会科学版），2018，19（01）：1-5.

［3］王洪龙，李金莹，周艳芬，等.习近平中医药文化观及其思想启示［J］.中医药管理杂志，2023，31（16）：1-3.

［4］潘立文，昝雪峰，易敏春，等.浅论中医文化内蕴的医德思想及其教育意义［J］.环球中医药，2015，8（S2）：91-92.

［5］李琳，胡志希.从中医的哲学智慧谈文化自信［J］.中国中医药现代远程教育，2019，17（19）：57-59.

［6］严家凤."正气存内，邪不可干"——中医的生命哲学智慧［J］.东方养生，2022（02）：120-121.

［7］侯秀娟，吕晓洁.中医药专业学生文化自信培育路径研究［J］.中国医学伦理学，2021，34（03）：384-389.

［8］代浩云，程娟，杨成凤，等."中医药文化自信"视域下思政课实践教学体系创新论析［J］.湖南中医杂志，2023，39（09）：97-101.

从中华传统文化看中医哲学的智慧脉络

中医学作为中华传统文化的重要组成部分，以其独特的哲学智慧为人类的健康和疾病的防治作出了重要贡献。随着共建"一带一路"倡议的推进和全球化发展，中医学受到了越来越多人的关注，在国内和国际的影响力逐渐增大。与此同时，中华优秀传统文化作为中华民族的根基和灵魂，也在全球范围内得到了广泛的传播和认同。因此，探讨中医哲学智慧与中华优秀传统文化之间的内在契合性，不仅有助于深入了解中医学的理论基础和传承中华优秀传统文化，也为西医学的发展提供了新的思路和方法。

一、中医哲学智慧的内涵及其发展

中医哲学智慧起源于中国古代哲学，可以追溯到先秦时期的阴阳家、道家、儒家等思想流派[1]。随着时间的推移，中医哲学智慧形成了独特的理论体系，包括整体观念、阴阳五行学说、藏象学说、经络学说等，这些理论体系在实践中得到了广泛应用，并不断完善和发展。其中整体观念认为，人体是一个有机整体，各个器官、组织之间相互联系、相互影响；阴阳学说认为，人体内部阴阳的平衡是维持健康的关键；五行学说认为，人体内部五行的平衡是维持健康的重要因素。此外，中医哲学智慧不仅强调脏腑经络、气血津液等对人体健康的影响，以及四诊合参、辨证论治等核心诊疗思想，更在漫长的历史发展中不断传承与完善。从汉代张仲景奠定中国古代医学基础的《伤寒杂病论》，到唐代的《备急千金要方》、宋代的《圣济总录》、明代的《本草纲目》等经典著作，再到现代的中医院校教育和科研机构，中医理论体系持续丰富发展。在这一过程中，中医哲学智慧得到了广泛传播和深入应用，为中华民族的健康事业作出了巨大贡献[2]。

二、中华优秀传统文化的特点及其价值

中华优秀传统文化是中华民族在长期发展过程中形成的，具有独特性和优秀性的文化体系。这个文化体系包括哲学、道德、艺术、科技等多个方面，是中国古代文明的结晶，也是中华民族的精神家园。中华优秀传统文化具有以下特点：首先，中华优秀传统文化具有深厚的历史底蕴和人文精神，它是在长期历史演进中形成的，经历了数千年的发展与传承，体现了中华民族独特的思想智慧和人文精神。其次，中华优秀传统文化注重整体性和和谐性，强调人与自然、人与社会、人与人之间的和谐共处，追求天人合一的境界。最后，中华优秀传统文化具有开放性和包容性，吸收了多元文化的精华，不断与外来文化交流融合，形成了独特的文化体系。

中华优秀传统文化主要包括儒家、道家、墨家、法家等思想流派。儒家思想主张仁爱、忠诚、孝顺等道德观念，提倡"己所不欲，勿施于人"的处世之道。道家思想则强调"道法自然"，主张无为而治，追求内心的平静和宇宙的和谐[3]。墨家思想倡导"兼爱非攻"，反对战争，强调人与人之间的互助和爱。法家思想则注重法律和秩序的建立与维护，提倡"以法治国"的理念。这些思想流派虽然主张各有不同，但都强调了道德、和谐、秩序等社会主义核心价值观，对于中华民族的精神塑造和价值追求产生了深远的影响[4]，并且在现代社会仍然具有重要的应用价值。首先，传统文化可以为现代社会提供丰富的道德资源。儒家的"仁爱""忠诚""孝顺"等道德观念，道家的"道法自然""无为而治"等思想，墨家的"兼爱非攻""互助互爱"等理念，都对现代社会的道德建设具有重要的启示意义。其次，中华优秀传统文化可以为现代社会提供和谐共处的智慧。无论是对于个人还是社会，中华优秀传统文化都强调内在修养和外在实践的结合，追求人与自然、人与社会、人与人之间的和谐共处。最后，中华优秀传统文化可以为现代社会提供创新发展的动力。

三、中医哲学智慧与中华优秀传统文化的内在契合性分析

整体观念是中医哲学智慧的重要思想之一，强调人体是一个有机整体，各

个器官、组织之间相互联系、相互影响。这种观念与中华优秀传统文化中的整体思想相契合[5]。在中医理论中，人体内部环境的平衡与稳定是维持人体健康的关键，这与中华优秀传统文化中强调的整体和谐、统一的思想相一致。例如，中医治病强调"标本兼治"，即从整体角度出发，综合调理身体，达到治疗疾病的目的。这种整体观念的契合性体现了中医哲学智慧与中华优秀传统文化在思想基础上的相互联系与融合。阴阳平衡思想强调人体内部阴阳的平衡是维持健康的关键[6]，这与中华优秀传统文化中的阴阳思想相契合。在中医理论中，阴阳平衡是指人体内阴气和阳气处于平衡状态，一旦这种平衡被打破，就会导致疾病的发生。而在中华优秀传统文化中，阴阳也被视为宇宙万物的基本规律之一，包括相互对立、相互依存、相互转化等，这种阴阳平衡思想的契合性体现了中医哲学智慧与中华优秀传统文化在思想内涵上的相互呼应与深化。五行学说认为万物都是由金、木、水、火、土五行所构成的，并以此解释宇宙万物的生成、发展和变化规律[7]。在中医理论中，五行学说被广泛应用于解释人体生理和病理现象，以五行对应五脏、五音等。这种五行学说的契合性体现了中医哲学智慧与中华优秀传统文化在思想方法上的相互补充与完善。除了以上几个方面的契合性分析外，中医哲学智慧还与中华优秀传统文化中的其他哲学思想存在内在联系。例如，中医理论中的"扶正祛邪""以和为贵"等思想，与中华优秀传统文化中的"仁爱""和谐"等社会主义核心价值观相一致；中医学治疗中的个性化原则，与中华优秀传统文化中的"因材施教""因人制宜"等思想相呼应。这些契合性体现了中医哲学智慧与中华优秀传统文化在思想内涵上的相互渗透与融合。

中医哲学智慧在中医临床实践中具有重要的应用价值。例如，中医学治疗疾病强调"标本兼治"，从整体观念出发，综合调理身体，达到治疗疾病的目的。同时，中医学还强调"因人制宜"，根据患者的不同情况制定个性化的治疗方案。此外，中医学还注重"以和为贵"，即在治疗过程中注重调和人体内部各个脏腑之间的功能和关系，达到机体内部的和谐与平衡。中医哲学智慧在养生保健中也具有重要应用价值。"扶正祛邪"是中医养生保健的重要原则，通过调理身体、增强体质以提高机体抗病能力。同时，中医学还强调"饮食调理"，根据食物的性味特点进行合理搭配，以满足机体对营养的需求。此外，中医学还注重"运动养生"，通过适当的运动来促进气血流通，增强体质。随着西医学的发展，中医哲学智慧在西医学中逐渐得到了重视和应用。例如，西医学的"生物－心理－社会"医学模式与中医哲学智慧中的整体观念和人与自然、社会环境和谐相处的思想相契合。同时，西医学的"个性化治疗"原则也与中医哲学智慧中的"因人制宜"思想相一致。此外，西医学的"预防为主"观念也与中医哲学智慧中的"治未病"思想相呼应。

中医学作为中华优秀传统文化的重要组成部分，在其发展过程中，不仅积累了丰富的医疗经验和理论知识，而且承载了中华民族的历史记忆和哲学智慧。中医学通过以下几种主要方式传承了中华优秀传统文化：首先，中医学注重师承教育。自古以来，中医学的传承主要依靠师徒之间的口传心授。师父将自己的经验和知识传授给徒弟，徒弟在师父的指导下学习和实践。这种方式使得中医理论和经验得以代代相传，不断发扬光大。其次，中医学注重临床实践。中医理论来源于临床实践，并在临床实践中不断得到验证和完善。中医学通过临床实践，不仅治疗了大量患者，还积累了丰富的医疗经验和理论知识。最后，中医学注重文化传承。中医学除了在医疗实践中传承中华优秀传统文化外，还通过著书立说、办学兴教等方式，将中华优秀传统文化传播给更多的人。例如，《黄帝内经》《伤寒杂病论》等经典医著，不仅总结了古代医学成就，而且传承了中华优秀传统文化中的哲学思想和道德观念。

中医学传承中华优秀传统文化对现代社会具有深远意义和价值。中医学的传承和发展有利于保护和弘扬中华优秀传统文化。随着全球化发展和西方文化的冲击，中华优秀传统文化的传承和发展面临着严峻的挑战。而中医学作为中华优秀传统文化的重要组成部分，其传承和发展对于保护和弘扬中华优秀传统文化具有重要意义。同时，中医学的传承和发展有利于提高人民的健康水平，其在防治疾病、养生保健等方面有着独特的优势和丰富的经验。通过传承和发展中医学，可以更好地满足人民群众的健康需求，提高人民的健康水平[8]。

经过对中医哲学智慧与中华优秀传统文化的内在契合性、具体应用与现代意义等方面的探讨，我们可以得出以下结论：中医学作为中华优秀传统文化的重要组成部分，其哲学智慧与中华优秀传统文化有着紧密的内在联系，二者在思想基础、内涵和方法论等方面相互契合、相互补充。中医哲学智慧在中医理论、临床实践和养生保健等方面都有具体应用，同时在西医学中也具有重要的应用价值。中医学传承中华优秀传统文化的历史贡献和现代意义不可忽视，其未来发展与担当也值得期待。展望未来，我们应该进一步挖掘和传承中医哲学智慧，推动其与西医学的深度融合，为人类健康事业作出更大的贡献。同时，我们也应该更加重视中医教育和人才培养，让更多的人了解和掌握中医知识和技能，为中医学的未来发展提供强有力的人才支撑。

（赵丹）

参考文献

［1］陈根旺，苏永生，苏永华.中西医发展的文化起源和思维方式背景比较［J］.现代中西医结合杂志，2006（04）：441-442.

［2］尹筱莹，焦志军，李晶，等.关于中医学的几点哲学思考——兼与西医学比较［J］.河南中医学院学报，2009，24（04）：15-18.

［3］朱叶，王小平.《道德经》的自然观与《黄帝内经》中医理论体系的构建［J］.中医杂志，2019，60（18）：1535-1538.

［4］杨荨鲜.从传统文化、哲学、易经与中医学的关系看中医［J］.西部中医药，2011，24（07）：54-55.

［5］李厚建，林红丽.中医整体观念源于古人特殊的思维方式［J］.中国民间疗法，2020，28（08）：87.

［6］王子龙，叶超，马慧霞.试述阴阳平衡是人体健康的根本［J］.中医临床研究，2015，7（31）：42-43.

［7］陈德述.略论阴阳五行学说的起源与形成［J］.西华大学学报（哲学社会科学版），2014，33（02）：1-5+11.

［8］邢华平.文化自信视域下中医药现代价值与发展定位探析［J］.南京中医药大学学报（社会科学版），2022，23（01）：11-16.

中医哲学智慧与中华优秀传统文化互焕光彩

——基于"神""法""行"层面的探索

中医学的哲学智慧可以追溯到数千年前，是中国古代哲学思想的重要组成部分。整体观念、天人合一、阴阳平衡、五行乘侮等理论是中医学预防、诊治疾病的重要思维方法和说理工具，这些理论均源于中国古代哲学，因此，中医学凝聚着深邃的哲学智慧。中华优秀传统文化源远流长、博大精深，是中华民族在长期发展历程中形成的能够反映民族特质、保持稳定形态的文化[1]，具有"中庸和谐""崇德尚义""经世致用""天人合一"四个基本特征[2]。中医哲学智慧与中华优秀传统文化密不可分。中医哲学智慧在中国古代哲学思想中孕育，是中华优秀传统文化的重要组成部分。同时，中医学在发展过程中衍生出的独特思维方法丰富了中华传统文化。古代在龟甲、兽骨上灼刻文字和灼刻文字用的刀具，皆称"契"。契合，意指中华优秀传统文化中印刻着中医哲学智慧。中华优秀传统文化包括精神文化、制度文化、物质和行为文化三个层面[3]，中医哲学在这三个层面与其高度契合。

一、合于"神"

合于"神"，意指中医哲学与中华优秀传统文化在精神层面高度契合。精神文化沉淀于文化结构的内层，是文化的核心要旨，体现在中华民族的核心价值观念、思维方式、宗教信仰、审美情趣、道德情操、民族性格等方面。

中医哲学智慧与中华优秀传统文化同源异态。伏羲画卦是中华传统文化的起源[4]。"一阴一阳谓之道"是八卦的文化内涵，这种相互对立、相互统一的思想逐步衍生出"道易"与"儒易"，成为中国传统哲学的主流思想。道家推崇"厚德载物"，是谓阴；儒家推崇"自强不息"，是谓阳。阴阳交互，至战国时期便形成了"诸子蜂起，百家争鸣"的文化繁荣景象[5]。受益于坚实的文化基础，得益于先进的哲学智慧，精气学说、阴阳理论、五行思想等指导理论渗透并融入中医学，形成了中医学独特的整体观念和辨证论治体系[6]。因此，中医哲学与中华传统文化具有同源性。从二者的表现形式来看，中医哲学属无形之态，传统文化包含无形与有形；中医哲学可渗透在传统文化中，从无形转化为有形。因此，二者表现为不同形态，且相互融合。

中医哲学智慧与中华优秀传统文化的核心价值观念具有相似性。佛教自东汉时期传入我国，通过与中国本土思想道家和儒家的交锋与融洽，逐步扎根于中华大地，三家文化思想成为中国传统哲学的主流思想[7]。中国传统哲学致力于对世界及人类自身的研究，具有独特的自然观、历史观、方法论和认识论，是中华传统文化的精髓。道法自然、儒家中庸、佛家尊生是中华民族的核心价值观念，蕴含着宝贵的精神财富。同时，天人合一、崇和尚中、人命至重也是中医学防治疾病、接诊患者的内涵所在。

中医哲学智慧与中华优秀传统文化对医者和君子的道德要求具有相通性。"为天地立心，为生民立命，为往圣继绝学，为万世开太平"是北宋大儒张载的名句，旨在勉励知识分子要有崇高的社会理想和强烈的进取意识。"不为良相，便为良医"是北宋思想家范仲淹的名句，意在鼓舞读书人要有家国天下、为民造福的情怀，也暗含了大医之道与仕途之道的相通性。"先发大慈恻隐之心，誓愿普救含灵之苦"是唐代医家孙思邈对医德的论述，意在指引医者要树立"技艺高超、品德高尚"的核心价值观念。因此，为医者当先为君子。东汉张仲景是一位中医学大家：仲景勤求古训、博采众方，创立了独特的辨证论治体系，撰写了经典著作《伤寒杂病论》；仲景孝顺父母，行为清廉，被州郡举为孝廉；仲景任长沙太守期间，首开名医坐公堂先例以便诊治患者，后世也改称医者坐诊为坐堂，传为千古佳话。所以张仲景被尊为"医圣"。

由此可见，中医哲学智慧与中华传统文化均根植于中国的发展历程、自然地理、社会政治中，二者同源异态、相互融通，故而中医哲学与中华优秀传统文化合于"神"。

二、合于"法"

合于"法"，意指中医哲学与中华优秀传统文化在制度层面高度契合。制度文化处于文化结构的中层，是精神文化的产物，亦是物质文化的工具。制度文化是人类在物质生产过程中所结成的各种社会关系的总和，体现在生活制度、家庭制度、社会制度等方面。

中医哲学智慧可为治国理政提供参考。中医学诊断疾病时遵循"望闻问切，四诊合一"的原则，处方时遵循"君臣佐使，四气五味"的规律，始终以"整体观念、辨证论治"为指导思想，强调理法方药的统一性。中华民族多元一体、团结互助，始终以国泰民安为核心意识。纵观历史，中华优秀传统文化具有突出统一性，大一统思想是中华民族在长期实践中摸索出的治国理政智慧。国家、民族、文字、度量衡等统一逐步形成了整套包括朝廷制度、郡县制度、土地制度、税赋制度、科举制度、监察制度、军事制度等各方面制度在内的国家制度和国家治理体系。这些为中华文明的突出连续性提供了基础，也为当今治国理政提供借鉴[8]。

中医学从中华优秀传统文化中汲取哲学智慧。"官制文化"是中国古代政治制度催生出的特有文化现象。《素问·灵兰秘典论》结合官制文化，根据脏腑所处位置、本身功能及生理特性分别赋予相应官职，如心为"君主之官"、肾为"作强之官"、肺为"相傅之官"、肝为"将军之官"、脾胃为"仓廪之官"、膀胱为"州都之官"、三焦为"决渎之官"等，这为理解藏象提供了一种直观、生动的方式，同时也体现了人体构造的秩序性、规律性[9]。

因此，中医哲学智慧与中华优秀传统文化相互交融，合于"法"。

三、合于"行"

合于"行"，意指中医哲学与中华优秀传统文化在物质与行为层面高度契合。物质与行为文化处于文化结构的表层，是文化的直观表现形式，体现在中华民族的穿衣、饮食、居住等传统生活方式及书法、绘画、音乐等传统艺术方面。

中医哲学智慧指导中华民族传统生活方式。《黄帝内经》有云："上古之人，其知道者，法于阴阳，和于术数。""春捂秋冻"便是根据阴阳变化衍生出的养生技巧，认为在季节变化时不可急于添衣减衣。春季对应少阳，虽阳气始生，天气回暖，然大地仍有阴寒之象，故须"捂"；秋季对应少阴，虽阴气始生，气候渐冷，然大地阳气仍盛，故须"冻"。中华传统饮食文化满足了中国人的美食需求，而中医学则满足了中国人的养生、进补需求。"饮食有节"是中医学膳食养生的重要思想之一，提倡定时定量、不偏不挑的饮食方式，建议因时、因地、因人合理安排膳食。此外，在身体无恙、有恙时皆可安排药膳以防治疾病。如体虚之人可在冬季进补当归生姜羊肉汤，伤寒中风之人服用桂枝汤后须啜稀粥以助汗，多食肉食后可服山楂以助消化。中医学强调人与环境具有统一性，认为居住环境会影响人体内在平衡，这体现了"天人相应""形神合一"的养生理论。故选取居住环境及建筑时，要求坐北朝南、大小合理、向阳明亮、温暖舒适，以求和谐健康。

中医哲学智慧赋予中华传统艺术独特魅力。中医学认为，气是构成天地万物，包括人类的共同原始物质，气的运动变化推动宇宙万物的发生发展。在书法艺术中，"气"作为精神气和气格的特性常被用来评价书者人格魅力和书作中蕴含的精神气韵，故王羲之曾言："书之气，必达乎道。"[10]阴阳五行是中医理论的基础，由此衍生出的虚实、表里、动静等也是绘画创作的重要法则。"留白"是中国山水画的基本构图方法，这种对立统一使画作的意境得到提升，也给欣赏者带来无限遐想空间。中国古代音乐有角、徵、宫、商、羽五个基本音调，分别对应五行的木行、火行、土行、金行、水行，合于肝、心、脾、肺、肾五脏。根据中医学"同气相求、同声相应"的理论，五音如同中药之五味，可辨证配乐，调治疾病。

因此，中医哲学智慧陶染着中华优秀传统文化，中华优秀传统文化升华了中医哲学智慧，二者合于"行"。

综上所述，中医学处处皆哲学，中华优秀传统文化赋予中医哲学智慧深厚底蕴，中医哲学智慧赋予中华优秀传统文化精神力量。中华传统文化是一个连续不断的动态过程，中医哲学智慧也在时代的更迭中不断创新，二者相互融通、高度契合，为中华民族的发展提供思想源泉和精神动力。

（安桂琳）

参考文献

[1] 杜昀芳，刘永记.中华优秀传统文化[M].北京：新华出版社，

2021.

［2］李光，肖珑，吴向东.中华优秀传统文化［M］.北京：北京理工大学出版社，2020.

［3］何清湖，司银楚.中医与中国传统文化［M］.北京：人民卫生出版社，2018.

［4］高世华，贾圆程.中华文明起源与伏羲画卦［J］.兰州大学学报（社会科学版），2023，51（04）：120-133.

［5］谢增虎，胡政平.伏羲画八卦：中国根文化的产生到文化形态的定型［J］.甘肃社会科学，2009（03）：150-155.

［6］郑洪新.中医基础理论专论［M］.北京：中国中医药出版社，2016.

［7］郭浩茹.佛教传入初期的释道儒关系研究［D］.武汉：武汉大学，2023.

［8］陈志刚.在中华优秀传统文化创造性转化和创新性发展中建设中华民族现代文明［J］.马克思主义研究，2023（06）：56-64+156.

［9］孙相如，何清湖，陈小平，等.先秦两汉时期"官制文化"的渊源及其对藏象理论形成所带来的影响［J］.中华中医药杂志，2016，31（05）：1761-1763.

［10］刘畅.自然·形神·气格——以刘熙载书法理论为中心［J］.美术研究，2020（03）：54-57.

中医学精气学说和阴阳学说：传统智慧的现代诠释

　　中医学，作为一门源自古代哲学的学科，同样未能完全阐释一些关键要素，如经络实质、气的本体、脏腑关联、辨证标准等。《道德经》中的"万物负阴而抱阳，冲气以为和"提供了对于生命得以产生和维持的机制的深刻见解，即在"负阴抱阳"基础上，通过冲气的动态作用使生命体的阴阳达到平衡，并由此产生和维持生命。结合现有的中医学真气观和宗气观，冲气学说为构建一个完整的中医学生命理论提供了可能，从而为临床实践提供更强的理论支持。提出冲气学说，不仅有助于完善中医学的精气学说和阴阳学说，还能促进中医学的现代化进程。在深入研究中医理论的过程中，我们发现，古代哲学对于认知世界和社会调控方面的贡献显著，而中医学在促进中华民族繁衍和昌盛方面也起到了不可忽视的作用。然而，受限于历史条件，无论是古典哲学还是中医学，在理解事物的本质、形成和发展上均有所欠缺。例如，它们都未能充分解释生命形成的启动因素及维持生命状态所需的条件。最近，中医学界提出的"阴阳自和"理论试图填补这一空白，但该理论在不需要其他条件的"自和"方面与自然科学的理论不相符合，难以充当解决上述问题的关键。因此，本文的目的在于探讨和推动中医学理论的进一步发展，特别是在精气学说和阴阳学说方面深入研究，以便更好地指导临床实践，并推动中医学的现代化。

一、古代精气学说、阴阳学说

　　东方古代哲学深入探讨宇宙的起源和天人关系等根本性问题，其中，精气学说占据了极其重要的位置。气作为一个哲学概念，其抽象性超越了日常可见的云气现象。《列子·天瑞》曰："太易者，未见气也；太初者，气之始也；太始者，形之始也；太素者，质之始也。"这一论述揭示了从无到有的宇宙生成过程。《庄子·知北游》进一步阐明："人之生，气之聚也。聚则为生，散则为死。"强调了气的集聚与散失对生命状态的决定性影响。受到水养万物和土生万物的自然现象启发，古代哲学家还发展了"精"的概念。《管子·水地》中定义："水者，地之血气。"在对万物起源的探讨中，先哲们采取了一种实用主义的态度，不拘泥于气或精的来源。如《管子·内业》所述："精也者，气之精者也。"在某些文献中，精与气常常合称，例如《周易·系辞》中提到"精气为物，游魂为变"，概括了物质从无形到有形的演变过程。在苏格拉底之前，西方哲学家主要关注探索宇宙的本源，虽然没有东方的精气学说，但他们提出了一些相似的概念。米利都学派的创始人泰勒斯认为，水是万物的本源，万物皆由水而来，又归于水。泰勒斯的学生亚里士多德进一步总结说，泰勒斯观察到所有生物都依赖于湿性物质生存，认为热气是由湿气产生并由此维持的。阿拉克西米尼提出，万物的本原是"气"，他认为"空气是宇宙的基础"，一切存在的事物都是由空气的浓缩或稀释产生的[1]。空气在变稀时形成火，变浓时则形成风，随后形成云，更浓厚时则变为水、土壤和岩石，其他所有事物都是由这些元素产生的。比较中西方古代哲学理论，我们发现它们在某些方面存在共同之处：首先，精气理论的产生都基于原始的唯物主义观念；其次，两种理论都认为物质是"由气而形成"。然而，它们之间的差异更为显著，首先，西方理论更倾向于形而下的物理概念，而东方的精气学说则融合了丰富的形而上的"化学"元素；其次，西方理论强调从现有的物质出发，即"有中求有"，而东方哲学更强调从无到有的过程，即"无中生有"；最后，关于物质的形成，西方认为是外部力量的作用，力量的不同导致气的密度不同，而东方认为是内在力量的作用，即精气的"气化"过程产生了万物，如《淮南子·精神训》所述："烦气为虫，精气为人。"《周易·系辞》中则提到："天地氤氲，万物化醇。"此外，中国古代关于"气"的概念更为丰富，它不仅涵盖了物质的含义，还包括了功能，是物质和功能的统一体。东西方哲学在探索物质起源方面存在一个共同的局限性，即无论是内力还是外力的概念，它们均聚焦于物质的形成，而未触及生命起源的核心问题。尽管古代思想家可能默认宇宙和生命为天然存在的现象，但实际上，生命的诞生无疑是一个奇迹，并非自然而然。

古代的阴阳家根据"实践–理论–实践"的规律，从具体事物出发，通过类比演绎出事物的阴阳规律。从朴素唯物主义的角度出发，阴阳现象逐渐上升为形而上的哲学理论，成为理解世界、探究自然规律的重要工具，并为中国传统学科形成了共同的理论基础。然而，这种基于现象的阴阳学说并未揭示阴阳现象的深层本质。与精气学说相似，虽然阴阳学说在哲学层面取得了进展，但它未能明确说明阴阳如何"启动"生命过程，以及如何维持动态平衡，从而保持万物的生命状态。换句话说，仅有阴阳物质的存在并不足以产生万物。在万物产生之后，若无力量来维系，保持生命存在的阴阳平衡将不复存在。新生命的产生若无能量（本文中"气""能量""力"为同义词）的输入，就无法保持生命阴阳的动态平衡。

二、中医学精气学说、阴阳学说

中医学对古代哲学的精气学说进行了深入补充和发展：首先，明确了气属阳、精属阴的属性；其次，阐释了精与气之间相互依存、相互生成的关系，例如"精能生气"及"精乃气之子……积气以成精"；再者，提升了元气论在精气学说中的重要地位，加深了"天人合一"观念的理解；此外，对"气化"理论进行了充实和完善，这是其中最为显著的成就；最后，对精气学说做了持续的细化和完善，在生理（正气）方面涵盖了脏腑之气、经络之气、水谷之气、真气、元气、宗气、卫气、营气，以及脏腑之精、水谷之精微等多个层面。中医学在对传统精气学说的发展中取得了重要进展，但仍未能充分解决哲学层面的一些核心问题，特别是在解释"气化"过程的动力来源方面，中医学未能提供一个明确的答案。这一问题涉及生命体从父精母血造化而成的过程中，究竟是什么内在动力触发了气化过程，从而使人成为充满活力的生命体，而不是无生命的存在？此外，中医学在追求实用主义的过程中，使得气的成分和概念变得更加复杂多样，从而增加了理解和应用的难度。中医学不仅广泛应用并深化了哲学中的阴阳观，还将其作为整体理论的指导原则，并在此基础上对脏腑器官及其功能进行了细致的阴阳划分。这样的方法论使得阴阳学说在中医学中的应用更加广泛和深入，成为中医学理论、方法、方剂的核心指导原则。如《素问·生气通天论》所述："阴平阳秘，精神乃治；阴阳离决，精气乃绝。"这一观点已成为中医学判断生死的重要准则。与此同时，中医学中的阴阳学说与精气学说相结合，共同强调了"气化"过程在维持人体阴阳平衡中的重要作用。这种理论上的整合，不仅丰富了中医学的学术内涵，也为临床实践提供了更为全面的理论支持。

三、中医理论的完善

中医学作为一门与实际医疗需求紧密相关的学科，迫切需要与时俱进，并在坚守传统的基础上进行创新。中医学关注的是人体这个独特的"小宇宙"，特别是在《灵枢·天年》所述的"魂魄毕具，乃成为人"阶段之后的生理过程。中医学中的"冲气"概念，尽管源自宇宙能量，却具有更明确的定义，被视为先天"真气"与后天"宗气"的综合体。如《灵枢·刺节真邪》所阐释："真气者，所受于天，与谷气并而充身也。"真气在此负责"启动"生命阴阳的动态过程，而宗气则"维持"这种动态平衡。因此，中医学认为调养机体的主要任务是调节"冲气"，保持其在正常状态下的流动。关于胎儿的形成，也须建立在父母"冲气"正常的基础之上。据此，中医学认为应当将"冲气"视为所有生命能量的核心。

四、中医学中阴阳学说与冲气学说的现代整合

阴阳学说作为中医学的理论基石，随着时间的推移和科学发展，需要相应地修正和完善。特别是在与冲气学说的关系上，存在着一些理论上的冲突和矛盾需要解决。"阴阳自和"理论源于《伤寒论·辨太阳病脉证并治》，原本描述了在发汗、吐、下等外部干预手段之后，人体内阴阳达到一种调和状态。这种理解与自发的、内在的阴阳平衡状态有所不同。原文中所指的"自和"强调的是外部因素对阴阳平衡的影响，而非阴阳自身的自动协调和平衡能力。然而，在现代医学和系统科学的视角下，阴阳自和理论可以有更深层次的诠释。在生命体内，阴阳自和实际上指的是生命体内阴阳二气在生理状态下的自我调节能力，以及在病理状态下自我恢复平衡的能力。这种自我调节和自我恢复的能力，是生命体内在的一个复杂系统，涉及多种生理和病理过程的相互作用。因此，为了更好地理解和运用中医学中的阴阳学说，我们必须将其与现代系统科

学中的自组织理论相结合，深化对阴阳自和概念的理解。这样的整合不仅能够促进中医理论的现代化，还能为临床实践提供更加科学和精准的理论支持[2]。在中医学的理论发展中，"阴阳自和"理论并非直接源自传统哲学。尽管有学者提出，"阴阳自和"的概念可能源自中国古代哲学中"阴阳贵和"的思想，但这种观点似乎过于简化。实际上，"贵和"和"自和"在含义上存在显著差异，将"重视和谐"直接等同于"自动达成和谐"是一个过于牵强的推论。事实上，阴阳自和理论更可能是受到西方系统论影响的现代创新："现代系统科学中的自组织理论揭示了各类系统中自组织的普遍规律。基于此理论，阴阳自和可被理解为中医学对人体自组织特性及其规律的认识和解释。"这种现代的诠释方式，虽然与传统中医学的思维方式有所不同，但为理解和应用中医学提供了新的视角[3]。

（伍紫炫）

参考文献

［1］北京大学哲学系外国哲学史教研室.古希腊罗马哲学［M］.北京：商务印书馆，1961.

［2］孙广仁，郑洪新.中医基础理论［M］.3版.北京：中国中医药出版社，2012.

［3］张玉清.老子的自组织性与阴阳自和［J］.南京：南京中医药大学学报，2012，13（03）：137.

学中医文化精神，启中华传统智慧

文化是一个国家的灵魂。近年来，我国越来越强调"文化自信"在提升国家综合实力中的影响和地位，高度重视中华优秀传统文化在全世界范围内的广泛传播。中医学、中医文化，作为中华优秀传统文化最核心理念和思想的承载[1]，无疑是这场旷日持久的文化传播中最重要的一环。

《中华人民共和国国民经济和社会发展第十二个五年规划纲要》首次将"支持中医药事业发展"单独列为一节，彰显了中医药在我国卫生健康事业中日益重要的作用；2015 年，屠呦呦女士获得诺贝尔奖，更是坚定了中医学在国际上的影响力，凸显了中医药的巨大潜力和光明前景。

因此，宣扬中医学理念，促进传统文化传承，将中医学文化精神与人们文化生活联系起来，是当代中医学面临的责任与挑战。

一、何谓智

1. 中医学哲学智慧

中华优秀传统文化是由我们祖祖辈辈中华儿女守护与传承的巨大宝库，而中医学智慧是其中最为璀璨的一颗明珠。中医学有着独特的哲学文化智慧，其蕴含的宇宙观、自然观、生命观、生活观不仅是中医医生治病的法宝，也体现着中华传统文化的深厚智慧内涵[2]。

上古中医认为，人的生理与自然是贯通的。《灵枢·岁露论》曰："人与天地相参也，与日月相应也。"《黄帝内经》中将人体十二条经脉与大自然的名山大川相对照，人体每个月的气血盈亏与月圆月缺相对应，体现了中医学在观察自然、崇拜自然的基础上自然而然产生的过程。中医学认为，治病不应只着眼于人体本身，还应放眼自然、社会对人体的种种影响——"天人合一"是中医学智慧的核心。

同时，在认识到人为天地所生时，逐渐产生"以人为本""仁爱"的哲学思想。《素问·宝命全形论》提出："天覆地载，万物悉备，莫贵于人。"人秉天地万物精气而生，人的生命是最珍贵、最宝贵的，由此产生"养生保命"的观点；推己及人乃至整个人类群体，便产生"仁爱""救人"的思想。

"仁爱"作为中医文化乃至中华传统文化的底色，贯穿中医学的每一个角落。中医学强调"医乃仁术"，强调医者的"仁心"。《备急千金要方·大医精诚》曰："凡大医治病，必当安神定志，无欲无求，先发大慈恻隐之心，誓愿普救含灵之苦。"即强调做医生首先要有慈悲心，有"仁心"。有学者[3]提出"仁者寿"的中医养生理论，秉持"仁德"的行医标准是养生、养心的哲学基础，"仁者"养其"仁德"，不仅是实现天人合德的最重要途径，也是天人相感获得健康长寿的必备条件。

2. 中医学智慧与中华传统文化的契合性

我们常说"医道同源""医易同源"[4]，中医文化既是传统文化的一个耀眼的分支，也是中华传统文化不可分割的一部分[5]。当代国学大师楼宇烈[6-7]曾提出："研究中国哲学和中国文化，如果不懂得中医的话，我想对中国哲学的根本特征是把握不住的，对中国文化的根本精神也是体会不到的。"可见中医学在中华传统文化中的重要性。

《周易》曰："天地之大德曰生。"意思是说，天道无私而生万物，上天有"好生之德"，天地生万物，是"天德"中最重要的。珍惜生命、生生不息是人存在于天地间的根本。中医学亦遵从这个原则，以生命为尊，以人为本，并从此引申出"天人合一"和"仁"的哲学思想。

道家认为："人法地，地法天，天法道，道法自然。"人存在于世间，要依照天地自然去行事。儒家也有"违天之命者，天得而刑之；顺天之命者，天得而赏之"的论述，可见中国文化中，顺应自然、顺应天命是共同的传统。中医学有"整体观念"的辨证思想，将人与四季、社会、环境视为有机整体，何尝不是传统文化中"顺天而行"的体现，同中国人长久以来的传统一样，中医学也以"天人合一"为最高追求[8]。

古时候很多中医认为，学习医学是修行德行的一个部分。《备急千金要方·序》中提到："人命至重，有贵千金，一方济之，德逾于此。"人的性命珍贵，故行医治病救人是一种"德行"，也是养自己的"德"。《儒门事亲》更是把医术视为一种修行，认为行医是"仁德"的体现。在具体行医过程中，也需要医生对自然、对社会有一定观察，才能根据每个患者的个人情况，开出最合适的药方。这种对"仁德"的追求逐渐变为对中医"医德"的职业要求。晋代杨泉在《物理论》中说："夫医者，非仁爱之士不可托也，非聪明理达不可任也，非廉洁淳良不可信也。"清代医家喻嘉言道："医，仁术也。仁人君子必笃于情。笃于情，则视人犹己，问其所苦，自无不到之处。"故中医人千百年来便在无形中践行着中华文化中"以人为本""仁者爱人"的仁爱思想，以致成为一种习惯。

中医智慧与传统文化的高度契合，使中医文化成为中华优秀传统文化的一面镜子，也是开启中华传统文化智慧的一扇窗户。故体悟中医哲学智慧，是学习传统文化、弘扬传统文化中重要的部分，这种通一以知二的关系，也预示着中医人肩负传播传统文化的使命。

二、为何学

1. 坚持"两个结合"的应有之义

习近平总书记对新时代马克思主义理论研究和建设工程作出重要指示，强调："要坚持'两个结合'，扎根中国大地、赓续中华文脉、厚植学术根基，深入研究以中国式现代化全面推进强国建设、民族复兴伟业实践中的重大问题。"

"两个结合"，即坚持把马克思主义基本原理同中国具体实际相结合，同中华优秀传统文化相结合。坚持"两个结合"是开辟和发展中国特色社会主义的必由之路。学习贯彻习近平总书记重要指示精神，就必须始终坚守理论创新的魂和根——决不能抛弃马克思主义这个魂脉，决不能抛弃中华优秀传统文化这个根脉。坚守好这个魂和根，是理论创新的基础和前提，理论创新也是为了更好坚守这个魂和根。"两个结合"以其宽广的历史视野、深邃的理论思考和生动的社会实践，大大深化了对马克思主义中国化时代化的规律性认识。

马克思主义能扎根中国，其根源在于马克思主义与中华文明在思维上具有相似性。譬如中华优秀传统文化强调的世界大同、兼济天下、和衷共济、民为邦本等思想，与马克思主义追求的人类解放、共同富裕、社会和谐、每个人自由全面发展等都有相通之处。从整个人类思想体系看，马克思主义以前是、现在是、以后也必将是指引人类美好社会制度探寻的行动纲领。马克思主义基本原理同中华优秀传统文化相结合，不是停留在对具体文化内容的简单重复，而是重视文化精神的阐幽发微，实现创造性转化、创新性发展，使中华民族的文化基因与当代文化相适应，与现代社会相协调，把跨越时空、超越国度、富有永恒魅力、具有当代价值的文化精神弘扬起来，为中国特色社会主义道路培根铸魂。

中医人应当为了推进马克思主义中国化、建设社会主义现代化而努力学习医学知识，奋力传播中华传统文化，将自身专业与时代精神结合起来，为人民更美好的未来奋斗。

2. 弘扬传统文化的根本要求

俗话说"酒香不怕巷子深"，但在当今社会，恐怕再香的酒也需要合理的宣传、宣扬，才能使酒香飘进千家万户。弘扬中华优秀传统文化，需要新的传播手段、表现形式，但更根本的是把握传统文化的内核，把"真、善、美"的东西传递给普罗大众。

现在，随着人口老龄化进展和人们对生活质量提出了更高的要求，"养生"成了男女老少口中最热门的话题。充分利用中医学"治未病"的优势，满足人们保养自身的新要求，是当前中医学需要重点解决的问题[9]。抖音、快手、微信、微博等新媒体平台的大规模流行，以及直播、小视频的出现，令这些信息的传播变得格外迅速。好玩、有趣的视频和图文，能让大家快速了解一件事情，并参与进来。技术的进步的确有利于文化的传播，但传统文化作为几千年传承的产物，不能止步于"快"和"浅"。比如中医文化的传播问题上，不仅要教大家打太极拳，学养生知识，还要弘扬中医文化所蕴含的"天人相应""和合与共"的精神[10]。作为中医工作者，也要及时学习，多充实自己，更多地了解传统文化，才能肩负弘扬文化的重任。

3. 促进中医学传承的内在动力

2015 年，屠呦呦女士成为首个获得诺贝尔奖的中国本土科学家，也让中医药进入国际视野；2016 年，国务院颁布了《中医药发展战略规划纲要（2016—2030 年）》；2017 年，《中华人民共和国中医药法》正式施行；2024 年，中央电视台推出《中国中医药大会》大型文化节目。以上这些法律和政策的扶持保障，以及国家在社会层面的支持，无疑给中医药传承提供了动力和底气，国家的高度重视，将中医药文化置于中华文化的核心地位并予以深切关注，使中医学获得广泛认同，全社会由此初步形成爱中医、信中医、用中医的良好导向，这极大地促进了中医药事业的发展。这些都是中医学传承的内在支持动力，中医工作者纷纷鼓足干劲，加紧推进中医文化传承、发展的任务。

三、怎么学

1. 坚持人民至上，审视中医传承发展价值归属

中医学是"以人为本"的医学，讲究"大医精诚""仁者爱人"，这与"坚持人民至上"的价值导向高度一致。故在中医文化传承发展中，中医学不一定要多精彩、丰富，反而要朴朴素素、本本分分地坚持一个根本，以拯救更多生命、造福更多人健康为价值归属。

古代中医有"杏林"的美誉。在日常接诊中，秉持"仁爱"的态度，使患者感受到温暖和关怀。近年多有医患关系紧张的新闻曝出，令患者和医生之间产生很多误解和摩擦。作为医生，一方面应了解患者病情，准确无误治疗；另一方面应了解患者自身情况，尽量节省患者医药费，力求全方位缓解患者的痛苦。医生应秉持"人民至上""以人为本"的精神，进行日常接诊、治疗。

2. 坚持科学思维方法，探索中医学蕴含的哲学智慧

中医学虽然有着丰富的哲学内涵，其根本上却是一门科学技术，是在唯物主义基础上建立的医学。探索中医哲学智慧，不能仅注重背后的精神思想，更应认识到其具有的科学性的一面。

中医学理论体系有自身的特点和依据。早在《黄帝内经》时代，已有对人体解剖的认识，人体五脏的解剖，甚至肠道长短几寸，皆有记载。《神农本草经》等中药典籍则记录了药用植物的形、色、味和主要功能。这些知识源于古人的科学实践，所以中医学并非完全是哲学理论，它如西医学一样有自己的科学基础。孙思邈指出："凡欲为大医，必须谙《素问》《甲乙》《黄帝针经》《明堂流注》十二经脉、三部九候、五脏六腑、表里孔穴、《本草》《药对》……诸部经方。"所列条目众多，可知医学知识涵盖的范围甚广。

基于中医学传统"天人相应"的文化，同时诞生了阴阳、五行、气血等学术思想。《黄帝内经》提到，人的脉象依季节呈现"春弦，夏洪，秋毛，冬石"的变化，人的气血盛衰可以反映面色、形体，产生五色、五味、五音等变化[11]，可见中医学对人体生理、病理变化的认识也融合着古人对自然、社会的观察和体悟。领略这些临床辨治特点，不仅在于死记硬背，还要基于对社会、对大自然的观察和体会。

中医学是哲学和科学的完美结合，传承中医文化，就要将其蕴含的这两种精神都传递下去。

3. 理论联系实际，提高中医理论专业水平

传统与现代是亘古不变的一对议题，但在中医学身上，二者可以得到统一。中医传统可以在现代得到转化、发展，用现代的方式更好地传承中医、保护中医。

比如，中医学术语、中医证型均可制定行业标准，令"各人有各方"的中医学诊断有依据可循[12]。如《中医证候诊断标准》等国家标准的颁布，有利于患者更好地理解医生的处方，中医名词术语的翻译也需要制定相应标准，方便中医学在海外的传播[13]。

推动经典中医方药转化传承，既宣传经典，也促进经典方剂的应用。在日本、韩国，麻黄汤、小柴胡汤等经典方剂被制成中成药颗粒售卖，被命名为汉方，受到当地人的喜爱。这些经方经过了上千年临床检验，对特定疾病有明确功效，应多开发中成药应用。如连花清瘟颗粒在疫情期间的广泛应用，就是中医经典名方在大疫时期的应用案例，类似的中医方剂还有很多，有待发掘。当代名老中医经验方，以及各医院的院内制剂，也在如火如荼地投入转化中。中医学一直被认为是经验医学，这些经验并不是"不科学"的，反而是上千次有效临床施治的结果。转化成中成药，一方面是让这些制剂接受现代临床试验的检验，另一方面可以加强老百姓对中医学的信心。当下，有很多西药难以治愈、中药却治疗效果良好的疾病，推广这些中医药，既能惠民利民，又能宣传中医药文化，两全其美。

最后，中医学科研一方面应规范科研理论、科研过程，用能让国际友人信服的方式做研究、写文章，提升中医药在现代科学研究界的影响力。同时，探讨中医科研的新思路，尽力用中医思维做科研，验证中医的可靠性，而不完全是拿某一个西方的科研套路去套。中医学的气、血、经络等概念，还有待现代科学的发掘。

现代中医人应提高自身理论专业水平，提升自身科研水平，致力于提高中医学在国际平台的话语权，扩大国际影响力，让中医文化在更广阔的平台发光发热，让中华优秀传统文化在世界的舞台上闪耀光芒。

（张思淼）

参考文献

［1］赵宗辽.论中国传统文化与中医药文化［J］.中医药导报，2014，20（02）：4-7.

［2］申俊龙，周胜男，李洁.中医学对传统文化"天人合一"思维方式的医学转化研究［J］.中华中医药杂志，2023，38（08）：3558-3561.

［3］唐旭，韩彦君，姜青松."仁者寿"思想对中医养生理论的影响［J］.中国中医基础医学杂志，2019，25（04）：423-424+430.

［4］赵军，杨广源，李国华，等.中医"治未病"中的道、儒、释中国传统文化探微［J］.中医药管理杂志，2022，30（02）：4-6.

［5］刘慧鸿，郑转芳，张静，等.从阴阳观看中医与传统文化的关系［J］.中华中医药杂志，2021，36（10）：5782-5786.

［6］楼宇烈.从中国哲学根本特征认识和理解中医［J］.中医药通报，2015，14（05）：1-2.

［7］楼宇烈.不能把中医视为单纯的疾病医学［J］.上海支部生活，2020

（07）：50-51.

[8] 闫世琛，马函钰，李津，等.儒家思想对中医学发展的影响 [J].中国中医基础医学杂志，2024，30（07）：1203-1206.

[9] 任杰慧."人与仁"：传统中医医患关系的当代启示 [J].思想战线，2020，46（01）：67-76.

[10] 梁惠惠，王珍.信息时代中医跨文化传播的方式探讨 [J].南京中医药大学学报（社会科学版），2016，17（01）：38-41.

[11] 孙晨耀，张其成.中医五行思维：溯源与扬弃 [J].中华中医药杂志，2023，38（11）：5390-5403.

[12] 李国荣.中医思维视角下中医药人才的培养路径 [J].科教文汇（上旬刊），2021，（10）：105-107.

[13] 孙喆，梁潆荧.中医针灸在英美的跨文化传播 [J].国际公关，2023（13）：165-167.

医道文脉：中医学在中华优秀传统文化传承中的融合演变与文化智慧探索

中医学是中华优秀传统文化的重要组成部分，其深厚的历史传承和文化融合形成了独特的医学体系。中医学的传承不仅是医学知识的传承，更是对中国传统文化哲学智慧的传承与生动体现。在中医学的理论与实践中，我们可以发现其背后蕴含着丰富且深刻的哲学智慧。

一、中医学学科与传统文化：历史传承与文化融合的探索

1. 传统文化的脉络

中医学根植于中国几千年的文明史中，深深扎根于道家、儒家、佛家等多元哲学思想，这些思想作为中华民族对自然的认识、总结，为中医学提供了理论支撑和医学实践指导，在这个传承的脉络中，中医学成为中华优秀传统文化的一个重要载体，承载着丰富的哲学内涵[1]。

2. 阴阳五行的哲学思想

中医理论中阐释的阴阳五行观念，源于古代中国哲学，阴阳象征事物对立的两个方面，五行则为自然界的基本变化规律[2]。这种哲学思想贯穿中医学的诊断、治疗、药物运用等各个方面。阴阳五行的哲学智慧体现在中医学对于人体与自然、阴阳平衡的重视上，通过调节阴阳平衡达到治病养生的目的。

3. 望闻问切的四诊法

中医学的经典理论中提到的"望、闻、问、切"四诊法，不仅是中医学的方法论，更是对人与自然互动的哲学思考。通过仔细观察患者的面色、听取其

言辞、询问病史、切诊脉搏等，中医医生不仅诊断疾病，更深入了解患者的整体状态。这种方法体现了中医学对于整体观念和个体细致关照的哲学智慧。

4. 道德医学的伦理关怀

中医学伦理思想强调"仁心仁术""和""理重人伦"等理念，体现了中医学对人文关怀的深刻理解[3]。这种伦理关怀超越了医学的技术层面，更注重医生对患者的关怀和理解，以及对社会责任的担当。这反映了中医学对道德医学的关注，弘扬了传统文化中对于仁爱和慈悲的追求。

5. 自然观念与养生之道

中医学强调"顺应自然、顺势而为"的治疗原则，反映了中医学对自然观念的尊重。中医学认为人体与自然环境密切相关，保持身心的平衡与自然同步是养生的关键。这体现了中医学对于人与自然和谐相处的哲学追求，注重在生活方式中融入自然的节律。

中医学的历史传承与文化融合不仅是医学的发展，更是中国传统文化哲学智慧的具体体现。阴阳五行、四诊法、伦理关怀、自然观念等诸多方面都反映了中医学对于整体观念、人文关怀、道德医学及自然哲学的深刻理解。通过这种深度的探索，我们能够更好地理解中医学在中华传统文化中的独特地位，以及其蕴含的哲学智慧对人类健康的深远影响。

二、中医学视角下的中华传统文化：哲学、伦理与医道的交融

中医学作为中华传统文化的杰出代表，不仅在医学实践中地位显著，更在其哲学思想、伦理观念及医道理念方面体现出与中华优秀传统文化的内在契合性。

1. 中医学的哲学智慧

中医理论中蕴含着丰富的哲学智慧，其中阴阳五行思想是其中一大亮点。阴阳五行理论构建了中医学的世界观，它不仅仅是一种医学理论，更是对宇

宙、人体和自然界相互关系的哲学诠释，阴阳象征事物相对的两个方面，五行则代表了自然界的基本变化规律[4]。这种哲学思想促使中医学强调人体与自然、人体内部各脏腑之间的和谐平衡，调整平衡由此成为中医学治疗的重要原则。

2. 伦理关怀与中医医道

中医学强调"医者父母心""医德为先"的伦理观念，深刻体现了中医医道的本质。这一伦理关怀不仅是医生对患者的责任，更是中医学对人文关怀和患者身心健康的追求。中医学的伦理观念契合了中华传统文化强调人伦关系和仁爱之道的价值观，将医学与道德伦理有机地结合，成为中医学传统文化的重要组成部分。

3. 医学与道德的交融

在中医学体系中，医学与道德密不可分。中医学不仅关注病症的表面，更注重了解患者的整体状况，包括其生活习惯、情绪状态等。这种综合性的医学理念反映了中医学对于医学与道德相互关联的深刻认识。中医学视角下，医者不仅是治疗疾病的技术专家，更是患者身心健康的守护者，体现了中医学在伦理和道德层面的高度关切[5]。

4. 中医传统文化的内在契合性

中医哲学智慧与中华优秀传统文化的内在契合性体现在对生命、自然、人伦关系的深刻洞察上。中医学传承了道家、儒家、佛家等多元哲学思想，将这些思想有机融入医学实践中。中医学强调平衡、和谐、仁爱等传统文化的社会主义核心价值观，形成了自身独特的医学理念[6]。

在中医学视角下，中华传统文化的哲学、伦理与医道得以深刻交融。这种内在契合性不仅体现在理论层面，更贯穿中医学实践的方方面面。中医学作为中华传统文化的重要组成部分，以其哲学智慧和伦理关怀为世人所推崇。通过对这种内在契合性的深入理解，我们能够更好地认识中医学与中华传统文化的紧密联系，以及中医学为人类健康和社会和谐所作的独特贡献。

三、中医药文化的根源与传统文化互动：医学实践与文化遗产的连接

中医药文化作为中华传统文化的重要组成部分，既源自千年的医学实践，又融合了丰富的哲学智慧。在新时代中国特色社会主义建设中，中医药文化扮演着不可或缺的角色，其根源与传统文化的互动不仅是医学实践的延续，更是文化遗产的有机连接。

1. 中医哲学智慧与社会主义核心价值观

中医药文化所蕴含的哲学智慧与社会主义核心价值观有着深刻的关联[7]。中医学注重平衡、和谐，这与社会主义核心价值观中提倡的和谐社会、共同富裕密不可分。中医学的阴阳五行理论，体现了相对平衡的观念，强调了相互关系和依存关系。这与社会主义强调的人与人、人与自然和谐发展理念相契合。因此，能看出中医哲学智慧与社会主义核心价值观有同样的文化理念，说明不管是现代还是古代，科学的理论都具有共通的理论基础。

2. 中医药文化与健康中国战略

中医药文化作为中国传统医学的代表，在健康中国战略中具有重要地位。中医学注重疾病的防治与调理，强调个体的整体健康，这与健康中国战略追求的全民健康、预防为主理念相契合。中医学的草本药物、针灸、推拿等独特疗法，为中医药在健康中国建设中的推广提供了多元化选择，形成了中西医结合的治疗体系，更好地满足了人民群众的健康需求。

3. 中医药文化的国际传播与文明交流

在推进中国特色社会主义建设的进程中，中医药文化的国际传播具有重要意义。中医药作为中华文明的瑰宝，其独特的医学理念和疗法引起了世界的广泛关注。通过国际传播，中医药文化已经在国际上拥有了相当数量的支持者，为中国在国际舞台上展示文明、促进文化交流，提升国家软实力提供了有力支持。

中医药文化的根源与传统文化的互动不仅是医学实践的传承，更是文化遗产的连接。在新时代中国特色社会主义建设中，中医药文化凭借其丰富的哲学智慧、对健康的独特关照，以及在国际上的文明传播，为国家的文化建设、医学事业的发展和人民的健康福祉作出了积极贡献。通过深入挖掘中医药文化的内在价值，我们能更好地理解其在新时代中国特色社会主义建设中的重要地位，为传承与创新、文化与医学的有机融合提供借鉴。

四、传承与融合：中医学在中华传统文化中的价值与演变

中医学作为中华传统文化的珍贵遗产，承载着千年医学智慧和深厚文化内涵。中国特色社会主义理论体系是中国共产党根据马克思列宁主义、毛泽东思想、邓小平理论等取得的成果，通过对中国具体实际深刻洞察而形成的理论体系。其中，"把马克思主义基本原理同中国具体实际相结合"是中国特色社会主义的基本原则[8]。在这一背景下，中医学作为中华传统文化的重要组成部分，如何在传承中融合这一原则，实现中医学的发展与繁荣，成为一个值得深入探讨的问题。

1. 中医学在中华传统文化中的价值

中医学作为中华传统文化的瑰宝，蕴含着深刻的哲学智慧和千年的医学传统。其价值体现在对生命的尊崇、对自然的敬畏及对人伦的关怀。中医学通过千百年的实践积累，形成了独特的理论体系，如阴阳五行、气血津液等，这些理论扎根于道家、儒家等多元哲学思想，反映了中华民族对生命、自然和宇宙的理解。中医学注重整体观察、调和平衡，体现了中华传统文化中和谐共生的价值观，这与马克思主义对世界运行规律的辩证分析是协调的。在中国特色社会主义理论框架下，坚持"把马克思主义基本原理同中国具体实际相结合"及"把马克思主义基本原理同中国具体实际相结合、同中华优秀传统文化相结合"的理念，对中医学的传承与发展提出了新的要求，把唯物主义辩证法作为新的工具引入中医药的创新与发展，也将为中医药的发展与传承提供更强的驱动力，使中医药的发展更具时代生命力。

2. 坚持"两个结合"的内在要求

中医理论要与时俱进,吸收西医学的发展成果。在保持传统理论基础的同时,注重结合西医学的认知,使中医理论更加科学、系统,将马克思主义基本原理融入中医学的医学实践中,注重临床研究和实证医学,使中医学的当代临床治疗更具科学性、系统性和可行性;在医疗制度方面,要结合社会主义制度特点,进行中医医疗体系的创新,确保中医学在全面建设社会主义现代化国家中有更好的发展环境[9]。将中医学的传承与发展纳入"把马克思主义基本原理同中国具体实际相结合、同中华优秀传统文化相结合"的范畴,强调传统文化对中医学的积极影响。中医学作为中华传统文化的重要组成部分,其文化价值需要得到传承。将中医学融入社会主义核心价值观,强调人文关怀,通过宣传教育,让更多人了解中医药文化,认识中医药的历史渊源、文化内涵,增强人们对传统医学的认同感,形成社会共识,有助于构建更加人性化的医疗服务体系。在医学实践中,促进中西医结合,既体现了社会主义现代化的需要,也充分尊重了中华优秀传统文化的独特贡献。将传统中医学与现代医学相结合,形成更加综合、全面的医疗体系,将会是和谐社会新的医疗模式。

在培养中医人才过程中,注重对学生进行社会主义核心价值观的教育,使其在医学实践中能够更好地运用社会主义核心价值观理论作指导,通过医疗制度改革,推动中医学与西医学融合,在基层医疗服务中,强调中西医结合的方式,提供更全面、优质的医疗服务。支持中医药科研机构,鼓励中医药领域的创新研究。将中医学与西医学的前沿科技相结合,推动中医学在治疗疾病、保健养生等方面取得更为显著的成果。

3. 弘扬中华优秀传统文化的根本要求

中医学作为中华优秀传统文化的珍贵遗产,承载着千年的医学智慧和深厚的文化内涵[10]。在当代社会,弘扬中华优秀传统文化已经成为传承中华文明历史使命的重要组成部分,而中医学的传承与创新发展同样可以汇聚中华文明的内在动力,共同构筑一个文明传承的桥梁。弘扬中华优秀传统文化首先需要文化自信。中华民族数千年来创造了辉煌的文明与历史,中医学在其中起了至关重要的作用,保障着中华民族的有序传承与发展。在新时代,我们要树立对中华传统文化的自豪感，明确文化自信的重要性。这不仅包括对中医学作为一种医疗技术的认可，更须理解中医学所蕴含的哲学思想、医学观念等，使之成为自身文化认同的一部分。中华传统文化以儒家、道家、佛家为代表，形成了独特的价值观念体系。在弘扬中华传统文化的过程中，我们要传承弘扬中医学的仁爱、博大、平衡的价值观，使之在现代社会中发挥积极作用。弘扬传统文化并非僵化守旧，而是需要在传承的基础上注入创新的活力。中医学作为中华优秀传统文化的重要组成部分，需要在保持传统精髓的同时，不断吸收西医学的新知识、新技术，实现传统与现代的有机融合。

4. 促进中医传承创新发展的内在动力

中医学的传承需要有坚实的科学研究作为支撑。通过对中医理论的深入研究，不断完善中医学学科体系，提高其在当代医学领域的可信度和影响力。为了促进中医学传承，培养更多中医学专业人才至关重要[11]。改革中医教育体系，注重实践经验的传授，培养学生综合素质，使其既懂得中医学理论，又具备西医学知识。在医疗体系中，鼓励中医学与西医学有机融合，推动中西医结合发展。这既可以发挥中医学的优势，又能在治疗疾病上更全面，能更科学地满足患者需求。促进中医传承的同时，要积极推动国际化进程。通过国际学术交流，吸收其他医学体系的先进理念，促使中医学在全球范围内得到更广泛的认可与传播。

中医学传承与融合有助于保护中华传统文化的多元性。通过对中医学的传承，我们能够更好地理解中华传统文化的丰富内涵，形成文化传承的多元体系。中医学是中华文化的重要组成部分，其传承与融合不仅有益于国家软实力的提升，同时也为"一带一路"倡议提供了文化支持，增强了国际文化交流。中医学的传承与创新不仅造福中国人民，也将为全人类医学的发展提供宝贵的经验。

五、文化渊源与医道智慧：中医学在中国文化传承中的角色

1. 坚持"人民至上"，正确审视中医传承发展的价值旨归

中医学作为中华文明的重要组成部分，蕴含着深厚的文化渊源和医道智

慧。在传承和发展中，如何坚持"人民至上"，正确审视中医传承的价值旨归成为当下亟须思考的问题。

首先，中医学的核心理念是"人民至上"，强调以患者为中心，注重个体差异，追求全人健康，这与"人民至上"的思想相契合[12]。在中医治疗中，不仅关注症状，更注重调整整体的阴阳平衡，人与外在环境的相互交互，以达到治本的效果。这一理念与"人民至上"所强调的人民群众的根本利益高度一致。在中医学传承发展中，必须继续弘扬"以人为本"的理念，保障患者的身体健康，满足人民对健康的基本需求。

其次，正确审视中医学传承发展的价值旨归，需要全面理解中医学的独特优势。中医学注重辨证施治，通过辨证找到根本问题，因人制宜，个性化的治疗更贴近患者需求。这与西医学的全身性治疗理念相呼应，弥补了西医治疗的一些不足。中医学传承发展的价值旨归在于发挥中医学的独特优势，形成中西医结合的综合医学体系，更好地服务人民健康。

另外，中医学融汇了丰富的文化元素，包括养生、饮食、精神调养等。正确审视中医学传承发展的价值旨归，就要看到中医药文化对人们全面健康的促进作用。在传承中，需要注重挖掘中医药文化的深厚内涵，将其融入当代生活，引导人们形成良好的生活习惯，提高身体素质。

最后，中医学在中国文化传承中的角色还体现在对传统文化的传承和弘扬上。中医理论渗透着道家、儒家、佛家等多元文化，是中国古代文明的集大成者。在传承发展中，要保持对传统文化的尊重，通过现代科技手段推广中医知识，让更多人了解、认同和接受中医药文化的精髓。

2. 坚持科学思维方法，积极探索中医学蕴含的深邃哲学智慧

中医学作为中华文明的瑰宝，蕴含着深厚的文化渊源和医道智慧。在传承中，如何既坚持科学思维方法，又积极探索中医学蕴含的深邃哲学智慧成为当下重要的议题。

首先，科学思维方法在中医学传承中的应用至关重要。传统中医理论虽然融合了千百年来的经验总结，但在现代社会，我们需要用科学的眼光去审视和理解中医学。通过现代医学研究方法，可以对中医治疗的机制、药物的成分等进行科学分析，为中医理论的合理性提供更为坚实的依据。这不仅是对中医传统的尊重，更是对患者的负责，确保中医治疗的科学性和可行性。

其次，积极探索中医学蕴含的深邃哲学智慧对于丰富医学思维具有积极意义。中医学理论体系不仅体现在养生治病中，更是对人体、自然界、宇宙的综合哲学思考。例如，中医学的阴阳五行理论不仅指导着临床实践，更反映了中国古代哲学家对宇宙万物变化规律的深刻洞察。在传承中，我们应该注重挖掘中医学背后的哲学思想，通过对中医经典的深入研读和理解，为西医学的发展注入更为丰富的智慧。同时，随着传统文化的熏陶，期望人们拥有更好的精神面貌。

中医学强调整体观念，提倡辨证施治，注重平衡。这一思想与当代生态学、系统医学等现代科学理论有着异曲同工之妙。在传承中，我们可以结合现代科学的方法，深入研究中医经典，解读其中的哲学内涵，将中医学整体观念与科学方法相结合，推动中医学的现代化发展。

另外，中医学注重"治未病"理念，强调预防和调整生活方式。这与现代健康管理和预防医学的理念相契合。在传承中，应当强调中医学的预防医学思想，通过科学研究明确预防的方法和措施，为人们提供更为全面的健康服务。同时，从实践中可以看出，在疾病发展初期进行医学干预能更有效地节约医疗成本，中医学理念在实践中与西医学融合，将为疾病的预防与治疗提供更高效的方案。

总体而言，文化渊源与医道智慧共同构成中医学在中国文化传承中的丰富内涵。坚持科学思维方法，积极探索中医学蕴含的深邃哲学智慧，有助于中医学的创新发展，为保护人类健康作出更为突出的贡献。在这个过程中，我们既要充分尊重传统，又要敢于挑战传统，实现中医传统与现代科学的有机融合，使中医学在当代社会中焕发新的活力。

3. 坚持理论联系实际，不断提高中医学理论化、专业化水平

强调中医理论的科学性是非常重要的，要借助现代科学手段对中医理论进行验证。通过科学研究方法，可以验证中医学的治疗机制、药物成分等，以确保中医治疗的可靠性。同时，将中医理论融入实际医疗实践，通过大量的实际案例验证理论的实用性和有效性，不仅能使理论更具说服力，也能为实践提供指导。中医理论的深厚哲学内涵是中医学的重要组成部分。通过深入研读古籍，理解其中蕴含的哲学思想，可以为中医学理论体系提供更为丰富的内涵。同时，将这些哲学思想与现代科学理论进行融合，使中医理论更具现代性、科学性，能反哺中医学在当代的创新与发展。中医理论需要与西医学知识相结合，以适应当代社会的医学需求。通过引入西医学的理论和技术，例如分子生物学、遗传学等，与中医学理论相互融合，推动中医学现代化发展，提高中医学现代化水平。

中医学作为一门综合性医学学科，可以通过与其他相关学科融合，提高中医学的理论化、专业化水平[13]，促使中医理论更为系统和完善。通过培养具有较高中医理论水平的专业人才，推动中医学科的发展，其中包括培养研究型人才，开展深入的中医理论研究，同时培养实践型人才，将中医理论运用到实际中，推动中医学在医疗实践中的不断创新。

（宁晚玲）

参考文献

［1］田福良，陈晶.弘扬中医药文化 助推中华优秀传统文化繁荣发展［N］.人民政协报，2023-11-22（006）.

［2］周新蓉.从阴阳五行学说看中医学的指导思想［J］.中国社区医师（医学专业），2012，14（23）：165.

［3］王馨桐.张仲景中医伦理思想研究［D］.株洲：湖南工业大学，2022.

［4］张婷，刘富林，施敏，等.从《黄帝内经》谈中医哲学智慧［J］.中国中医药现代远程教育，2021，19（06）：55-56.

［5］杨静.伦理学视域下医学生道德价值的生成逻辑探析［J］.卫生职业教育，2023，41（24）：56-58.

［6］王小平.中国传统文化是中医特色的渊源［J］.山东中医药大学学报，2006（05）：337-338.

［7］岳伟国.中医文化与社会主义核心价值观的内在契合探究［J］.文化创新比较研究，2018，2（36）：25-26.

［8］陈彦臻，陶嘉磊，邹玺，等.中医文化与社会主义核心价值观的内在契合研究［J］.中国医学伦理学，2017，30（11）：1423-1426+1436.

[9]任宏丽,章林,梁尚华,等.从"两个结合"视角全面理解"中医药学是中国古代科学的瑰宝,也是打开中华文明宝库的钥匙"[J].中医药管理杂志,2023,31(07):5-7.

[10]马丹,田文佼,李晓艳,等.传承国粹瑰宝 弘扬中医文化[N].日照日报,2023-07-17(B01).

[11]谷晓红,闫永红,林燕,等.坚持传承创新 促进医教协同——北京中医药大学中医人才培养改革与实践[J].中医教育,2016,35(03):7-11.

[12]自治区卫生健康委员会.坚持人民至上 铺就健康之路[N].新疆日报(汉),2021-12-27(005).

[13]冯菅菅,刘晓詠,穆俊,等.引入科研思维促进中医外科学研究生综合素质的提高[J].中国中医药现代远程教育,2023,21(23):181-183.

从微观辨证谈中医哲学智慧

　　中医学起源于中国，承载着数千年历史的深厚底蕴，不仅是中华民族传统文化中不可或缺的一部分，更是在漫长岁月中，通过与自然界的互动、对生命的深刻洞察及在医疗实践中的不懈探索所积累的智慧结晶。这一原创性医学理论体系历经世代传承，不断吸收时代精华，创新求变，为中华民族的繁荣昌盛贡献了巨大力量。受到我国古代哲学的深刻影响，中医学不仅是一门医学，更是一门哲学，蕴含着丰富的哲学智慧。如天人合一的思想、整体观念、动态平衡等，这些哲学思想贯穿中医学的诊断、治疗和预防的全过程。微观辨证作为中医学的一个重要分支，是在传统中医辨证思想的基础上，融合现代科学技术，特别是分子生物学、生物信息学等领域的最新成果所形成的一种新的辨证方法。它不仅继承了传统中医学的精髓，更在微观层面上对疾病的发生、发展机制进行了深入的探讨和阐释，为中医学的发展注入了新的活力，开辟了新的研究方向。因此，本文将深入探讨微观辨证论述中对中医哲学智慧的理解，以期为中医学的现代发展提供新的视角和思路。

一、中医学的哲学背景

　　哲学是基于理性的思考，是对自然知识和社会知识的概括和总结，是关于世界观的理论体系。而科学是自然、社会和思维的知识体系，科学离不开理论思维、世界观的指导，与哲学密切相关。中医学属于中国古代自然科学范畴，是在中华民族传统哲学世界观的主导下，以中国古代朴素的唯物论和精气学说、阴阳学说和五行学说等为哲学基础，将对自然界的认识引入医学领域，对观察发现的生理病理现象进行总结和归纳，构建的独特的医学理论体系。古代中国哲学的精气、阴阳和五行学说，不仅构成了世界观和方法论，还催生了中医学特有的整体观、象征观和类比观。它们历经岁月洗礼，成为中医学理论架构的核心，引导中医从业者在疾病诊断和治疗过程中，重视人体与自然环境的和谐共处，强调阴阳平衡状态，以及五行之间的相生相克规律。这些哲学理论的应用，赋予了中医学以医学知识之外的文化深度和哲学智慧。

二、微观辨证与中医哲学智慧

1. 微观辨证的源流与定义

20 世纪 80 年代，针对西医理化指标异常，但未见明显临床表现，出现中医无证可辨的情况，沈自尹院士提出微观辨证理论[1]。郭振球教授随后提出将中医诊断体系从四诊宏观诊断引进微观诊断领域的观点[2]。至 20 世纪 90 年代，郭振球教授基于微观化研究进一步提出了微观病机学、微观诊法学、微观治则学、微观辨治学及微观药理学等以微观辨证学为核心的学科群，丰富了微观辨证学的内涵[3-4]。21 世纪初，解建国教授编写了《中医微观辨证学临证要略》[5]，是我国第一部中医微观辨证学专著，推动了中医辨证体系的发展。

沈自尹院士 1986 年定义微观辨证：在临床上收集辨证素材的过程中，结合现代医学技术，微观地认识机体的结构、代谢和功能的特点，更准确地阐明证的物质基础。简言之，是用微观指标认识与辨别证[1]。危北海教授提出，微观辨证的核心在于运用多种现代科学技术手段，对不同中医证型的患者进行深入的生理、生化、病理、免疫学及微生物学等方面的检测与分析。该方法旨在深化对证候内在机制的理解，并提供可作为辅助诊断依据的客观量化指标[6]。

2. 传统辩证法的哲学智慧

微观辨证是在传统辨证论治的基础上，结合现代科技成果所提出的创新性理论。中医学凝聚着深邃的哲学智慧，充分继承中医学思维与方法是创新发展的内在前提。辨证论治的理念起源于《黄帝内经》，涵盖了脉象、症状、病因、病机、病位、病性等多个方面。张仲景在《黄帝内经》的基础上进一步发展了辨证论治原则，并提出了"证"这一关键概念，从而构建了完整的理法方药体系。新中国成立后，任应秋、秦伯未、方药中等医学家对辨证论治体系进行了全面而系统的阐述，确立了辨证论治作为中医诊疗的基本规律和显著特征[7]。辨证论治构成了中医学的核心理论之一，是中医学诊断和防治疾病的关键指导思想，同时也是中医学认识和治疗疾病的基本原则。

中医学重视从宏观、整体、系统角度研究问题，强调形气相感、形神合一。中医学的整体观念将人体视为有机统一整体，并综合自然、社会、心理因素考察生理病理，为个体定制治疗原则和方法。而中医学的辨证论治强调疾病的整体性和动态变化，处方用药会根据病情变化灵活调整，是整体思维的深刻体现。《素问·上古天真论》云："法于阴阳，和于术数……起居有常，不妄作劳，故能形与神俱。"基于"形神一体"的临床施治方法亦体现了中医学整体思维。

取象思维是中国哲学中的一种思维方式，在思维过程中依赖于具体的物象，并以想象作为桥梁，直接进行类比和推论，从而得出抽象事理。《素问·五运行大论》曰："天地阴阳者，不以数推，以象之谓也。"辨证论治中的舌诊和脉诊等方法，体现了中医学的取象思维。如叶天士《温热论》曰："初传，绛色中兼黄白色，此气分之邪未尽也……若烦渴烦热，舌心干，四边色红，中心或黄或白者……乃上焦气热烁津。"温邪的不同疾病阶段的传变可在舌象上得以反映。舌诊，作为中医学独有的诊断技术，基于藏象学说的理论基础，通过观察舌质和舌苔，揭示人体的生理和病理状态，从而分析疾病的成因、位置、性质和趋势，为辨证论治提供了有力的依据。

中医学的恒动思维不仅关注疾病机制的演变与转化，还强调治疗策略应随病情变化而灵活调整。《伤寒论》曰："太阳病，头痛至七日以上自愈者，以行其经尽故也。若欲作再经者，针足阳明，使经不传则愈。"因而在临床辨证论治过程中应重视疾病的动态可变性，体现中医学的恒动思维。

中医学的辨证思维强调对立统一，认为疾病的发生、发展与变化是阴阳失调、邪正相争的结果。在中医学看来，人体内部及人与自然、社会之间都存在着对立统一的矛盾关系。这种辨证思维体现在中医学对疾病的诊断和治疗中，如寒热虚实、表里阴阳等概念的运用，以及根据病情变化灵活调整治疗策略。

中和思维是中医哲学智慧的又一重要体现。中医学强调"以平为期"，追求人体的阴阳平衡、气血调和。在治疗疾病时，中医学注重调和矛盾，调和阴阳、寒热、虚实等，使人体恢复平衡状态。如《素问·至真要大论》所言："谨察阴阳所在而调之，以平为期。"这种中和思维不仅体现在中医学的治疗原则上，还贯穿中医学的预防、养生等各个方面。

综上所述，传统辩证法的哲学智慧是中医学的重要组成部分，体现了中医学的整体思维、取象思维、恒动思维、辨证思维和中和思维等思维特点。这些思维特点不仅为中医学的诊断和治疗提供了有力的指导，也为中医学的创新发展提供了广阔的思路和方法。

3. 中医学继承与发展中的哲学智慧

追求诊治疗效是中医学传承创新发展的内在动力。纵观整个中医学发展的历史长河，中医学的辨证施治模式及遣药原则始终与时俱进，以提升临床疗效为宗旨。现代科学的诊断技术显著扩展了中医四诊的范围，为疾病的诊断和治疗提供了新的方法。同时，西医学对疾病病理的理解也激发了中医学的自我革新。以西医诊断为依托的"病症结合"模式，将现代疾病与中医症状相结合，开启了中医诊疗体系重构的初步探索。审视近百年中医药现代化的发展轨迹，我们发现若摒弃中医理论基础，盲目效仿西方，仅关注成分的方法论，将偏离中医药现代化的核心精神，临床疗效难以提升。

微观辨证理念的提出，是中医学基础理论的一次重要革新，它将中医学的辨证理论和方法提升到了一个全新的高度[8]。微观辨证的目标并非牵强附会，用现代科学成果去解释中医学的证，而是为了更深入地理解中医辨证背后的现代生物学内涵，进一步促进辨证微观化的发展[9]。这一过程应遵循以中国古代哲学思想为指导，以中医思维为核心的中医药现代化发展理念。在这一理念的引领下，我们致力于挖掘中医学智慧，并将其与现代科学发现相结合，以期达到对疾病更精准的诊断和治疗。通过这一途径，我们不仅尊重并继承了中医学的千年智慧，同时也为中医学注入了新的活力，使其在现代社会中发挥更大的作用。

随着现代技术的不断进步和临床疾病谱的演变，即便在疾病早期阶段，当临床症状尚不明显时，也可能出现多种理化指标异常和局部病理变化。微观辨证以满足临床需求为出发点，在中医理论的指导下，结合尖端科学技术，通过现代分子生物学、实验诊断学等手段，能够更全面、更细致地评估疾病的内在本质和发展趋势。这有助于对疾病和证候进行更深入的理解，从而提升临床治疗效果。微观辨证不仅展现了中医学的核心理念，而且相较于传统辨证方法，它更加客观，更贴合当前临床实践的需要，体现了中医药发展创新的核心原则——"以人为本"。这种结合传统智慧与现代科技的诊断方法，不仅提高了诊断的准确性，也为患者提供了更为个性化的治疗方案，亦为中医药的现代化和国际化铺平了道路，让世界看到了中医药独特的魅力和无限的潜力。

三、总结

中医学是以中医药理论与实践经验为主体的综合性医学学科，是以临床需求为导向，不断发展变化的学科。中医哲学和中医思维方法是中医学的重要组成部分，是传承精华之所在。历经数千年的传承与发展，中医学展现出极强的包容性，既保持了自身的独特性，又在守正创新的原则下吸纳了现代科学的研究成果，适时地将现代生命科学知识融入其中，从而促进了中医药与生命科学的迅猛发展。中医学的这种包容性，不仅为人类的健康事业提供了独特的视角和方法，还与其他医学体系进行了有益的交流和互鉴。微观辨证作为中医学与现代科学结合的一个典范，不仅丰富了中医学内涵，也提高了中医临床疗效，展示了中医学在现代社会中的巨大潜力和价值。展望未来，中医学将继续在"传承精华，守正创新"的原则下，不断探索和发展，为人类健康事业作出更大的贡献。

（周洁）

参考文献

［1］沈自尹.微观辨证和辨证微观化［J］.中医杂志，1986（02）：55-57.

［2］郭振球.中医诊断学研究生教育必须顺应时代的发展［J］.学位与研究生教育，1988（04）：62-63.

［3］郭振球.主诉辨治法与微观辨证及其学科群的和谐发展［J］.南京中医药大学学报，2009，25（03）：161-163.

［4］郭振球.微观辨证学的研究现状与发展趋势［J］.中医药学刊，2003（05）：645-646.

［5］解建国.中医微观辨证学临证要略［M］.上海：上海科学技术出版社，2009.

［6］危北海.宏观辨证和微观辨证结合的研究［J］.北京中医，1992（01）：19-21.

［7］刘佳缘，王宇，陈艳焦，等."辨证论治"词语源流考［J］.上海中医药杂志，2016，50（06）：28-34.

［8］仝小林.态靶医学——中医未来发展之路［J］.中国中西医结合杂志，2021，41（01）：16-18.

［9］李明珠，柴瑞婷，任朝莹，等.基于整体观念论辨证微观化的发展［J］.时珍国医国药，2022，33（07）：1686-1688.

湖湘中医文化与中华传统文化的内在契合性

　　中医文化，是中华传统文化的重要组成部分，其蕴含着深邃而独特的价值。湖湘中医文化，作为中医文化中颇具特色的一个分支，其历史渊源深厚，影响广泛。湖湘中医文化扎根于湖湘大地的丰厚历史底蕴之中，充分吸收了湖湘大地自然环境和人文环境的精华，形成了独具特色的医疗理念和医疗技术。湖湘中医文化具有鲜明的地域特色，它与湖湘地区的自然环境和人文环境紧密相连，反映了湖湘地区人民的智慧和创造精神，可以说，湖湘中医文化是中华传统文化及中医文化的重要组成部分，其以鲜明的特色和深厚的底蕴，对后世产生了深远影响。湖湘中医文化的传承与创新，不仅是对中华传统文化的弘扬与继承，更是对中医文化的发展与完善。我们应该重视并利用好这种文化资源，以推动中医文化在全球范围内的普及与发展。

　　湖湘中医文化是一种地域中医药文化，是以湖湘文化为背景，历代医家所留下的诊疗思想、学术造诣的综合。湖湘中医文化与中华传统文化是一脉相承的，湖湘中医文化是独特鲜明的，并且与中华传统文化有着紧密的内在契合性[1]。这种契合性不仅体现在医学理论与哲学思想中，更体现在文化价值观等方面。现逐一进行概述。

一、湖湘中医文化的医学理论与中华传统文化的契合性

　　湖湘中医文化源远流长，其起源可追溯至马王堆医学典籍的发掘与传承，由张仲景所著《伤寒杂病论》奠定基础，再到孙思邈的《备急千金要方》拓展理论体系，直至近现代湖湘中医五老（李聪甫、刘炳凡、欧阳锜、谭日强、夏度衡）的学术发展，数千年的医学文化积淀逐步形成了具有浓厚湖湘地域特色的医学理论体系。这一体系涵盖了养生保健、疫病防治及"治未病"等多个

重要领域，充分展现了湖湘中医学在中华传统医学发展中的重要地位与独特贡献。湖湘中医文化历经数千年的沉淀，其独特的医学理论体系不仅在湖湘地区有着广泛的影响力，并且在全国范围内都享有盛誉。马王堆出土的《养生方》《导引图》等为我们展示了数千年前养生保健思想，这些古代养生思想蕴含着丰富的内容与底蕴，我们可以从中汲取智慧，指导现代人的养生保健。在疫病防治方面，张仲景所著《伤寒杂病论》总结了中医防治疫病的基本思路与方法，为后世乃至近现代疫病的防治都提供了珍贵的诊疗思路，在《伤寒杂病论》中，张仲景详细阐述了疫病的病因、病理、症状、诊断、治疗和预防等多个方面，提出"六经辨证"理论，将疫病分为太阳、阳明、少阳、太阴、厥阴和少阴六种类型，每种类型又各有不同的症状和治疗方法[2]。《伤寒杂病论》是中医疫病防治的基石，它跨越了时空，直到如今在面对各种新型疫病时，依然可以从中汲取智慧，得到启示。湖湘中医文化医学理论核心"天人合一"与中华传统文化中的"和合"思想有着密切的联系[3]。辨证论治是湖湘中医文化的另一个重要思想内核，强调在了解疾病基本特征的基础上，对疾病的发病机制、病因等做出判断，制定出针对性的治疗方案。这种思想体现了中华传统文化中的"因人制宜"思想，即对待问题要具体问题具体分析，根据实际情况制定出最适合的解决方案。总之，湖湘中医文化的医学理论核心所蕴含的"天人合一""辨证论治"思想内核与中华传统文化中的"和合"思想紧密相连。这种思想对于现代医学的发展具有重要的意义，也为人们提供了更为全面和有效的健康保障方式。

二、湖湘中医文化的哲学思想与中华传统文化的契合性

湖湘中医文化强调要以人为本、有仁爱之心。张仲景在长沙担任太守期间，以其高超的医术和仁爱之心广受赞誉，不仅医术闻名于世，更惠泽百姓，后世尊其为"医圣"。张仲景在任期间关爱百姓，体恤民情，充分体现了充满慈爱之心、满怀爱意之人的特质。作为一个拥有大智慧和极具人格魅力的人，他深刻理解了"仁者爱人"的道理，并通过敬民、爱民、忧民、恤民和富民等具体行动表现出来。他的行为充分展现了他对百姓的深切关怀以及对民生问题的关注，也体现了他对于"仁"思想的深刻理解和实践。近现代湖南中医界

的代表人物—湖湘中医五老，他们的"仁爱之心"不仅体现在医疗实践中，也贯穿于学术思想中。湖湘中医五老医术精湛，医德高尚，深受广大患者信赖和爱戴。在他们漫长的从医生涯中，积累了丰富的临床经验，形成了独特的学术思想，为湖南中医药的发展与创新作出了巨大的贡献。他们对待患者尽心尽力，以治病救人为己任，医德高尚，关爱患者，设身处地为患者着想，不论贫贱富贵。湖湘中医五老作为近现代湖南中医界的代表人物，不仅以精湛的医术和高尚的医德展现了卓越的临床水平与仁爱之心，还以其深邃的学术思想对湖南中医药的发展作出了巨大贡献，同时对整个中医界的发展产生了深远影响。

三、湖湘中医文化价值观与中华传统文化的契合性

湖湘中医文化不仅是具有地域特色的医学文化，也是中华传统文化的重要组成部分，其价值观与中华传统文化紧密相连。中国古代学术流派和宗教种类繁多，其中儒、释、道三家的核心思想对中华传统文化的价值观及古代文人的思想观念产生了深远影响，湖湘中医大家们同样深受这些思想的熏陶和启迪。儒家思想在中国古代长期占据着主流地位，儒家思想的核心为"仁爱"，注重人与人之间的相互关系和道德伦理。在湖湘中医文化中，这种思想有深刻的体现，形成了"以人为本"的医疗理念。这种价值观与儒家思想中的"仁爱"理念高度契合，充分体现了儒家思想对湖湘中医文化的影响[4]。佛家思想在中国有着几千年的历史，佛家思想强调"慈悲为怀"，注重对众生的慈悲和救度。在湖湘中医文化中，中医学者无不奉行着济世苍生的理想信念，形成了注重慈悲为怀的医疗理念。医者都以慈悲心肠对待患者，无论贫富、贵贱、老幼都要一视同仁，积极为患者提供治疗，事事以民为先。这种价值观与佛家思想中的"慈悲为怀"理念高度契合，充分体现了佛家思想对湖湘中医文化的影响。道家思想强调领悟道、修养德、求自然、守本分、淡名利，这些思想不仅是一种哲学理念，更是一种生活态度，强调人们在自身的发展过程中，应该追求内心的平静和外在的自由，不被名利所束缚，应该注重道德修养，做到谦虚、宽容、诚实等，需要顺应自然规律，不强行干预，保持一种清静自在的状态。道家思想对中医文化的影响深远。中医学强调阴阳平衡和五行调和，与道家倡导的自然、平衡、和谐的理念高度契合。道家思想中的"天人合一"观念，强调

人与自然的和谐统一，这与中医学所强调的人体与自然环境的相互关系是一致的[5]。道家思想与中医文化在很多方面都有着密切的联系和相互影响。综上所述，湖湘中医文化价值观与中华传统文化有着密切的联系，其深受儒家、道家和佛家思想的影响，形成了独特的文化特点。这种契合性不仅体现了中华传统文化的博大精深，也展示了湖湘中医文化的独特魅力。

四、结语

湖湘中医文化与中华传统文化相辅相成，密不可分，二者如同水与源的关系，互为依存，相互促进。中医文化作为中华传统文化的重要组成部分，在历史长河中流传至今，为人类健康作出了不可磨灭的贡献[6]。湖湘中医文化立足于湖湘大地，植根于中华传统文化的深厚土壤，汲取儒、释、道三家多元文化的精华，形成了独具特色的地域中医文化。湖湘中医文化，作为地域性的中医文化代表，具有独特的地域特色和历史文化底蕴，马王堆医学中蕴含的医学思想、药物知识、养生理念等，时至今日仍然对人民群众的疾病治疗、养生保健具有重要的指导作用，马王堆医学文化也越来越受到广泛的关注和认可。尤其是在疫情蔓延时，中医学在疫情防控、治疗疾病等方面发挥了重要作用，能够与西医结合治疗，有效防治疾病的进一步发展，进一步证明了中医文化的独特魅力和深厚底蕴。面对新时代的发展机遇和挑战，需要进一步挖掘和传承湖湘中医文化精髓，积极探索与西医学的融合发展之路。同时，加强中医文化的普及和推广，提高公众对中医文化的认知和认同感，为推动人类健康事业的发展作出更大贡献。

（王小奇）

参考文献

［1］魏一苇，何清湖.基于"中医+"思维的湖湘传统医药类非物质文化遗产的传承与创新［J］.湖南中医药大学学报，2016，36（09）：60-64.

［2］周文静，张旭芳，李俊莲，等.基于《伤寒论》对中医传承创新的思考［J］.中国中医药现代远程教育，2022，20（21）：67-70.

［3］李卓."天人合一"观念的哲学基础、古典意涵与现代价值［J］.中国哲学史，2023（06）：12-18.

［4］范瑞静.儒家仁爱思想及其当代价值研究［D］.北京：北方工业大学，2019.

［5］尹冬青，李俊."天人合一"思想在中医养生文化中的积极影响［J］.医学与社会，2009，22（03）：18-20.

［6］黎博，戴成波.湖湘文化的历史传统研究［J］.山西青年，2017（08）：296.

系统思维在不孕症中的运用及诊疗策略

党的十八大以来，习近平总书记在多种场合反复强调坚持系统思维。"十四五"期间，"坚持系统观念"首次明确提出并被写入了"十四五"规划[1-2]，正因如此，系统思维、系统观念也成为学术界关注的重点词汇。

自古以来，中医学便从系统思维的角度去感知生命现象和探索疾病本质，蕴含了天人合一、整体观念、微观宏观的辨证思维，强调不孤立地研究某组成部分的结构形态和生理病理，而是从自然、社会等整体环境中探究人体、人体内部及人体与外界环境的联系，注重机体内、外的系统性、联系性、协同性、功能动态性等诸多特性。考虑导致不孕的病变非一病一因，常是涉及多脏多腑、因果关联，且受自然、社会、心理等多因素的综合影响，故以系统思维为纲，指导不孕症的诊治。

一、认知系统思维

1. 系统思维的提出过程

系统思维是我国古代哲学思想的重要组成部分，在漫长的历史发展过程中，受到中华传统文化的丰厚滋养，逐步形成了一种将各种因素联系起来视作一个整体、一个体系加以综合分析的思维方式。《周易》在"观物取象"的基础上，从自然界中找出天、地、雷、风、水、火、山、泽八种最根本的现象，称作"八卦"，认为它们是一切的起源，并将八卦与自然万物、生活中具体事物相联系，说明万物间彼此错综复杂的关系[3]。把宇宙万物看作一个协调系统，构建了最早的系统思维方法，对中医学的整体观念起到奠基作用。

《易传·系辞》较早论述了"观物取象"这一独具特色的系统思维方

式[4]，此处的观物并非单纯直接地观察表象、现象，而是在观察基础上分析比较、归纳总结，最后抽象得出共相属性、逻辑规律。中医学强调从宏观、整体、系统角度去研究问题，构建以五脏为中心、以经络为联系、以心理为重点的"五脏一体观""形神一体观"，并与自然界相结合形成"天人一体观"，强调机体、自然、社会、心理的统一。

2. 系统思维的思想蕴意

钱学森认为系统是一系列相互影响、相互依存，并发挥一定作用的有机体，世界上没有绝对孤立的事物[5]。系统的各个要素之间相互联系、相互作用，孤立地研究一个事物根本无法体现该事物独有的特性。系统思维，所谓系，即联系，连续；所谓统，即总括，统一；系统思维即将认识对象视为一个系统，研究系统与其要素、要素与要素、系统与外部环境之间的联系和作用，从而综合评定认识对象的整体性思维方式[6]。

3. 系统思维的基本特征

坚持系统思维就是要全面、联系、动态地去认识健康、分析疾病，体现了系统思维的整体性、协同性和动态功能特征。其中整体性是"系统的最为鲜明、最为基本的特征之一"，全面考虑人体的整体布局，考察人体各部分之间的关联性，系统之所以成为系统，首先就必须要有整体性。系统是由要素构成的统一体，起主要作用的要素决定了系统的运行状态，协同性强调全面考量要素的内在特性及有机互动、相互作用，使系统能够保持协同高效运行。从系统中心论出发，将系统看作一个动态事物，研究它的过程和行为，动态功能是系统稳定存在、向前发展的前提条件。

二、系统思维与女性生殖功能的关系

1. 生理关系

（1）妊娠基础，一轴当先：生殖之轴由肾 - 天癸 - 冲任 - 胞宫构成，是调经助孕的基础[7]。肾气封藏盈满是首要基础，肾阳旺盛则气化有力，肾阴充沛则化生有源，如此阳化气阴成形，则冲任充摄，生机旺盛，孕育有期。马玄台注释："天癸者，阴精也。盖肾属水，癸亦属水，由先天之气蓄极而生，故谓阴精为天癸也。"肾为藏精之水脏，天癸属肾液中主生殖的精微物质，其化生与心、肝、脾、肾关系密切。胞络下系于肾，上通于心，心肾在空间结构上的水火相济，对月经周期性的阴阳转化具有重要意义。中医学素有"肝肾同源""女子以肝为先天"之论，肝的疏调和藏蓄、上下往复、升降蒸腾，这种脏腑的空间变化与功能协调，可畅达冲任，有利于经行畅通和卵泡的成熟排出。脾主运化是精气血津液的生化之源，生殖轴的物质供养有赖后天水谷精微不断补充，故《临证指南医案》谓"夫冲任血海皆属阳明所司"。脾肾为卵泡的增长塑形、内膜增厚、胚胎生长发育等提供必备的精微物质。

（2）生殖之链，终端构建：女性生殖链由卵巢、输卵管、子宫等组成。这些器官和组织的功能包括分泌激素、排卵受精、受孕分娩，孕育过程更涉及内分泌、神经、免疫及遗传等多系统。正常情况下，进入育龄期且月经正常的女性，每月经周期有1个成熟卵子排出；生殖道通畅无阻，卵子在输卵管壶腹部与峡部受精后有丝分裂为桑葚胚，再形成胚泡；在受精后第6~7天由输卵管运送至子宫，在子宫内膜着床；生长发育成熟后按时娩出。故孕育须女性生殖脏器形态和功能正常，肾精充盛，脏腑冲任调和，天癸泌至。

（3）中医识孕，有子之道："阴阳和，故能有子"的生殖机制在《黄帝内经》中已明确指出。"两神相搏，合而成形，常先身生，是谓精。"强调了"精"在生殖中的关键作用，突出"肾藏精、主生殖"的理论基础。后世医家不断充实，提出"男精壮而女经调，有子之道也"，故在女性肾－天癸－冲任－胞宫轴功能正常的基础上，还须男方天癸至、精气溢泄[8]，"阴阳交媾，胎孕乃凝"，男女双方于排卵姻媪之时阴阳相合而有孕，可谓天时地利人和也。

2. 病理关系

（1）冲任失调，脾肾首当：男女双方在肾气盛实、天癸泌至、任通冲盛的基础上，女子月事以时下，男子精气以溢泄，阴阳相合便可有子。引发不孕的常见病因病机以脾肾虚为核心，与冲任、心肝功能密切相关，而"瘀"为其主要病理环节。肾精先天不足或心肝脾后天伐伤，天癸无以泌至，冲任空虚，气血虚损致胞脉失养；血室大开，湿热毒邪乘虚内侵，邪与血结，阻滞气机，气滞血瘀，病邪停聚胞络致胞脉受阻，甚而不能受孕。

（2）生殖之病，卵巢为本：女性不孕症虽涉及多种脏器，但由于卵巢在女性生殖方面具有重要的双重功能：一方面是储存始基卵泡，每月募集窦卵泡发育成熟，另一方面作为生殖内分泌器官，产生雌激素、孕激素、雄激素等，这些激素控制人体生殖，且与子宫内膜容受性、胚胎生长发育息息相关，故卵巢因素性不孕占有主要地位。尤昭玲教授认为女性生殖以卵巢为本，独创了察"形"观"色"辨巢法，诊疗中注重暖巢养泡、助卵养膜、宣散调经。

（3）生殖之链，异病症同：尤昭玲教授通过对西医学下丘脑－垂体－卵巢－子宫生殖轴的研究，在三维经阴道超声（3D-TVS）探查下可细化为子宫、内膜、子宫结合带（JZ）、卵巢、卵泡、输卵管六大生殖链终端[9]，以及根据中医学肾－天癸－冲任－胞宫轴理论，认为女性生殖健康依赖于心、肝、肾、脾、天癸、气血、冲任、胞宫等正常生理功能共同维系。一旦链条上存在影响生殖健康与安全的病因，导致生殖链的完整性遭到破坏，其维系作用受损，诸多疾病随之而生，必定会在生殖链终端相应环节有所呈现，生殖能力亦因此受到影响，可在终端呈现出"异病异因症同"效应，即不同病因均可影响生殖链终端的功能，最终导致不孕，这种效应就是"生殖链终端效应"[10]。

盆腔手术、流产手术、盆腔炎症粘连等卵巢局部微环境对卵巢功能的影响是巨大的，服用抗结核、风湿、肿瘤药物史，家族遗传史，生活环境，情绪等诸多因素亦可影响卵巢功能。输卵管主要功能为拾卵、运卵，是精卵结合的场地，并运送受精卵，中医学与西医学均认为输卵管的生理功能决定其在自然受孕过程中占十分重要的地位，即使是轻微的输卵管病变亦可造成不孕。子宫内膜、肌层存在病灶，或反复多次人流、医源性子宫内膜损伤可能导致内膜基底层永久性损伤，诸多病因如未能及时调治可发展为不孕症。女性的社会压力不断增加，精神紧张焦虑，或饮食问题，社会、自然环境等外界因素影响生殖功能，致卵泡发育异常，最终致不孕或反复流产。综上，不同病因、环境影响导致不孕的现象属于"生殖链终端效应"。

三、系统思维指导女性不孕症的诊断

1. 诊不孕之因

论治不孕症首先要查找病因，辨清基础疾病、相关因素、因素内在联系。尤昭玲教授精心研究、设计与更新不孕症门诊电子病历，便于分析病情。通过询问病史、详查体征、望闻问切等方式辨析病症；围绕下丘脑－垂体－卵巢－输卵管－子宫生殖轴，以及盆腔、甲状腺、免疫、配偶状态等影响妊娠的每一环节的相关西医学检测结果，识别病因，综合分析，做出疾病的诊断，分清主要矛盾和次要矛盾，评估自孕率、宫外孕率、流产率及试管成功孕育率[11]。

2. 断孕育之果

尤昭玲教授将基础体温测定、B超检测结合指导临床，基础体温能连续动态地反映排卵情况，B超能具体准确地反映卵泡生长发育状况，二者结合可以起到"点面结合"的作用，既可整体把握卵巢功能状态，又可了解卵泡在某一特定时间点的发育情况，合理指导患者同房，分析受孕失败的原因。此外，结合传统中医望、闻、问、切四诊，融炼创新，巧用望眼识巢、人中诊巢、望唇辨膜、望舌识瘤、面色察巢、鱼际观宫、望形鉴巢七种方法观"形"察"色"，辨女性生殖内分泌功能，指导妇科调经种子，为不孕症的辨证施治提供依据[12]。

四、系统思维指导女性不孕症的治疗

1. 宏观与微观辨治巢泡膜

生殖链终端效应对临床诊治具有重要的价值。从宏观而言，生殖链上各因素相互网络维系，共同导致不孕，针对"异病异因"的同一终端效应，须通过询问病史，详查体征，进行系统思考，再结合相关西医学检查手段，辨析导致不孕的因素，提出"双异同疗，双异同治"。从微观而言，生殖链功能由无数因素共同维系，各因素作用不同，所产生的效应亦不同，明确引起生殖健康的关键因素，精准治疗，才能解决根本问题。基于生殖链理论，宏观与微观相结合，明确中医治疗的切入点和关键环节，以达到中医精准干预。

尤昭玲教授诊法病证结合，治法中西并重。从宏观角度根据阴阳变化调治月经：行经期，重阳转阴，针对原发癥疾治疗，辅以调理气血，因势利导，使胞宫脉络通畅，盈满之血依时而下；经后期，阴长阳消，子宫血海空虚，予以滋养精卵、内膜，使精卵发育成熟、内膜长养，顺利进入经间排卵期。从微观角度依据 B 超及基础体温变化治疗泡、膜发育异常，结合卵泡发育的时空特征，总结出"尤氏调泡八法"[10]"调膜十法"[13]，对于不孕患者，予以巢、泡、膜同治，精与血共养。

2. 系统构建手术管理体系

有生育需求却患子宫大肌瘤、大息肉、中重度粘连等须手术治疗的疾病时，优先评估宫腔内膜修复水平、输卵管及卵巢功能、男方精液良莠及其他合并情况。①对于评估为"内膜低反应"者，即宫腔形态完全失常，内膜极薄，有明显粘连带或大片内膜缺失，子宫内膜血流为 0 级，子宫动脉阻力高、血供差，重度粘连者，手术时机则应推迟。②对于合并输卵管功能障碍或卵巢功能显著下降，术后自然受孕困难者，应先行试管取卵，配成最少移植 3 个周期的胚胎，然后再行手术，术后内膜达标则行胚胎移植，此为此类患者最佳妊娠方式。③如合并子宫内膜异位症等疾病，肌层血供差，易致术中大出血，或术后不利于宫腔内膜恢复，易导致宫腔感染；有内膜炎症病史可引起术后修复缓慢，致内膜纤维化。④如配偶精子活力极差、畸形率高，或目前患有不可妊娠的疾病，有服用需避孕的药物等特殊情况，考虑男性精液生成周期等因素，须酌情推迟手术。⑤合并其他影响因素，如甲状腺疾病，应在术前进行专科调治，如患控制不良的基础疾病，应优先治疗，流产术后、接种疫苗后有避孕要求等情况时，均应推迟手术。

综上所述，确定手术前应考虑影响妊娠的所有因素，评估孕式、孕时、术序、术时，一旦实施手术应保证修复后能尽快妊娠以免复发。尤昭玲教授立足现代 3D-TVS 技术，首次构建宫腹腔镜手术管理体系，包括术前评估、术中注意事项及术后管理等主要内容，规范了手术管理，可有效提高术后妊娠率。

3. 天人相应整体观以安胎

由"天人相应"整体观探讨安胎二步法[14]。尤昭玲教授提出"安胎两步两法"，第一步是"纳胎"，即着床期。此期胞宫纳胎、摄胎，"脾主安营在前"，脾土具有生化、承载、受纳等作用，脾气旺盛，精血生化有源，胞宫具备着床孕育的适宜环境，故首要重视健脾养血营膜，使脾土健运，气血生化有源。第二步是"固胎"，即安胎期。此期胞宫系胎、育胎，"肾主扎寨在后"，胞宫经胞脉通于肾，胎元居于胞宫，靠胞脉输送母体肾精以滋养，以补肾固冲任为安胎的主要治则，肾精足，胚胎着床稳固，胎元固，胚胎生长发育正常。此外，根据胞宫中无自身所属的经脉，只能通过胞脉、胞络与其他脏腑联系的生理特点，结合"子午流注"理论，酉时（17~19点）为肾经"开经"之时，嘱安胎患者此时服用煲方，与肾精旺时相辅相成，促进胚胎长养，谨防堕胎，可达到事半功倍的效果。

五、小结

以系统思维为指导，系统性、整体性、协同性地考虑生殖链终端的生理功能、病理影响，辨治不孕症。针对不孕病因证候的复杂多样，综合四诊及现代检测资料辨明病证，得出不孕症的证候规律，明确病因、病位、病性及预后转归。

治疗不孕症，应加强前瞻性思考与全局谋划，加强方案布局与整体推进，积极评估基础情况。重视整体观，将辨病、辨证结合，微观、宏观统筹，关注证候的"动态时空性"，辨析排卵障碍性、输卵管性、免疫性、生殖器畸形等不孕症，明确治疗的切入点及关键环节，从疾病的本质出发治疗不孕症。此外，还应该提高对影响女性生殖健康的卵巢早衰、宫腔粘连等严重、疑难疾病的认识，加强对导致不孕的疾病和外界因素的防范与应对。

（李静）

参考文献

［1］王嘉毅，封清云.坚持系统观念："十四五"教育发展的重要实践遵循［J］.国家教育行政学院学报，2021（02）：3-9.

［2］杜仕菊，程明月.系统观念与"十四五"时期经济社会发展的原则［J］.思想理论教育导刊，2021（03）：51-56.

［3］许昭森.《易经》原始系统思维模式与藏象学说方法论［J］.国医论坛，1992（01）：9-12.

［4］宋琳莉，孟庆刚.基于复杂性科学的系统思维与中医整体思维辨析［J］.北京中医药大学学报，2009，32（02）：80-83.

［5］马丽，张小军.习近平关于"系统观念"重要论述的理论阐释［J］.系统科学学报，2024，32（01）：54-58+77.

［6］郑洪新.中医基础理论［M］.4版.北京：中国中医药出版社，2016.

［7］钱丽旗，李素那，于洋，等.夏桂成治疗多囊卵巢综合征致不孕症经验［J］.中医杂志，2020，61（20）：1775-1778.

［8］贾玉森.浅论男性中医生殖轴与生殖环节［J］.中医杂志，2008（02）：187-188.

［9］吴小兰，刘慧萍，王桂云，等.尤昭玲辨治宫腔粘连不孕临证经验［J］.中华中医药杂志，2023，38（09）：4191-4195.

［10］邢敏，刘慧萍，李荣慧，等.运用"三部八法"治疗卵泡发育异常经验［J］.中华中医药杂志，2023，38（07）：3133-3136.

［11］高山凤，方庆霞，黄欲晓，等.蔡连香运用补肾健脾、理气化痰法治疗亚临床甲状腺功能减退不孕经验［J］.中医杂志，2021，62（01）：19-22+26.

［12］刘未艾，展立芬，尤昭玲，等.尤氏妇科特色诊法望眼识巢之理论初探［J］.中华中医药杂志，2020，35（01）：164-166.

［13］陈嘉明，刘芮，刘慧萍，等.尤昭玲运用"调膜十法"治疗反复种植失败子宫内膜因素临证经验［J］.中国中医药信息杂志，2023，30（08）：170-175.

［14］刘雅倩，周英.从《妇人规》安胎学术思想论岭南罗氏妇科的传承与发展［J］.中医杂志，2020，61（05）：449-452.

旧瓶装新酒：传统中医学的现代发展

中医学是中华民族的健康守护者，也是深深根植于中华优秀传统文化而衍生出的一门应用学科。发展至今，有部分学者提出，应将中医药进行现代化研究，以脱胎于传统中医学，适应现代发展的需求。但具体如何脱胎，从哪些方面脱胎，脱胎之后是什么模式与形状，学者们莫衷一是，无法描绘他们想象的美妙蓝图。古语有云："穷则变，变则通，通则达。"马克思曾教会我们用矛盾、联系与发展的眼光看待万事万物，通过带动事物的螺旋上升，波动前进，使之不断适应现代发展的趋势。目前传统中医学的发展遇到了较为严峻的挑战，甚至可以说是难以突破的瓶颈，表面上是波澜不惊的水面，实际上早已暗涛汹涌。旧瓶为中医传统理论的框架；新酒即新的方法与新的内涵。中医传统框架是可以容纳新的方法与内涵的，但如何从理论与实践两方面去挖掘中医药的新方法与新内涵，是一个重大的命题。

一、中医思维方法的现代化内涵

传统中医学以整体观念与辨证论治为两大特色。传统的辨证方法包括病因辨证、气血津液辨证、经络辨证、脏腑辨证、六经辨证、卫气营血辨证、三焦辨证等，上述辨证方法各有所长，也各有不足。民间戏称中医看病是靠"三根手指"，表明了人民大众对中医切诊的认可程度。切诊又称为脉诊，通过候取人的寸口脉象，达到诊察疾病的目的。除此之外，望诊、闻诊、问诊三者与之相齐名，共称为四诊。传统的中医四诊是从望形色、闻声音／气味、问症状、切脉四个方面整体审查，对医生的要求极高，且诊断方法较为主观。中医学通过望、闻、问、切达到司外揣内、见微知著的效果，与西医学讲究循证与实证的方法有所不同。现代中医学者对中医四诊进行研究，研发舌诊仪、脉诊仪等仪器对舌象、脉象等进行规范化标识，提取其生物特征，辅助舌脉的诊察。在很长一段时间内，医学界认为传统辨证方法与当代科学技术是不能兼容的。但从马克思主义与唯物辩证法角度而言，万事万物均具有联系，且矛盾的不同方面具有不同的特点。中西医两种医学模式正是从联系的角度出发，关注矛盾的不同方面，着眼于解决主要矛盾，兼顾次要矛盾。循证医学概念的提出，并非加剧了中西医之间的矛盾，而是在一定程度上为中西医结合提供了桥梁。中医学强调辨证论治，西医学更加强调辨病。在临床中，病名的诊断往往十分明确，而中医证型的诊断则受医师水平及学派的影响，难以形成统一的认识，故难以推动科学研究的发展。

　　笔者在长期实践中，认识到不同辨证方法兼有其优劣，尤其是在寒热错杂或症状偏少的情况下，借助西医学手段，往往有意想不到的效果。从另一方面而言，相对明确的证型，也可以通过西医学手段加以佐证，故在诊察疾病时，应注意辨病与辨证相结合。随着科技的发展，检验水平不断精进，以往许多无法检测的疾病，现今都一览无余，疾病谱被广泛扩大。如肺结节、乳腺结节、甲状腺结节的诊疗与恶性肿瘤的病理分型等。马龙[1]提出，对于肺结节应当建立"辨病 – 辨证 – 辨体"的证候诊断模式。首先为辨病，即通过肺部 CT、X 线做出诊断，而后借助支气管镜、穿刺活检等方法区别良恶性。其次是辨证，通过大量临床观察对证型加以总结，并约定成方进行规范治疗。在这一期间，有部分学者提出，可通过研究生物标志物与证型的相关性，从而指导辨证分型的治疗，这与西医学的靶向医疗颇为相似。通过分析肺结节中医证型与肿瘤标志物的相关性，发现不同证型的患者其肿瘤标志物有所差异，如肝郁脾虚证患者癌胚抗原水平明显低于气虚血瘀证患者，可作为相应表征。再次为辨体，肺结节的发生与体质有一定相关性，其中以气虚质、阴虚质、气郁质、阳虚质居多，具体分型仍需要多中心大样本的流行病学调查方可明确，但目前已经可以部分指导临床治疗。西医学借助转录组学、影像组学、蛋白组学、代谢组学等方法研究疾病发生发展的特异性表现，希冀从微观层面得到突破，中医学在传统宏观辨病辨证的基础上，亦可借助现代影像及生化检查，探查疾病的发病机制与证型的相关性，并可筛选具有靶向治疗效应的中药。目前已有学者从上述角度对桥本甲状腺炎、2 型糖尿病、失眠等疾病进行辨治[2-4]。

　　影像组学的发展使得现代影像检查可以作为中医四诊的外延。上海中医药大学柯雪帆教授就曾阐发过借助 X 线进行辨证的思路,记载于其著作《疑难病证思辨录》中[5]。一六旬老妇,头颅左侧长一骨瘤,边界清楚,按之质硬,无明显压痛,推之不移,不冷不热,舌嫩红,苔薄白,脉沉弦牢,其证候颇为难辨,一时间竟不知施以何药。予 X 线检查后提示溶骨性缺损,骨皮质受侵蚀,边缘不规则,如虫蚀状。根据 X 线的特点,既有坚硬之实证,又有骨质破坏之虚证,遂认为此证属虚实夹杂,虚为肝肾精血亏虚,实为痰核结聚,治宜消补同用,以杜仲、续断、桑寄生补肾,骨碎补、玄参、牡蛎、夏枯草、连翘散结,当归、川芎、白芍养血。后肿块消失,骨质缺损愈合。可见,科学技术的发展实际上可以为中医之辨证所用,二者并不矛盾。从中西医角度出发,可将影像检查及理化检查认为是四诊的延伸,有助于帮助中医师更好地理解疾病,且避免误诊、漏诊。

二、中医现代诊疗方法的实践与思考

诊断和治疗具有一致性,中医学强调辨证论治,法随证立,方从法出,方以药成。从现代生理病理学及药理学研究角度,结合中医学理论,可使用药更为精准,提升疗效。笔者曾治疗一肺部支原体感染患儿,发烧已达 8 日,最高达 38.4℃,应用阿奇霉素 3 天后胃肠道不适症状明显,遂停药。其家属网络问诊于笔者。仔细询问病史,平素体质较差,容易感冒,喜肉食,少蔬菜,现仍有低热,咳嗽,咳声重浊,少痰,咽痛,纳差。察舌晦暗,苔黄腻,舌体两侧点刺。此属风寒外感后表邪不解,郁而化热,兼有食积。为避免错漏,笔者查阅文献后发现,支原体的致病性与患者对病原体或其代谢产物的过敏反应有关,支原体通过其尖端细胞器,介导蛋白与宿主细胞的相互作用,从而引发免疫应答,在小儿呼吸道则表现为顽固性剧咳[6]。一般采用抑制蛋白质合成的阿奇霉素等药物进行治疗。中医学认为,感冒与肺脾的关系密切,肺虚不能固表,则容易反复外感;脾虚不能运化,则常见食积、纳差、口臭。肺不能外守,则脾不能为之运化,出现感冒、纳差;中土失运,则肺金不充,反复外感,如此形成恶性循环。现代病理生理学发现本病为肺炎支原体引发的免疫反应。中医学的脾与西医学的脾其相通点便是共同主宰免疫反应,故本病宜从肺脾着手。综合中西医角度,笔者认为应当疏散表邪,清宣郁热,健脾消食。家属诉不便熬药，遂嘱其停用西药，服小柴胡颗粒1包/次，3次/天；保和丸15粒/次，3次/天。后患儿体温下降，舌苔渐化，咳嗽自止，调养而愈。从本例病案出发，笔者认为中西医具有良好的协同优势，可互为参照，从而指导疾病的精准治疗。若仅局限于病名，则易局限于致病机制，忽略中医辨证；若仅局限于证型，则无法准确把握致病机制，难以精准用药。

在本病的治疗中，笔者亦感受到，中医经典方剂的剂型转换是中医药现代化的一大难题。颇多患者在急性病、外感病的初期首选西药，其原因在于西药可不经煎煮，直接口服，而大众对中医的传统认识停留在陶罐熬药的阶段，市面上的中成药也无法全面兼顾不同证型的患者，如中国尚少见小青龙颗粒、大青龙颗粒、麻杏石甘颗粒等。中医经典方剂的剂型改造是中医界近年来的着力方向，国家药品监督管理局加快批准按古代经典名方目录管理的中药复方制剂，反映了国家对中医药经典方剂的支持力度。日本的汉方派将中医经典方剂按照原方比例制成中药颗粒或散剂、丸剂等，照顾不方便煎药的人群，如白领、学生等，在一定程度上提升了人们对中医药的接受度。在中国，目前已上市的经典名方制剂数量尚鲜少，临床使用较多的为小柴胡颗粒、桂枝颗粒、荆防颗粒、风热感冒颗粒、保和丸、人参健脾丸、六味地黄丸等，较日本等国家相比，中成药的研发与上市尚有巨大潜力。笔者认为，要提升中医药的影响力，使中医药成为人民大众的首要选择，必须加快剂型的转换，提升制造工艺，使其简、便、效、廉的特性得到最大程度的保证。

三、讨论

中医药是历久弥新的一门学科，纵观古今医学的发展，大多是随着经济水平与科学技术的发展而进步。在科技迅速发展的今天，中医药的现代化进程相对缓慢。从加速中医药现代化进程而言，笔者认为不应当有中西医孰优孰劣之争，而应着眼于如何促进传统中医学的现代发展，坚持理论联系实际，坚持科学思维，不断提升中医理论专业化水平，更好地服务于人民大众！旧瓶装新酒，用传统的中医理论框架，接纳西医学认识，将充分发挥循证医学与科学技术的桥梁作用，为深刻理解中医药的现代科学内涵，促进中药新药研发等方面提供借鉴。

（姚昆鹏）

参考文献

［1］马龙，王至婉，春柳，等.肺结节"辨病-辨证-辨体"的证候诊断模式探析［J］.中华中医药学刊，2023，41（05）：194-196.

［2］高云逸，韦茂英，李会敏，等.基于辨体-辨病-辨证诊疗模式防治桥本甲状腺炎经验［J］.中华中医药杂志，2023，38（03）：1143-1146.

［3］庞国明，曹秋平，李鹏辉，等.纯中药"辨病-辨证-辨体诊疗模式"治疗2型糖尿病患者546例临床特征分析——一项真实世界回顾性研究［J］.中医杂志，2022，63（18）：1766-1772.

［4］冯淬灵，王琦.王琦辨体-辨病-辨证治疗失眠经验［J］.中医杂志，2020，61（17）：1498-1502.

［5］柯雪帆.疑难病证思辨录［M］.北京：人民卫生出版社，1997.

［6］董宗祈.肺炎支原体感染的致病机制与治疗的关系［J］.实用儿科临床杂志，2007，22（04）：243-245.

论中医变易思维对中医理论的影响及在方剂学中的应用

中医思维植根于华夏悠久而璀璨的文化土壤之中，是中医学与古代哲学智慧相互渗透、交融互鉴的结晶[1]。变易思维是中医思维的重要组成部分，强调在观察、分析和解决问题时，要准确把握事物内在的运动变化规律[2]。变易思维在中医基础理论的形成中发挥着重要作用，中医学的理论体系与实践活动都烙印着"恒动不息，变易为常"的哲学特征。辨证论治作为中医诊疗疾病的基本原则，是变易思维在临床实践中的具体体现，而方剂的创制及灵活运用也深受其影响。本文从中医变易思维的内涵出发，探讨其在中医学理论中的体现及在方剂学中的实际应用。

一、变易思维的内涵

中国古代哲学认为，一切物质都处于循环往复并且永不停息的运动状态。《易经》是一部探索变易的著作，《周易·系辞》曰："易之为书也不可远，为道也屡迁，变动不居，周流六虚，上下无常，刚柔相易，不可为典要，唯变所适。"变易思维，其源甚远，早在先秦时期，便为儒道两家所推崇。孔子曾言"逝者如斯夫"，以此比喻时间如江河之水般持续流动；庄子则主张"气变而有形，形变而有生"，认为事物的生成、变化与发展是一个连续且动态的过程。在此后长久的发展演变中，变易逐渐成为中国哲学的一种重要思维方式。《易纬·乾凿度》言："易一名而含三义，所谓易也，变易也，不易也。"其中"易"揭示了用简易之法认知万物运动规律的智慧；"变易"强调万物处于永无止息的变化之中；而"不易"则是指事物变化是有规律可循的。这种哲学理念在中医学中得以深刻体现。《素问·移精变气论》曰："变化相移，以观其妙，以知其要。"变易思维启示我们，在分析问题时需要洞悉事物运动变化的内在规律，方能真正把握其本质，从而精准地解决问题。这种思维方式不仅为中医学提供了世界观和方法论的基础，也贯穿于临床实践的辨证施治之中。

二、变易思维对中医理论的影响

1. 中医学对人体生理的认识

中医学对人体生理活动的认识深受变易思维的影响[3]。中医学"气一元论"认为，气是构成万物的本原，世界万物的生成、变更、消亡皆根源于气的运动。《素问·上古天真论》载有"女七男八"的生理规律，揭示了人体生命历经生、长、壮、老、已的变化过程，体现了生命活动的动态性与规律性。《素问·六微旨大论》进一步指出："故非出入，则无以生、长、壮、老、已；非升降，则无以生、长、化、收、藏。""升降出入"是气机运动的基本形式，气的升降出入贯穿于人体的生理和病理活动中，推动生命过程的不断变化。气化是指气的运动及其所产生的各种变化，包括精、气、血、津液的代谢和相互转化过程。精、气、血、津液是人体生命活动的物质基础，其平衡与转化直接影响机体的健康状态。气有阴阳之分，阴阳是对具有对立属性的事物或现象双方的概括，阴阳始终处于彼此消长、不断变化的状态。一气又分五行，五行"生中有克，克中有生"，在相互作用中保持动态平衡。《黄帝内经》的恒动观念是《周易》变易思想在医学中的体现[4]。因此，无论是精气血津液的相互转化、阴阳消长的动态平衡，还是五行生克的有序协调，这些无息无止的运动变化构成了生命活动的基本形式。

2. 疾病的传变转化

中医学认为疾病不是一成不变的，疾病从发生到结束是一个动态变化的过程。《素问·生气通天论》言："阴平阳秘，精神乃治，阴阳离决，精气乃绝。"疾病的发生与发展源于阴阳失衡，正所谓"阴胜则阳病，阳胜则阴病"，阴阳偏胜或者偏衰都会导致疾病的产生。同时，五行相生和相克失常也会引起疾病传变，"母病及子""子病及母"是相生关系传变的主要形式，而"相乘"和"相侮"是相克关系的传变。历代医家对于疾病传变规律做了进一步的阐述。张仲景在《黄帝内经》的基础上，归纳和总结了外感病的传变规律，提出三阴三阳的传变，六经传经又可分为循经传、越经传和表里传，病邪还可径直传入三阴经。温病大家叶天士总结了温病的发展变化规律，温病初起主要侵袭肺卫，继而可发展至气分、营分，甚至血分，吴鞠通在此基础上提出了三焦传变的理论。疾病的传变有其内在规律，在变易思维的指导下，中医学强调临床诊疗应关注疾病的变化过程，及时截断疾病的传变。变易思维影响了中医学对疾病传变规律的认识，有助于中医诊疗过程中对疾病动态变化的精准把握与应对。

3. 治疗随证变通

中医学认识到，疾病在其不同发展阶段中，病位、病性和病理变化各不相同，医生必须根据患者病情变化及时调整处方，才能达到良好的疗效。为此，中医学提出了"辨证论治"的基本原则，要求医生根据患者病情变化及时辨识证候并调整治疗方法。孙思邈认为，人体随着四季变化、昼夜更迭而变化，治疗时应顺应自然的变化，灵活调整方药。疾病及其证候的演变受到诸多因素的影响，辨证时需要细致审查患者的年龄、性别和职业，辨明患者体质，明确患者的其他共患疾病，因人、因时、因地制宜，灵活应变。疾病的变化有规律可循，故中医学还提出了"治未病"的理念，包括未病先防、既病防变、愈后防复，这正是变易思维在中医学领域的成功运用。在变易思维的指导下，中医学强调个体差异，主张根据患者的整体状况和病情动态变化制定个体化的治疗方案，在治疗中灵活应变，实现精准诊疗。

三、变易思维在方剂学中的应用

1. 法随证立

中医学将疾病视为一个运动变化的过程，疾病在不同的阶段证型会出现变化，治疗应根据证型的变化而调整。叶天士指出，在温热病的不同发展阶段，必须遵循相应的治疗大法。温病初起，病邪常侵及卫分，在卫汗之可也，可选用解表法，方选银翘散或桑菊饮疏散风热；若邪入气分，可选白虎汤清热生津；入营可以用透热转气之法，配以清气分药；入血则需要应用凉血散血之法，可选犀角地黄汤等方。法随证立，切不可证已变而法不动。《伤寒杂病论》被誉为"方书之祖"，书中治法方药均体现了张仲景"观其脉证，知犯何逆，随证治之"的治疗思想。正如柯韵伯所言："仲景之方因证而设非因经而设，见此证便与此方是仲景之活法。"此外，中医学还根据阴阳五行的变化规律创立许多治法与方剂。例如，张景岳在《新方八阵》中提出了阴中求阳、阳中求阴的治法，并创制了左归丸、右归丸等经典方剂。而滋水涵木、培土生金等治法，是依据五行相生的原则所确立的；抑木扶土、培土制水、佐金平木、泻南补北等治法是基于五行相克的规律所制定的。

2. 方证相应

《伤寒论》以六经辨证为纲，明确了方证之间的对应关系，并细化为主证、兼证、变证与夹杂证等多种证候类型。书中所列方剂均遵循辨证施治的原则，根据具体病证或调整药味，或变动用量，或改变剂型与服法。如《伤寒论》云："柴胡证仍在者，复与柴胡汤……若心下满而硬痛者，此为结胸也，大陷胸汤主之；但满而不痛者，此为痞，柴胡不中与之，宜半夏泻心汤。"根据症状变化辨明证型，设立处方，蕴含了应变而动的变易思维[5]。为了使方剂与证型更加契合，中医学还创立了合方的形式，将两方或多方组合应用，以取长补短。例如，太阳病外邪不甚，若用麻黄汤恐峻汗伤正，而单用桂枝汤又可能无法完全宣散余邪，故用麻黄桂枝各半汤，既能宣散余邪，又不伤正；若表郁更轻者，改桂枝汤两倍于麻黄汤，对于微邪不解者更为适宜；若邪郁化热，则予以桂枝二越婢一汤兼顾解表与清郁热。根据病机的动态演变，张仲景巧妙调整麻黄汤与桂枝汤的比例，使方证对应更加精确[6]。合方在中医临床中应用广泛，通过调整方剂组合以应对疾病的动态变化，反映了变易思维对疾病诊治的深刻影响。

3. 方以药成

方剂是在遵循基本组方原则的基础上，选择适宜中药，斟酌用量而成的组合。在确立处方时需要根据患者病情的需要，结合患者体质，参照当时的季节、气候及地域等因素而确定[7]。中医组方和用药也应用了变易思维。具体来说，同一方剂在治疗不同疾病或应用于不同患者时可以灵活调整，例如张仲景的小柴胡汤，原方就有七种加减：若患者伴有咳嗽，则去参、枣、姜，加入五味子、干姜化痰饮；若伴腹痛，则去黄芩，加芍药以缓急止痛。再如白通加猪胆汁汤用于治疗阴盛格阳的真寒假热证，方中以附子、干姜回阳救逆，但为防患者拒药，又巧妙加入咸寒的猪胆汁调和药性。临床用药不可拘泥于成规，须灵活变通，以应病机变化。孙思邈深受变易思维的影响，提出患者的体质、药物的质量及气候的特征等都会随着天地的变化而改变，用药须随时而异、因势而变。他主张春夏用热性药应减量，而秋冬则可适当增加剂量。同时，孙思邈还提出"四时调养"的养生理念，并创立了四季调养方[8]。遣药组方及用方加减时，必须因病、因人、因时、因地制宜，使方药与病证相符，方能达到个体化治疗的目标，充分发挥中医辨证论治的特色与优势。

四、结语

中医哲学思维不仅奠定了中医学理论的根基，更为临床实践提供了方法学指导。变易思维强调人体生命的永恒运动性，疾病是一个动态变化的过程，重在把握事物的本质及其发展变化规律。在方剂学中，变易思想同样具有重要地位。正如李冀所言："方之精，变也。"[9]法随证立，方从法出，方以药成，辨证论治要求理法方药统一，临证须圆机活法，加减变通。人的体质有强弱之异，疾病有急慢性之分，疾病的各个阶段治法不同。同时，季节和地域的变化也会对人体的生理和病理产生影响。因此，只有随证立方，唯变所适，才能效如桴鼓。

（方乐瑶）

参考文献

[1] 胡素敏，孙悦，肖茜琼，等.中医思维与辨证论治 [J].中华中医药杂志，2017, 32 (08): 3377-3380.

[2] 张其成.中医哲学基础 [M].北京：中国中医药出版社，2004.

[3] 郭子伊，高娜，龙天键，等.浅谈中医诊断学中的变易思维 [J].中

医教育，2021，40（02）：66-68.

　　［4］李根林，禄保平，王海莉.中医思维学［M］.北京：中国中医药出版社，2022.

　　［5］黄宏，孙碧瑜，徐山春，等.中医思维在方剂学教学中的体现和运用［J］.中医药管理杂志，2023，31（07）：18-20.

　　［6］姜璇，袁红霞，司国民.合方应用中的中医哲学思维阐释［J］.中国中医基础医学杂志，2016，22（01）：82-84.

　　［7］李冀，连建伟.方剂学［M］.北京：中国中医药出版社，2016.

　　［8］张婉瑜，杨建宇.药王孙思邈四季养生浅谈［J］.中国中医药现代远程教育，2011，9（19）：25-26.

　　［9］刘仕琦，王烨燃.李冀"医之悟"与"方之变"学术思想与临床应用［J］.辽宁中医杂志，2020，47（11）：50-52.

新时代中医智慧与中华传统文化的融合发展

中医药学作为中华文明的瑰宝，历经五千年实践积淀，形成了"天人合一""阴阳平衡"等独特理论体系。在新时代背景下，中医智慧与文化传承的融合发展呈现出三大时代特征：一是传统诊疗技术与现代科技深度融合，如AI 辅助脉诊、大数据分析药方配伍；二是"治未病"理念与健康中国战略高度契合，推动全民养生文化复兴；三是中医药典籍的哲学思想为当代社会治理提供新视角，如"调和致中"理念应用于社会矛盾调解。本文将从中医学的历史与发展、传统医学的继承创新、融合与挑战三个维度，探讨如何激活中医文化基因，使其成为增强文化自信的重要载体。值得注意的是，这种融合不是简单的复古，而是在保持中医本体论基础上的创造性转化，使其既能守护民众健康，又能成为讲好中国故事的文化名片。

一、中医学的历史与发展

中医学作为中国古代医学的重要组成部分，承载着中华民族几千年的医疗智慧和实践经验。其历史可以追溯到远古时期，最早的医学典籍《黄帝内经》就已经对中医理论进行了系统阐述。中医学的基本理论包括阴阳五行学说、脏腑经络学说等，这些理论不仅指导着疾病的诊断和治疗，也深刻影响着中国人的生活方式和思维模式[1]。

在漫长的历史发展过程中，中医学不断吸收和融合各种医学思想和实践经验。唐代的《备急千金要方》和宋代的《太平圣惠方》，都是在前人基础上的重要发展。明清时期，随着医学理论的深入和技术的进步，中医学迎来了一个高峰，著名的医学著作如《本草纲目》和《温病条辨》等，为后世中医学的发展奠定了坚实的基础[2]。

进入现代，中医学面临着传统与现代、本土与国际的双重挑战。一方面，随着西医学的引入和普及，中医学在中国医疗体系中的地位受到了挑战。另一方面，中医学也在积极探索与现代科技的结合，比如运用现代化的检测手段来更精确地诊断疾病，或是通过现代药理学研究来解释中药的作用机制。

中医学的现代化和国际化进程中也存在诸多挑战。例如，中医理论与西医理论的差异，中药的安全性和有效性评估，以及中医知识的标准化和系统化等[3]。为了更好地推广中医，需要在保持其传统精髓的基础上，加强科学研究，提高临床治疗的规范性和现代化水平。

总的来说，中医学作为一门古老而深厚的医学体系，其在新时代的发展不仅是中华民族文化传承的重要组成部分，也是全球医学多样性和互补性的重要体现。未来，中医学的发展需要在继承与创新中寻求平衡，既要坚持其独特的治疗理念，也要积极融入西医学体系，为人类的健康福祉作出更大的贡献。

二、中华传统医学的继承与创新

中华传统医学，作为中国古代文化的重要组成部分，历经数千年的演变与发展，形成了独特的医学体系[4]。其核心在于整体观念和辨证施治，强调人与自然的和谐共生。在继承与创新的过程中，中华传统医学不断吸收新知、融合新理，展现出旺盛的生命力和广阔的发展前景。

1. 继承中华传统医学的根基与实践

中华传统医学的继承不仅是对古代医学智慧的保护，更是其发展的基石。在继承的过程中，深入研究和实践应用经典医学理论是至关重要的。经典著作如《黄帝内经》和《伤寒杂病论》等不仅构成了中医理论的核心，而且也是现代中医教育和研究的基础。这些文献深刻揭示了中医学的诊疗原理，从理论和实践两个方面为西医学提供了丰富的知识资源[5]。

中医学的诊断方法，如望、闻、问、切四诊，不仅体现了中医学的独特诊疗哲学，也是现代中医临床实践中不可或缺的技能。这些传统诊疗技术在现代中医教育中仍然占据重要地位，其精准性和实用性在长期的临床实践中得到了验证和认可。

中医学的治疗方法，如针灸、拔罐、正骨手法等，是中华传统医学的重要组成部分，也在现代社会得到了广泛的应用和普及。这些传统疗法在治疗某些疾病时显示出独特的优势，比如在疼痛管理、慢性病治疗和健康保健方面的应用，被西医学界和公众广泛认可。

继承中华传统医学的精髓，是对历史文化的尊重，通过对经典理论的深入研究和传统诊疗方法的持续应用，中医学在现代社会中展现出其独特的价值和魅力，为世界医学发展贡献出宝贵的智慧和经验。

2. 中华传统医学在现代医学融合中的转型与发展

在创新的道路上，中华传统医学正面临着与现代科技和医学体系融合的重大挑战和机遇。随着医学技术和科学知识的不断进步，中医学正在积极探索与西医学的结合点，以实现自身的创新发展。这种融合不仅是技术层面的结合，更是一种文化和知识体系的交融[6]。

现代化的药物测试方法正被用来科学验证中药的疗效和安全性，这增强了中药在现代医学领域的可信度，也为中药的国际化铺平了道路。同时，利用现代医学设备和技术对传统的中医诊断方法进行改进和精细化，使得中医诊疗更加精准和高效。中医治疗理念与西医治疗方法的结合，正在形成一种新的综合治疗模式[7]。这种模式不仅充分利用了中西医各自的优势，还为患者提供了更多元化的治疗选择。在慢性病管理、康复治疗和健康保健等领域，这种综合治疗模式显示出巨大的潜力和应用价值。

在继承与创新的双重路径上，中华传统医学正以开放和包容的姿态融入现代医学体系。面对新时代的挑战与机遇，中医学不仅保留了其独特的治疗哲学和文化价值，同时也在不断吸收现代科学技术的精华。这种融合与创新，不仅增强了中医学的实践效果和国际影响力，也为全球医学的多元化和综合性治疗提供了新的思路。未来，中华传统医学的发展必将在坚持传统精髓的同时，持续吸纳现代科技的创新成果，为全人类的健康福祉作出更大的贡献[8]。

三、中医学与传统文化的融合

在中医学与传统文化的融合过程中，我们见证了一种独特文化遗产的现代转化和全球传播。这种融合不仅体现在医学实践中，还深刻影响着社会文化、教育、艺术甚至日常生活。

中医学的理念和实践，如阴阳五行、脏腑经络等，深深根植于中华文化的哲学思想之中。这些理论不仅指导着疾病的治疗，也体现在饮食、生活习惯、体育运动乃至心理调养中，反映了中华文化追求天人合一、身心和谐的理念。

随着全球化的深入发展，中医学的理念和实践正在被世界各地所接受和应用。例如，针灸和太极拳等不仅被视为治疗和保健的方法，也成为传播中华文化的重要载体。这种文化输出不仅增加了中医学的国际影响力，也促进了世界对中华文化的认识和理解。

中医学在西医学和健康产业中的应用，促进了中华传统文化与现代科技的结合。通过现代科技手段对中医药进行提炼和改进，不仅使得中医药更加标准化、便于推广，也使得中医学理念与现代生活方式更加契合[9]。

中医学与传统文化的融合是一个多层次、多维度的过程，它不仅是医学知识的传承和创新，也是中华文化理念和生活方式的现代表达和国际传播。这种融合使得中医学成为连接古今、东西的桥梁，为促进全球文化交流与健康发展贡献了独特的力量。

四、新时代中医学与传统文化融合的挑战

在新时代背景下，中医学与传统文化的融合正面临前所未有的挑战与机遇，这些因素影响着中医学的发展和传播，而且对中华文化的现代化和国际化产生了深远的影响。

面临的最大挑战之一是科学验证与标准化。中医学的诊疗方法和药物需要通过现代科学方法来验证其有效性和安全性，这是中医学在西医学体系中获得更广泛认可的关键所在。随着科学研究的深入，中医学的理论和实践需要与西医学的标准相融合，以确保其在全球医疗体系中的有效性和可信度。这一过程不仅是技术上的挑战，更是中医学与西医学融合的重要一环[10]。

文化差异与认知误区也是重要的挑战。在全球化的大背景下，中医学和传统文化的国际化面临着来自不同文化背景的理解和接受程度的挑战。不同文化背景下的认知误区和偏见可能影响中医学的接受度。因此，正确传播中医知

识，消除误解和偏见，成为推动其国际化的重要任务。

新时代为中医学与传统文化的融合带来了既有挑战也有机遇的复杂环境。通过积极应对这些挑战，中医学不仅可以在全球医疗领域中发挥更大作用，同时也能促进中华文化的传承和发展，实现在全球范围内的传播和认可。

五、新时代中医学与传统文化融合的问题对策及建议

在新时代背景下，中医学与传统文化的融合面临着诸多挑战和机遇，强化科学研究和验证至关重要。首先，要提升中医药的科学研究水平，须采用现代科技手段进行药效验证和机制研究，同时，通过制定和完善中医药标准化体系，如诊疗标准和药品质量控制等，增强中医治疗的规范性和可靠性。

其次，为克服文化差异并促进国际交流，应加强中医药文化的国际交流和传播。这可以通过设立国际中医学院、举办研讨会和展览等方式来实现，旨在增进外国公众对中医药文化的了解和认知。与国际医学机构和学术组织合作，分享中医学研究成果，也将有助于促进中西医结合的医疗模式发展。

综合这些对策和建议，可以有效推动中医学与传统文化在新时代的融合与发展，也为传统文化的传承与发展注入新的活力，促进提高中医学在全球医疗领域中的地位和影响力。

（王林华）

参考文献

[1]曹锡康，朱惠蓉，舒静，等.以文化传承推进新时代中医药人才培养[J].中华医学教育杂志，2022，42（02）：102-105.

[2]成波，黄汀.论中医药文化融入高等中医药院校思政课教学的三重逻辑[J].锦州医科大学学报（社会科学版），2021，19（05）：58-62.

[3]程雅君.论中医辨证思维的特点及在新时代的守正开新[J].哲学研究，2021（05）：93-101.

[4]陈冠宜，熊文娇，苏腾伟，等.论赣鄱中医文化的教育价值和实现路径分析[J].智库时代，2019（51）：269-270.

［5］陈旻.习近平立德树人重要论述的重大创新探析［J］.思想理论教育导刊，2020（05）：24-28.

［6］卢钰鸿.文化认同理论视角下中医药在新加坡的传播研究［D］.北京：北京中医药大学，2020.

［7］任晏华.文化认同视域下中医药在澳大利亚的传播研究［D］.南京：南京中医药大学，2019.

［8］李春燕.论中医文化认同危机的根源及其应对策略［J］.时珍国医国药，2013，24（05）：1210-1212.

［9］王雷，孙晓红，许超，等.论传统文化认同与中医的关系［J］.浙江中医药大学学报，2016，40（04）：278-280.

［10］乔宁宁，张宗明.中医文化身份的建构及其在跨文化传播中的价值适应［J］.中医杂志，2016，57（07）：541-544.

中医学理论的哲学内涵探析

一、引言

中医学作为古老且深邃的医学体系，几千年来一直为中华民族的健康提供坚实保障。与西方医学的还原论观点不同，中医学强调整体观和平衡观，这种独特的思维方式深受古代中国哲学思想的影响。中医思维，作为中医学传承与发展的核心组成部分，是在中国传统哲学理念的熏陶下逐渐形成的。其中，整体观念、阴阳理论、藏象理论及中和观念等，都充分映射了中国哲学的思辨智慧。在传统哲学世界观的主导下，中华民族将对自然界的认识融入医学领域，对观察到的生理病理现象进行总结与归纳，深入阐释疾病的发生发展规律及治疗理念与思路。经过漫长的历史沉淀，逐步孕育了以《黄帝内经》为代表的一系列中医典籍。历代中医名家视其为圭臬，遵循其论述与思维轨迹，在整体观念、五行学说等观点的指引下，共同为中医药的诊疗体系注入丰富内涵。本文旨在通过对中医学理论的深入探讨，进一步领悟其背后的哲学内涵和精神实质，以期更加全面地理解和传承中医药文化精髓。

二、中医学与古代哲学的关系

中医学与中国古代哲学之间存在深厚而密切的关系，二者相互渗透、相互影响。中国古代哲学为中医学提供了理论基础和思维方式，塑造了中医学独特的理论体系和医疗实践。同时，中医学在医疗实践中不断验证和发展了古代哲学思想，使其更加具有实用性和生命力。这种关系体现了中国古代智慧在医学领域的独特运用，也为中医学注入了深厚的文化底蕴。在这种关系的互动中，中医学与古代哲学共同构成了中华民族优秀的传统文化，为人类的健康和福祉作出了重要贡献[1-2]。

"天人合一"是中国古代哲学的核心思想之一，它强调的是人与自然、天与人的和谐统一关系。人，作为自然界的一部分，与天地万物共同构成了一个有机整体。在这个整体中，人与自然不是对立的，而是相互依存、相互感应的。"天人合一"的思想提醒人们要尊重自然、顺应自然，以达到人与自然的和谐共处。同时，也鼓励人们通过修炼身心，追求内在与外在、精神与物质的统一，实现个人与宇宙的合一。这种思想不仅揭示了人与自然的关系，更体现了中国古代哲学对于和谐、平衡的追求。中医学强调人与自然、社会的和谐统一，这一观念与古代哲学的"天人合一"思想高度契合，体现了宇宙万物之间的相互关系和依赖。

阴阳五行是中国古代哲学的重要组成部分，代表了一种独特的思维方式和宇宙观。阴阳五行理论认为，世界是由阴阳两种相反但又互补的原则和木、火、土、金、水五种基本元素所构成。阴阳代表事物的两个相对面，阴代表消极、负面，阳代表积极、正面，它们相互依存、相互制约，共同构成了万物的运动和变化。而五行则代表了自然界中的五种基本物质和能量，它们的盛衰变化影响着宇宙和自然的运行，也直接关系到人类的命运。

阴阳五行理论贯穿于中医、占卜等领域，用来说明事物结构关系和运动形式，强调整体概念。同时，它也体现了中国古代哲学对于和谐、平衡的追求，通过阴阳五行理论的运用，人们可以认识自然、解释自然，并在与自然的关系中寻求和谐与平衡。总的来说，阴阳五行是中国古代哲学的一种独特表达，它提供了一种理解世界和人类自身的方式，对于中国传统文化和哲学思想的形成和发展产生了深远影响。阴阳五行学说同时也是中医学的理论基础，阴阳代表两个对立而互补的原则，五行则描述了事物的结构关系和运动形式，中医学借此解释人体的生命活动过程[3-4]。

三、中医学理论中的哲学内涵

1. 整体观

不同于西医学的局部治疗，中医学强调整体调和。人体被视为一个有机整体，各个器官、组织之间相互关联，任何局部病变都可能影响整体健康。中医学中的整体观念，是一种把人体自身及人与自然、社会环境视为统一整体的思维方式。首先，从人体自身来看，中医学认为人体的各个脏腑、经络、气血等构成部分在结构和功能上是相互关联、相互影响的，一个部位的病变可能会影响其他部位，因此在治疗时需要全面考虑，整体调理。其次，中医学还强调人与自然环境的统一。自然环境中的四季变化、气候变化等都会对人体的生理病理产生影响。中医在治疗疾病时，会考虑自然环境的因素，因时因地制宜。最后，中医学也认识到人与社会环境的统一性。人的心理状态、社会交往等也会对身体健康产生影响。因此，中医学在治疗疾病时，不仅会关注患者的身体症状，还会了解患者的生活、心理等社会环境因素。总的来说，中医学中的整体观念是一种全面、联系、动态的思维方式，它体现了中医学对人体健康和疾病治疗的独特理解，也是中医学区别于其他医学体系的重要特征之一[5]。

2. 预防为主

中医学强调"治未病"，即预防疾病的发生。中医学的"治未病"思想是一种预防为主、注重调养的医学理念，强调的是在疾病发生之前，通过合理饮食、起居有序、适度工作和劳动、情绪调控等方式，保持身体健康，预防疾病的发生。"治未病"思想体现了中医学的预防医学观念，不同于西医学治疗疾病的方法，而是在疾病未发之时就开始进行干预，以避免疾病的发生。这种思想主张养生与医疗相结合，通过调理身体内外环境，增强人体自身的抗病能力，达到保持健康和防治疾病的目的。具体而言，"治未病"包括饮食调理、起居有常、情志调适、劳逸结合等多个方面。例如，饮食方面强调食物应季节、应体质，避免偏食和暴饮暴食；起居方面提倡规律作息，避免熬夜和过度劳累；情志方面注重情绪调控，避免过度波动对身体造成损害。中医学的"治未病"思想是一种积极预防、全面调理的医学理念，提醒人们关注身体的细微变化，及时调整生活方式，以保持身心健康，这一思想体现了古代哲学对于人与自然、社会和谐相处的追求，以及对于生命尊严的尊重。

3. 个体化治疗

中医治疗中，每个患者都被视为独特的个体。治疗时，医生会考虑患者的体质、年龄、生活环境等多种因素，制定个性化的治疗方案。这种思维方式反映了古代哲学中"因材施教"和"以人为本"的思想。

四、医学实践中的哲学体现

1. 望闻问切

中医学通过望、闻、问、切四种方式诊断病情，体现了实践中的整体观和具体化原则，每一步诊断都是对患者整体状况的细致观察与理解。中医四诊从不同的角度来全面了解患者的病情。这体现了整体观念，即把人看作一个有机整体，各个部分之间相互关联，相互影响。在诊断疾病时，中医医生会通过四诊合参，从患者的多个方面收集信息，从而更准确地判断病情。中医四诊也体现了辨证论治的哲学观念。辨证论治是中医治疗疾病的基本原则，强调根据患者的具体情况，包括体质、年龄、性别、生活环境等，以及疾病的病因、病机、病位等因素，制定个性化的治疗方案。四诊作为中医诊断疾病的基础方法，为辨证论治提供了重要依据。因此，中医四诊体现了中国古代哲学的整体观念和辨证论治的思维方式。这些哲学观念不仅是中医理论的基础，也为中医临床实践提供了指导。

2. 中药配伍

中药配伍的哲学内涵主要体现在整体观念和平衡调和的思维方式上。首先，中药配伍强调整体观念。在配伍过程中，不仅考虑单味药的药效，更重视药物之间的相互作用和整体效果。通过合理配伍，药物可以相互协同增强疗效，同时减少不良反应，达到全面调理身体的目的。这种思维方式体现了中国古代哲学中整体与部分的关系，注重整体平衡和协调。其次，中药配伍追求平衡调和。在中药配伍中，药物被分为君、臣、佐、使四个层次，各自承担不同的角色和功能。君药主要针对主病或主证，臣药辅助君药加强治疗作用，佐药则用于治疗兼证或减轻君药的毒性，使药则引导药物直达病所或调和诸药。这种配伍方式旨在实现药物之间的平衡和调和，使药效发挥到最佳状态，同时避免药效之间的冲突和抵消。综上所述，中药配伍的哲学内涵在于运用整体观念和平衡调和的思维方式，通过药物的相互配合和协调，达到全面、有效治疗疾病的目的。这种哲学内涵不仅体现了中国古代哲学的智慧，也为中药学的发展和应用提供了重要的理论指导[6]。

五、结论

中医学不仅是一门医学，更是一门哲学，其深厚的哲学内涵既体现在理论构建上，也贯彻在实践之中。这些哲学思想为理解人的生命、健康与疾病提供了独特的视角，也为未来医学的发展提供了宝贵的思想资源[7]。深入研究与理解中医学的哲学内涵，有助于我们更好地传承与发扬这一古老而深厚的医学体系，为现代医疗健康事业作出更大的贡献。

（吴吉）

参考文献

[1] 罗珠珠.中医哲学文化图示的基本内涵及翻译策略探究 [J].中西医结合心血管病电子杂志，2017，5（02）：5.

[2] 刘朝晖，朱兵.漫议中医学的科学性、哲学性及艺术性 [J].中华中医药杂志，2022，37（01）：45-48.

[3] 宋耀新，常存库，李忠原.正视中医的文化与哲学内涵 发展现代中医教育 [J].中医药学报，2012，40（02）：4-6.

[4] 李佳嘉，夏鳌安，余谦，等.中国古代哲学对中医学影响的特殊性 [J].浙江中医杂志，2020，55（10）：703-705.

[5] 杜力军，赵玉男，王玉刚，等.中医学在自然哲学–科学发展的历史定位——对中医药优势特点及未来发展的哲学再思考 [J].世界科学技术–中医药现代化，2021，23（05）：1470-1477.

[6] 崔志林，宋立群，孙许涛，等.中国传统哲学影响下的中医思维传承与发展探究 [J].长春中医药大学学报，2022，38（11）：1185-1188.

[7] 郭潇雅."哲学中医"让中医重拾神韵 [J].中国医院院长，2023，19（02）：85-87.

中医亚健康学的哲学反思及现实思考

亚健康是现代社会常见的医学问题，亚健康学是以自然科学属性为主，兼有人文科学特性和自然科学属性的交叉产物，是涉及心理学、社会学、哲学等多个领域的一门综合学科[1]。

中医亚健康学以中医学与亚健康概念交叉融合为基础。中医亚健康学立足保持和发挥中医药特色优势，融合不同学科的技术与方法，做到了学术与产业互相促进，良性发展[2]。

一、中医亚健康学的理论价值

1. 中医亚健康学内涵

中医亚健康学是一门交叉学科，它以中医学理论体系和实践方法为基石，同时融合了西医学、心理学、健康管理学、物理学、传播学等不同学科的相关理论和技术手段，由中医学与亚健康学相互交叉融合而成[3]。该学科始终以中国传统哲学思想为核心，并以中医学理论体系为理论基础。气一元论、阴阳学说和五行学说共同构筑了中医亚健康学理论内涵的哲学根基，其哲学思想根源于中国传统文化的土壤，蕴藏着丰厚的朴素系统论思维，充分展现了中医学和哲学思想的特点，并成为中医现代化的重要标志。

2. 中医亚健康学理论依据

在我国大健康需求背景下，中医亚健康学应运而生，其中兼容并蓄是学科的主要特点[2]。它以中医治未病思想为理论基础，以中医药独具特色的调治手段为重要干预措施，同时在学科发展过程中不断探寻与不同学科的交叉融合，积极汲取其他学科的技术和方法。在实际应用中，综合运用多种调治方法来防治亚健康，从而达到防病目的。

3. 中医亚健康学特征和优势

中医亚健康学的形成不仅吸纳了古代中医学的医学特征，还兼具不同学科的研究技术和方法。学科特点始终与人们的健康需求相吻合，在亚健康人群的疾病预防中，重视对功能异常状态的恢复及社会、心理因素的干预[4]。得益于中医药和现代不同学科的研究技术，本学科具备丰富的调治手段，在亚健康人群的调治中，以自然疗法为主要防治手段，包括中药、推拿、针灸、养生功法等中医药适宜技术，同时结合现代科学技术开发出的诸多相应器械和产品。

二、中医亚健康学的哲学反思

1. 中医亚健康学的哲学基础

（1）气一元本体论：气一元论认为，气是产生宇宙万物的本原，归属于中国古代哲学中本体论的范畴。气一元论渗透融汇于中医学领域，为中医学提供了重要的认识论和思维方法，构成中医学气一元论体系，并用以阐释人体的构造及其生命活动的本质。中医学全面、系统地应用气一元本体论，来认识人与自然界的关系、人的生命活动、健康与疾病、防治与康复等。中医亚健康学注重人与自然、社会环境的和谐统一，以及生理和心理状态之间的协调平衡，强调人体养生保健及防治疾病都要顺应天地阴阳变化的规律，重视心理因素与社会环境两方面的因素。气一元本体论阐释人体内部及人体与自然环境、社会的相互关系，形成健康观念和养生之道，并用以指导疾病的诊断和防治，是当时哲学对气的研究水平的体现，为中医亚健康学的形成筑牢了理论根基。

（2）阴阳五行方法论：阴阳的对立统一，是天地万物运动变化的根本规律，是中国古代哲学的一对范畴，两者缺一不可。中医学在阴阳学说的作用下，构建了本学科的科学观和方法论，提出阴阳平衡是人体的正常生理状态，而调整阴阳平衡是防治疾病的关键原则。亚健康状态产生原因是阴阳之间的平衡遭到破坏，所以治疗应调整阴阳，补偏救弊，使阴阳达到相对平衡状态，以增进健康，预防疾病。五行学说把客观世界归纳为木、火、土、金、水五大类。中医学则以五行辨证的生克关系来阐释人体的生理病理、疾病的病因病机及人体与外界环境的统一性。

阴阳五行学说作为系统方法论，不仅推动了中医学理论体系框架的构建，还为中医学提供了重要的方法论原则，这是中国传统哲学思想对中医学最重要的影响。

2. 中医亚健康学的思维特征

（1）"治未病"思想："治未病"是中医学的一大特色和优势。亚健康被定义为介于健康与疾病之间的一种状态，相当于"未病"中的潜病未病态和欲病未病态范畴，强调疾病的早发现、早诊断、早治疗，这与"治未病"思想的核心相互契合，但"未病"的内涵更加丰富。将中医"治未病"思想与亚健康交叉融合，不仅符合亚健康学的特点，还延伸了亚健康的内涵。

中医亚健康学科始终秉承着中医学"治未病"这一重要理论基础，关注个体的全周期健康状况。近年来，随着人们生活水平的提高，由于不良的生活方式而导致的亚健康状态人群也越来越多，中医"治未病"思想也被越来越多的百姓所接受，中医学丰富而简便廉效的各种干预方法在亚健康防治中也逐渐被推广。在疾病预防领域，中医亚健康学前景广阔、大有可为。该专业人才可以充分发挥中医"治未病"的独特优势，为维护人民健康水平贡献关键力量。

（2）整体观念：亚健康学与中医学两者均为具有整体思维的医学观。亚健康状态可分为躯体亚健康、心理亚健康、社会交往亚健康和道德亚健康4种状态类型[5]，这种追求整体和谐状态模式与中医学的整体观具有相关性。中医学整体性思维主要是关于人体自身的整体性及人与自然、社会环境统一性的认识，贯穿中医学养生防病之中。

中医亚健康学始终坚持以中医学整体观念作为指导原则，提供各项医疗服务，对机体的病理变化，强调从年龄、性别、体质、职业、性情、四时气候、地方水土、生活习惯等方面全面了解病因病机，加以分析研究，采取适宜的防治手段，以实现预期疗效，最终达到改善个人生活质量、促进健康的目的。

（3）辨证论治：在中医亚健康学的服务方法体系中，辨证论治是不可或缺的重要组成部分，也是临床上诊治疾病必须遵循的基本原则。辨证是指在中医理论的指导下，通过望、闻、问、切四诊收集临床资料，再按由表及里、由此及彼、去粗取精、去伪存真的方法，辨明疾病当前状态下的病因病机、病位病性和邪正盛衰关系，然后加以概括，为论治环节提供可靠依据，是中医学认识和诊断疾病的方法。论治是根据辨证的结果，确定其治则治法及方药并付诸实践，然后再依据辨证施治的效果，来评估辨证施治准确与否。

亚健康学中针对亚健康状态人群主要采用个体化的一对一健康管理，这与中医学的辨证论治思想不谋而合。针对亚健康状态人群，无论西医学的诊断是否成立，总能用中医思维做出相应的中医辨证，再依据辨证结果做出适当的调治而取得效果。在中医亚健康学的诊疗过程中，通过现代医疗技术及中医辨证了解亚健康人群的症状、病理变化，再结合其年龄、性别、职业特性、家庭状况、心理状态及其所处的社会环境等多种因素，深入探寻导致其健康问题的根本因素，从而采取个体化、科学化的中医健康管理服务。

三、中医亚健康学现实思考

1. 推进人才培养

中医亚健康学起步晚，导致目前中医亚健康学人才数量不足，远远无法满足市场对人才的需求[6]。2012 年，湖南中医药大学获教育部批准，获得中医亚健康学硕士和博士学位授予资格，是目前国内唯一一所具有中医亚健康学硕士和博士学位授予权的学校[7]。随着人们健康意识的提升及健康产业的迅速发展壮大，社会对相关人才的需求日益增长，而中医亚健康学学科建设仍处于初级阶段，相关专业人才仍存在很大缺口。发展中医亚健康学，加快推进中医亚健康学专业人才队伍建设是关键，为建设健康中国提供有力的人才支撑。

2. 推广适宜技术

得益于中医药独特优势，中医亚健康学始终秉持整体观念与辨证论治之法，运用中医药适宜技术等多种干预方式进行中医健康管理服务。中医学在几千年的实践经验中，形成了情志调摄、适度劳逸、合理饮食、谨慎起居等养生调摄之术，拥有食疗、针灸、推拿、刮痧、气功、内外药物治疗等多种中医药适宜技术，其"简、便、廉、验"的特点，深受广大患者的欢迎。丰富的中医药适宜技术使调摄亚健康状态成为可能，在亚健康状态预防及治疗上拥有毋庸置疑的优势。

四、结语

中医亚健康学起步晚却发展迅速。通过研究中医亚健康学思想，了解中西医这两大医学体系在哲学层面的交融，才能明白中西医结合的切入点和方向。通过对中医亚健康学的哲学反思，从而认识中医学的理论内涵与亚健康学的内涵两者相互间的共通性和契合点，值得进一步研究和思考。促进和发展中医亚健康学，既符合"大健康"时代的需求，又能为百姓提供医疗便利，具有重要的现实意义。

（邱丽婷）

参考文献

[1] 何清湖，樊新荣，刘朝圣.突出中医特色科学构建亚健康 [N].中国中医药报，2008-10-09（003）.

[2] 张冀东，王丹，何清湖，等.中医亚健康学学科内涵与外延的探讨 [J].中华中医药杂志，2021，36（07）：3777-3781.

[3] 张冀东，王丹，马继，等.中医亚健康学学科发展背景与历史沿革的思考 [J].中华中医药杂志，2021，36（04）：2165-2168.

[4] 张冀东，叶培汉，马继，等.论中成药干预亚健康的传承与创新 [J].中华中医药杂志，2021，36（03）：1278-1281.

[5] 孙涛.亚健康学基础 [M].北京：中国中医药出版社，2009.

[6] 张冀东，何清湖，孙贵香，等.中医亚健康学发展现状与思考 [J].中国中医基础医学杂志，2016，22（10）：1344-1346.

[7] 何清湖，张冀东.继往开来勇创中医发展新方向——中医亚健康学学科建设和发展 [N].中国中医药报，2014-07-04（006）.

中医哲学的思想溯源与时代价值

中医学的哲学思想溯源深远而博大精深，中医学不仅是一门医学，更是一种文化和哲学。在古代中国，中医理论的形成和发展受到了道家的自然观、儒家的和谐观和佛家的生命观的深刻影响。这些哲学流派的融合，使中医学成为一种独特的治疗艺术，强调与自然的和谐共生及身心整体的平衡。在现代社会，中医哲学的时代价值愈发凸显。它不仅在全球医疗健康领域受到重视，还在慢性病管理、心理健康调养等方面显示出独特的优势。中医学提倡的预防为主、整体治疗的理念，为西医学提供了新的思考角度。了解中医学能发挥何种时代价值，首要因素在于思想理论源头的整理。

一、中医哲学的思想溯源

中国传统哲学起源于中华先民在生产生活中不断摸索逐渐生成的知识。其中，以儒学为正统，儒、道、墨、法等诸家互通互融，基本主题是"中""和"，追求的是和谐平衡，旨在启发人的良知，鲜有极端认知。"和"强调以事物对立面相互制约，并能在更高的层面上使双方和谐统一，更多的是寻求综合。中医学的哲学思想来源于中华传统文化，讲究事物的属性，注重人体生理、病理、病机的相互依存又相互对立、相互转化的关系。几千年来，中医学通过继承传统文化精神内核和中华民族的精神追求，不断深入融合、丰富，从而形成了自身理论体系。抑或可以说，中医学就是中国文化核心精神的体现。

1."气"概念下的自然观与身体观

古代哲学家认为，气是存在于宇宙中的不断运动但无形可见的极细微物质，存在于宇宙之中，运行不息，是一种超越实体的客观存在，是天地万物共同构成的基础。春秋时期的《左传》，就以六气为论，如云："六气，曰阴阳风雨晦明也"。《灵枢·经脉》记载："人始生，先成精。"《素问·阴阳应象大论》说："精化为气。"精是脏腑功能活动的物质基础，气是由精化生的极细微物质，是推动和调控脏腑的动力。《灵枢·决气》说："人有精、气、津、液、血、脉，余意以为一气耳。"人的宗气就是来源于自然界的清气和水谷精气，两者和人的生命力紧密联系，不可缺一。也就是说，在中医学视域下，首先有了气的生生不息，变化无穷，才使得宇宙万物滋生，行于天道，终而复始[1]。

2. 自然哲学背景下的人本意识

中国哲学与西方哲学有着较大的差异，西方哲学更强调征服、战胜自然，神创论很大程度上铸就了西方文化在人与自然关系上的基本态度。而在这些方面，东方哲学的"天人合一"思想，可以视为一种宇宙观或世界观，又是一种伦理道德观，代表一种人生的追求、人的精神境界。中医学以"天人合一"为基本理念，将这一观念具体化。将人与天看作一个有机联系的整体，认为"人与天地相参也，与日月相应也"。在临床治疗中，中医学强调整体而观，全面诊断，辨证论治，人与自然、人与社会是一个统一体。孔子就曾感叹地说："逝者如斯夫，不舍昼夜。"任何事物都如川似流，运行不绝，生生不息。《素问·宝命全形论》还说："天覆地载，万物悉备，莫贵于人。"又说："人以天地之气生，四时之法成。"中医学所借用中华传统文化的内涵，把天、地、人、时的统一关系作为研究对象，建立系统的理论，形成了中医学特点。这些不仅是古人为了保养生命和治疗疾病做出的一种创造，也是中医理论框架和临床治疗学的主体[2]。

3. 阴阳五行学说体系下的理论建构

中国哲学把"阴""阳"看作矛盾运动中的两个对立范畴，并以双方变化的原理来说明物质世界的运动。西周初期到春秋中叶的《诗经·大雅》中说："既景乃冈，相其阴阳，观其流泉。"《管子·乘马》说："春秋冬夏，阴阳之推移也；时之短长，阴阳之利用也；日夜之易，阴阳之化也。"四时与昼夜的更替，日有升落，月有圆缺，都是阴阳双方运动变化、相互作用的结果。在中医学看来，阴阳转化是量变基础上的质变。"阴胜则阳病，阳胜则阴病；阳胜则热，阴胜则寒"。阴阳转化必须具备一定的条件，即"物极必反"。而早在商朝，有关五行的记载就已出现，甲骨文中有很多关于"四方""四土"的记载。《尚书·洪范》中有关于五行的记载："水曰润下，火曰炎上，木曰曲直，金曰从革，土爰稼穑，润下作咸，炎上作苦，曲直作酸，从革作辛，稼穑作甘。"作为中医学的基础理论，中医学是用金、木、水、火、土五种物质运动，用来解释人的生理病理现象。比较看来，中医学的五行学说，更加深刻地阐释了事物之间相互关系的抽象概念，以五行的特性和相互关系来研究机体的脏腑、经络、生理功能的属性，将人的脏腑生理活动、病理反应，按五行特性加以说明，外应五方、五季、五气，内联五脏、五官、形体、情志。从中医五行学说中，可以清楚看到人体的内在环境与外在自然环境的统一联系，还能显示出相生相克、制化胜复的关系[3]。

4.朴素辩证法理念下的广泛实践

整体思维是一种以普遍联系、相互制约观点来看待事物的思维方式。中国哲学强调的就是事物都是既相互对立而又趋于统一的本质。中医学在注重整体观念的同时，亦重视辨证论治。中医辨证论治，是通过四诊所得的临床症状、体征综合分析，了解疾病的病因、病性、病位，做出适当的结论。辨证是确定治疗原则和方法的前提和依据，论治是治疗疾病的手段和方法，也是检验辨证准确与否的标准。良好的临床效果来源于辨证的准确和治疗经验的积累、铢积寸累和心凝形释。辨证论治是中医学理论与实践结合的纽带，同时也是中医学精华思想的重要体现。中医学还以辨证思维来解释人与自然和人体内部脏腑之间的关系，阐明疾病病理、诊断、预防、治疗等方面的问题。中医经典《黄帝内经》《难经》提出的辨证思维原则之一，就是在类比思维基础上建立起来的同类相推、异类不比的理论体系。如《素问·示从容论》曰："夫圣人之治病，循法守度，援物比类，化之冥冥，循上及下，何必守经。"类比思维，同类相推，也是中医哲学理论特色之一[4]。

二、中医哲学的时代价值

在现代社会，中医学以其独特的诊疗方法、整体观念和预防为主的理念，正逐渐被国际医学界所认可和重视。中医学不仅注重疾病的治疗，更强调对人体的整体调养和生活方式的优化，从而实现真正意义上的健康。在应对慢性疾病、亚健康状态及心理健康问题上，中医学展现出独到的优势。此外，中医药的天然性和独特的药效，为现代药物研发提供了新的视角和资源。

1. 聚焦整体理论，构建以人为本的大健康观，推动生活方式变革

中医哲学的核心是整体观，不仅强调身体、心灵、环境的相互联系，而且与西医学越来越重视的个体化治疗理念相契合。例如，在治疗慢性疾病如糖尿病时，中医学不仅考虑病理生理的改变，还会综合考量患者的情绪状态、生活习惯和生活环境等因素。这种方法有助于制定更适合个体的治疗方案，从而提升治疗效果和患者生活质量。同时，"天人合一"的哲学观念强调人与自然的和谐共存，这在现代社会有着特别的意义。以空气质量问题为例，中医学认为环境污染不仅影响人的呼吸系统，还可能影响情绪和整体健康。因此，中医学倡导的生活方式不仅注重个体健康，还强调环境保护和可持续发展，从而促进个人和环境的共同健康。这种思维方式有助于现代人更好地理解健康的多维性和生态平衡的重要性，推动社会向更健康、更可持续的方向发展。在生活方式调整方面，中医学通过调节饮食、生活习惯及情志管理等手段进行健康维护，这与现代预防医学的重点——生活方式与疾病的预防相呼应。中医学在疾病预防方面的作用深植于其独特的理论体系和实践方法中。核心理念包括阴阳五行理论和整体观念。阴阳五行理论认为，人体健康的维护依赖于阴阳的平衡和五行相生相克的和谐关系。因此，疾病预防在中医学中通常意味着采取各种措施来维持这种平衡状态[5]。与此同时，中医学的整体观念强调人体作为一个整体，与自然环境和社会环境紧密相连。因此，疾病预防不仅局限于对具体病症的治疗，还包括调整和优化个体的生活方式、饮食习惯、情绪状态等多个方面，以达到身心的整体健康。例如，通过调节饮食、改善睡眠习惯、进行适当的体育锻炼和情绪管理，中医学旨在预防疾病的发生和发展，而不是仅在疾病出现后才进行治疗。这种预防方法在现代健康管理中越来越受到重视，因为它有助于减少慢性疾病的发生率，提高生活质量。总的来说，中医学在疾病预防方面的贡献在于其对健康的全面理解和综合性的健康管理策略。

2. 立足系统思维，促生学科融合的大医疗观，提升中医诊疗效能

中医学的阴阳和五行理论为人们提供了一种理解复杂生物过程的方法。在现代化过程中，这些理论可用于解释药物如何在不同体质的人群中产生不同的效果，从而指导个体化药物研发。在中药现代化过程中，这一观念被融入药物研发中。例如，研究中药成分时，科学家不仅关注单一化合物，而是探索多种成分之间的相互作用，以及这些成分如何与人体的复杂生理系统相互作用。这种整体观在现代药物研发中是一种创新思维。通过运用现代科学技术，例如化学分析和生物技术，研究人员能更深入地理解中药的活性成分和作用机制，从而促进新药的开发和传统疗法的创新。例如，青蒿素的发现和开发就是一个典型案例。同时，中医学与现代生物学、化学、信息科学等学科的交叉融合也催生了新的研究领域。例如，利用数据科学技术分析中医的诊疗模式，可以帮助我们更好地理解中医诊断的复杂性和精准性。此外，现代科技手段，如基因组学和蛋白质组学，也被用于研究中药对人体不同生物标记物的影响，从而提高药物的个体化治疗效果。还有，利用先进的制药技术和质量控制系统，可以确保中药的稳定性和疗效，提高其在国际市场上的竞争力。这些创新不仅增强了中医药的科学性和有效性，也为全球医药领域带来了新的视角和解决方案。

综上所述，中医哲学不仅是中华传统文化的瑰宝，更是现代医学宝库中的重要组成部分，它基于深厚的文化底蕴，形成了独特的治疗理念和实践方法，强调整体治疗和预防。在当今世界，面对复杂多变的健康挑战，中医学的整体观念和治疗方法展现出其不可忽视的价值。未来，通过与西医学的深入融合和创新发展，中医学不仅能丰富医学理论，还能为全人类的健康福祉作出更大贡献。

[肖靓宜　长沙市中医医院（长沙市第八医院）]

参考文献

［1］王贵祥．中医基础理论［M］．北京：中国中医药出版社，2019.

［2］王庆其，陈晓.黄帝内经精选导读［M］.上海：上海科学普及出版社，2021.

［3］郭翠萍，管薇薇.针传四海 管氏针灸海外践行录［M］.北京：中国科学技术出版社，2023.

［4］汤钊猷.西学中，创中国新医学—西医院士的中西医结合观［M］.上海：上海科学技术出版社，2019.

［5］张其成.中医哲学基础［M］.北京：中国中医药出版社，2004.

中医哲学智慧与中华优秀传统文化的内在契合性

《"十四五"中医药文化弘扬工程实施方案》提出，要深入挖掘中医药文化的精神内涵和时代价值，充分发挥其作为中华文明宝库"钥匙"的独特作用。党的二十大报告指出要"促进中医药传承创新发展""推进健康中国建设"。2023年10月8日，习近平总书记对宣传思想文化工作作出重要指示："要着力赓续中华文脉、推动中华优秀传统文化创造性转化和创新性发展。"中医哲学，作为一种蕴含深厚哲学思想和丰富文化内涵的思想体系，在中华优秀传统文化的沃土中生根发芽，经历了数千年的演变和发展，至今仍然在全球范围内发挥着独特的影响力[1]。它不仅是对疾病和人体健康的理解，更是一种对生命、自然和宇宙的深刻洞察。在中医哲学的核心中，我们可以看到中华传统文化的影子——那是一种关于和谐、平衡、与自然共生的智慧。

一、阴阳五行与和谐思想

阴阳五行理论是中医哲学的重要组成部分，深刻地反映了中国古代对宇宙和人类生活的理解。阴阳代表自然界两种相对而又互补的极性，它们存在于一切事物中，从天空的日夜交替到人体的生理活动，都有着阴阳之分[2]。阴阳不仅是对立的，还是互相依存、相互转化的，这种互补性和相互作用构成了宇宙和生命的基本运行方式。在中医学中，阴阳理论被广泛运用于诊断和治疗，医生通过观察患者的体征、症状和脉搏等来判断阴阳失衡的情况，并采取相应的治疗方法来恢复平衡。五行理论则将自然界的元素分类为木、火、土、金、水五种基本元素，每种元素都具有特定的属性和相互关系[3]。这一理论反映了中国古代对自然界的细致观察和深刻思考。木生火、火生土、土生金、金生水、水生木，木克土、土克水、水克火、火克金、金克木，这种相互生克的关系构成了五行的相互制约和平衡。在中医学中，五行理论被用来分析和诊断疾病，了解身体的功能和失衡情况。例如，如果患者出现肝火旺盛的症状，中医医生可能会采取一些方法来降低肝火，以恢复五行的平衡[4]。

与中医哲学的阴阳五行理论相契合的是中华传统文化中的和谐思想。和谐思想贯穿于中华文化的各个领域，不仅包括哲学，还包括道德、社会、政治等方面。儒家思想强调社会和谐与仁爱，认为人们应该相互尊重、相互协助，以建立和谐的社会秩序[5]。道家注重个体与自然的和谐，鼓励人们顺应自然规律，保持内心平和。佛教则强调心灵的和谐，通过修行和慈悲来实现内心的平静和谐。这些和谐思想与中医哲学中的阴阳五行理论相呼应。阴阳五行理论强调了平衡和协调的重要性，不仅在自然界中有所体现，也在人体的生理和疾病中有所表现。中医通过调整阴阳五行的平衡来治疗疾病，追求身体的和谐状态[6]。同样，中华传统文化的和谐思想也在追求社会、个体和内心的和谐关系，强调了平衡和协调的智慧。这种思想体系不仅为中医的治疗原则提供了支持，也为中国古代文化的发展和传承提供了宝贵的智慧[7]。通过将阴阳五行理论与和谐思想相结合，我们能更好地理解和传承中华传统文化的精髓，同时也能够更好地运用中医的治疗原则，以促进人类的健康和社会的和谐。

二、中医实践中的中庸思想

中庸思想的核心理念之一是适度，强调不偏不倚、不过度、不极端。这一理念与中医学的治疗原则紧密相连[8]。在中医实践中，医生首先会充分考虑患者的个体差异，包括体质、疾病特点、生活环境等因素。每个人的身体状况都是独特的，因此治疗方法不应一概而论，而是需要个性化定制。中医医生通过脉诊、舌诊等诊断方法来了解患者的体质特点和疾病表现，然后制定相应的治疗方案。这种个体化治疗强调了适度的概念，不会过度干预患者的身体，而是追求治疗的平衡状态[9]。例如，在草药治疗中，中医医生会根据患者的体质和病情，调配不同的中草药，以达到适度药效。这种治疗方式避免了不必要的不良反应和药物过量的风险，符合中庸思想中的适度原则。此外，中庸思想的另一个重要概念是均衡。中医同样注重患者身体的均衡和调和。中医理论中，阴阳平衡和五行和谐都是治疗的关键要素。中医医生会根据患者的体质特点，调整身体的阴阳平衡，以及五行元素的和谐。这种均衡的追求与中庸思想中的均衡理念相契合，都意味着在治疗中追求身体的和谐状态[10]。

中庸思想不仅在中医学中有着深刻的应用，还反映了中华传统文化的核心理念。在中华文化中，和谐、平衡和适度一直都是重要的价值观[11]。在微观个体层面，中庸思想强调适度的个体道德行为。儒家经典《中庸》中提到："道之不行也，我知之矣。知者过之，愚者不及也。"这句话强调了道德的适度和难以完全实现，鼓励个体在道德实践中追求平衡和不断改进。这与中医的治疗原则相契合，中医医生也需要在治疗中不断调整和改进，追求患者的身体和谐状态[12]。在宏观政治层面，中庸思想主张温和的统治和政策，提倡领导者应当保持适度的统治，不偏不倚，以维护社会的和谐。这一理念与中医的治疗原则相契合，中医学也追求治疗的平衡和调和，不过度干预患者的身体[13]。中医学强调的个体化治疗与中庸思想的适度原则相符，都追求在治疗中维护身体的平衡和和谐状态。

三、整体观念的中医根源

中医医生将人体视为一个复杂而互相关联的整体系统，这一观念反映了中医学中的核心理念——身体的整体性。在中医哲学中，人体被看作一个微观宇宙，各个器官和系统相互依赖、相互影响。这一观念源于古代中国医学家对自然界的观察和对生命的深刻理解[14]。中医学认为，当身体的某一部分出现问题时，往往是整体失衡的体现，因此治疗的关键不仅是消除症状，更是寻找问题的根本原因，恢复整体平衡。在中医诊疗中，医生经常会追溯疾病的根本原因，发病部位有时可能与症状发生的部位迥然不同[15]。这种综合性的诊断方法需要中医医生具备深厚的中医学理论知识和丰富的临床经验。例如，患有消化不良的患者可能需要通过调整肝脏的功能来改善问题，因为中医理论认为肝脏与情绪、消化、循环等多个系统有关。这种整体性的治疗方法追求的不仅是暂时的症状缓解，更是身体内外各部分的和谐与平衡。

中医学的整体观念与中华传统文化中的一体思维密切相关。在儒家思想中，强调"天人合一"。"天人合一"阐释了人与自然之间的和谐统一，认为人应当遵循自然法则，与自然相融合，而不是对抗自然[16]。这与中医学的整体观念相契合，中医也追求通过协调身体的各个部分来达到健康和谐。道家注重内在修养和身心统一，认为个体与自然之间有着紧密的联系。道家哲学中的"道"强调了自然界的无限智慧和生命力量，倡导个体通过内心的平和与自然和谐相处。这与中医学的整体观念一脉相承，中医学也追求患者身体内外的平和与协调[17]。佛教中的"因缘果报"概念强调了众生之间的相互联系。这一概念认为每个人的行为和命运都与其他众生有着不可分割的关系，人们的善行会带来积极的果报，而恶行会导致负面结果[18-19]。这种观念也强调了一体性思维，认为众生之间的相互联系构成了整个宇宙的一部分。中医学的整体观念同样关注身体内外各个部分的相互联系，强调身体的和谐与平衡对于健康的重要性。

综上所述，中医哲学智慧与中华优秀传统文化密不可分，它们共同塑造了中国古代文化的特色与魅力。如今，随着"十四五"中医药文化弘扬工程的实施，以及党的重要指示对中医药传承创新的要求，中医哲学将继续在现代社会中传承和发展，不仅为中医学提供坚实的理论基础，更是作为中国文化传统的珍贵遗产，为人类的健康和社会的和谐提供重要的指导。通过深入挖掘中医药文化的精神内涵和时代价值，我们可以更好地理解和传承中华传统文化的智慧，同时也能够更好地应对当今世界面临的健康和生态挑战，推动中医哲学的传承与创新，为构建人类命运共同体作出更大的贡献。

（熊思成）

参考文献

［1］孙相如，何清湖，陈小平，等.以中医药文化研究促进中医药发展模式变革［J］.中华中医药杂志，2016，31（12）：5146-5148.

［2］何清湖，孙相如，陈小平，等."中医+"思维的提出及其现实意义探讨［J］.中华中医药杂志，2016，31（07）：2472-2475.

［3］李峰，郭艳幸，何清湖.中国传统文化现状与中医发展策略［J］.中华中医药杂志，2014，29（05）：1499-1501.

［4］刘慧鸿，郑转芳，张静，等.从阴阳观看中医与传统文化的关系［J］.中华中医药杂志，2021，36（10）：5782-5786.

［5］李孝英，赵彦春.中医"中和"及相关术语英译的认知研究［J］.外语与外语教学，2020（04）：94-100+150.

［6］柯键，曾铁英，周娴，等.基于中医文化的健康概念框架的构建［J］.中华护理教育，2019，16（05）：389-392.

［7］闫树芳.论中医的国本文化［J］.中华中医药杂志，2017，32（10）：4594-4599.

［8］李良松.论儒家思想对中医药学发展之影响［J］.中国文化研究，2018（02）：10-17.

［9］高衍义，高衍生，刘会风.儒家文化对中医的影响探析［J］.亚太传统医药，2017，13（23）：17-18.

［10］逢蓬，陈孝银.浅谈中庸之道与中医养生中的平衡思维［J］.天津中医药大学学报，2017，36（01）：14-16.

［11］肖佩辰，王国新.儒家思想与中医养生［J］.辽宁中医药大学学报，2016，18（05）：192-194.

［12］邓月娥.中医养生中庸思想探讨［J］.北京中医药大学学报，2012，35（06）：370-372.

［13］董艳，姚魁武，刘咏梅，等.论中医的古代哲学内涵［J］.中医药导报，2019，25（09）：15-18.

［14］徐萍利，杨国汉，杜磊，等.杨国汉关于中医学整体观的解析与运用［J］.中国中医基础医学杂志，2023，29（02）：225-228.

［15］沈姗怡，甘慧娟，赖新梅，等.基于中医思维特征谈辨证研究的问题与路向［J］.中华中医药杂志，2023，38（02）：459-462.

［16］陈震霖，张硕，张景明，等.论中医整体观的基本特性［J］.中国中医基础医学杂志，2021，27（09）：1348-1351.

［17］黄建波，张光霁.中医整体观念的源流和创新发展［J］.中华中医药杂志，2020，35（01）：35-38.

［18］王小平.和合思维下对中医整体观念的深度解读［J］.北京中医药大学学报，2019，42（10）：808-812.

［19］周荣易，马丙祥，韩新民，等.论中西医的整体观念［J］.中华中医药杂志，2019，34（07）：2854-2858.

中医学中蕴含的"和合"思想

中医学与中华传统文化之间有着密不可分的关系。中华文化是一片肥沃的土壤，而中医学就是在这片土壤中孕育而成的。因此，中医学是中华文化的重要缩影之一。在这个缩影里，我们随处可见到中华文化中蕴含的哲学智慧，其中很重要的哲学智慧之一就是"和合"思想。如中医认识论中的"人与天地相参"，如治病的总纲"以平为期"，如药物使用中的"无使过之"。可见，"和合"思想对于中医学的临床实践、疾病预防和健康维护具有深远意义。

一、"和合"思想的内涵

"和合"思想是东方哲学智慧和思维方式的独特表达，蕴含了中国儒家、道家、墨家、阴阳家、佛家等各家的价值追求。现存最早记载"和""合"的是甲骨文和金文。"和"为形声字，从最初的"声音相应"引申为后来的"使声音协调"或"声音协调"。"合"为会意字，由最初的"闭合""合拢"引申为后来的"聚集"或"使聚集"[1]。到了《礼记·中庸》则提出："中也者，天下之大本也；和也者，天下之达道也。致中和，天地位焉，万物育焉。""中"，是大本，就是不偏不倚，无过无不及，恰到好处；"和"，是大道，就是协调分歧，达成和谐，各司其职。因此，"中"的目的就是达到"和"。该思想后又经过历代发挥，逐渐完善和成熟，成为系统的理论。所以"和合"思想代表的是"万物并育而不相害，道并行而不相悖"，具体内涵如下：在承认"不同"事物矛盾和差异的前提下，把彼此不同的事物统一于一个相互依存的和合体中，并在不同事物和合的过程中，吸取各个事物的优长而克其短，使之达到最佳组合，由此促进新事物的产生，推动事物的发展[2]。简单来说，"和合"思想所倡导的是一种通过调和各种不同的事物来创造最佳的平衡状态，从而推动事物发展的智慧。在这一过程中，强调承认差异、调整比例，以实现最佳的"和谐"。

二、"和合"思想在中医理论和实践中的体现

1. 从中医学之名看"和合"思想

中医学的"中"，有四层含义[3]。

（1）上、中、下的"中"：程文囿的《医述》中提到："上医医国，中医医人，下医医病。"中医是治人的，针对的是处于疾病状态的人，而不是疾病本身，所以是"中医"。

（2）不治已病，治未病：此层含义来源于《汉书·艺文志》："有病不治，常得中医。"不治已病，方可算得上"中医"。

（3）不能依赖药物，药物起辅助作用：这层含义来源于清代学者钱大昭："时下吴人尚曰'不服药为中医'。"说明当时吴人以不服药为中医。

（4）讲究中正平和：中华文化的生命观认为"凡人之生也，天出其精，地出其形，合此以为人，和乃生，不和不生"。生命因"和"而生，所以维持其生命力也要靠"和"。中正平和是一种动态平衡，中医学正是通过"和"使不平衡、不中正、不平和达到平衡、中正、平和的状态。从中医学之名就可以看出，"和合"的哲学思想贯穿中医学的诊疗全周期。

2. "和合"思想指引下中医学的健康观、疾病观、治疗观、用药观、养生观、治未病观

（1）"和合"思想指引下中医学的健康观：受到儒家"中庸观"的影响，中医学的健康观被中庸思想的"中"与"和"广泛渗透。第一，重视阴阳"和"，《黄帝内经》说"和为圣度"，正如《素问·生气通天论》提到的"阴平阳秘，精神乃治"，指出了健康的要旨在于阴阳平衡协调，阴气内守，阳气护外，并且是通过阴阳对立、阴阳交感、阴阳互根、阴阳转化、阴阳消长、阴阳自和达到一个动态平衡。第二，重视形神"和"。《素问·上古天真论》曰："故能形与神俱，而尽终其天年，度百岁乃去。"《灵枢·终始》中也传达了同样的

思想:"所谓平人者不病,不病者,脉口、人迎应四时也,上下相应而俱往来也,六经之脉不结动也,本末之寒温之相守司也,形肉血气必相称也,是谓平人。"[4]"平",即是身体的"和"。第三,重视人身与周围环境"和"。中医学的健康观中,除了注重人体自身的"和合",还强调与周围环境的"和合"。《灵枢·岁露论》曰:"人与天地相参也,与日月相应也。"即追求人与自然、人与人及人与社会的和谐境界。《伤寒杂病论》中"和合"思想的痕迹也很深,文中多次提到"若五脏元真通畅,人即安和""身形如和""身和,汗自出,为入腑,即愈"等。

(2)"和合"思想指引下中医学的疾病观:从中医学的"失中为病"可以看出,中医学的疾病观为"不和"。人体之所以生病,就是各种致病因素作用于人体,引起人体正气与邪气的抗争,导致人体内外不和谐。具体体现在人体形神不统一、阴阳失和、脏腑形体官窍功能失调、气血津液失常及经络不和。神为形先,形为神体,"神去之而病不愈也",就使形神不统一,人体处于病理状态。人体阴阳失和会出现"阳盛则阴病""阴盛则阳病""阳盛则热""阴盛则寒"及"阳虚则寒""阴虚则热",甚至"阴阳离决",即阴阳严重失和的状态。人体在这种状态下,会出现"精神乃绝"。外感病因中的"六淫",就是自然界的六种不同的正常气候变化发生了"太过"或"浸淫"。七情过极、饮食失宜、劳逸失度,就会成为导致人体生病的内伤因素。人体五脏也是一个相互协调的系统。如肝胃失调出现的嗳气、腹满等症状就是脏腑功能失和的表现。气、血、津液是构成人体和维持人体生命活动的精微物质。气的升降出入的正常运行,是人体内各种生理功能正常发挥的前提[5]。一旦升降出入太过或不及,就会出现气机的失调,从而引发人体生病;血在人体内起到滋润与濡养的作用,如果血液失和,出现血液不足或血液运行不通,则出现面色苍白,头发干枯,肌肉瘦削,健忘,失眠,多梦。津液是机体内一切正常水液的总称,如果津液代谢失常,则会形成痰饮。痰饮是一种病理产物,会阻滞人体气机,损伤脏腑功能,引起疾病的发生。

(3)"和合"思想指引下中医学的治疗观:"调其不调""和其不和"的"致中和"思想是中医学的治疗观。《素问·阴阳应象大论》指出,针对不同的病理状态,应采取相应的治疗方法,以期达到"和合",恢复身体的正常状态:"其高者,因而越之;其下者,引而竭之;中满者,泻之于内;其有邪者,渍形以为汗；其在皮者，汗而发之。""致中和"的思想也确定了中医学的治疗大法："寒者热之，热者寒之，虚则补之，实则泻之。"除了《黄帝内经》主张"谨察阴阳所在而调之，以平为期"，即通过观察和调节阴阳的变化，达到身体的平衡，《伤寒杂病论》也强调"病痰饮者，当以温药和之""以小承气汤，少少与，微和之""令胃气和则愈"等内容，进一步阐述了通过协调药物性质和人体状态来促进康复的治疗方法。

（4）"和合"思想指引下中医学的用药观：就中医用药本身而言，"和合"思想仍是其基本理念。《汉书·艺文志》指出，医学治疗的关键在于"调百药齐和之所宜"，即在药物性味的选择上、药物的配伍上及药物的用量上都要讲究"和合"。《神农本草经》提出药物的配伍原则为"凡此七情，合和视之"，提到的七种药物配伍方法，除了相助，还有相制，防止临证中顾此失彼。《鸡峰普济方》《活幼心书》《医方简义》都有以"中和"名其方者，尽管其药味不同、配伍有异，但均取"中和"之义，体现"中和"的思路[6]。药物用量上，"中病即止"强调用量宜适中。在用药组方时，还要把握升降互补、寒热并用的原则，正如《瘟疫明辨》中所说，"寒热并用之谓和，补泻合剂之谓和，表里双解之谓和，平其亢厉之谓和"，考量疾病的深浅，参考药物的四气五味，合理配伍不同性状的药物，最终达到使虚实、表里、寒热、夹杂的复杂证候，脏腑、阴阳、气血的偏盛偏衰，归于平复的目的。

（5）"和合"思想指引下中医学的养生观：养生的核心理念在于维持人体正常的和谐状态[7]。养生即养和，一切行为方式应该遵循中和，使人体在生理、心理和环境之间取得平衡。《黄帝内经》在其开篇中提到："上古之人，其知道者，法于阴阳，和于数术，食饮有节，起居有常，不妄作劳，故能形与神俱，而尽终其天年，度百岁乃去。"强调古人通过遵循自然规律，如阴阳与数术的调和、适度的饮食、规律的作息，以及避免过度劳累，从而保持形体与精神相辅相成、寿命圆满的境界。简而言之，就是与天和，与地和，与人和，达到与天地自然和谐共生的状态。《黄帝内经》还强调了"精神内守""恬淡虚无""嗜欲不能劳其目，淫邪不能惑其心"等观念。这提醒人们在日常生活中要保持内心的宁静，远离过度的欲望和纷扰，以及不要让过度劳累和淫邪伤害身心健康。人们应当与自然环境和周围的社会关系保持和谐，追求身心与自然界的共生共荣。

（6）"和合"思想指引下中医学的治未病观：治未病，作为中医学的预防理念，涵盖了广泛而深刻的内涵。其中，未病先防是指通过调和人体自身阴阳，通过"自和"以预防疾病的发生，包括避免内邪的产生和外邪的侵入，通过保持身体的平衡状态来提高抵抗力，使疾病无从入侵。这一理念强调了身体内外的和谐，使人体在生理和心理层面都能保持良好的状态。既病防变是治未病的另一个重要方面，以《金匮要略》为例，通过调补脾脏，使脾土旺盛，不至于被肝侮，避免了肝病发展到一定阶段传到脾脏。在疾病治愈后，愈后防复成为治未病的又一重要环节。在这个阶段，人们需要特别关注饮食调护和禁忌，以巩固疾病的痊愈状态。

三、结语

通过对中医学中蕴含的"和合"思想进行梳理，我们发现"和合"思想在中医理论体系和临床实践中并不是偶然现象，而是其核心精髓。大凡中医治病，都在"执两用中""执中致和"，然后"由和而生"。

（陈静）

参考文献

[1]姚魁武，薛燕星，熊兴江，等.中医学"和合"思想渊源探析[J].世界中西医结合杂志，2011，6（02）：93-95+105.

[2]张立文著.和合哲学论[M].北京：人民出版社，2004.

[3]楼宇烈.关于中医的"中"[J].中国医学人文，2018，4（06）：13-15.

[4]张珍玉.灵枢语释[M].济南：山东科学技术出版社，2017.

[5]孙广仁.中医基础理论[M].2版.北京：中国中医药出版社，2007.

[6]贾成祥.中和思想的内涵及其在中医中的应用[J].中医学报，2021，36（09）：1809-1813.

[7]陈元.中医学"和"文化研究[D].长沙：湖南中医药大学，2019.

兵法兵家与中医学

一、兵法流派与中医学

据班固所著《汉书·艺文志》记载，兵家可细分为兵权谋家、兵形势家、兵阴阳家和兵技巧家4类。

兵权谋家侧重于军事战略谋划，秉持以正御敌、用奇制胜之道，战前精心筹算，融合形势、阴阳、技巧诸要素，代表人物如孙武、白起、韩信、卫青、李靖等。白起在长平之战先是秘密接替王龁成为主帅从而麻痹对手，为了调动赵军，白起派一支弱旅，诈败后引诱赵军出营，然后迅速切断赵军后路，利用地形优势将赵军分割围困，同时派兵截断赵军粮道。与之相反，秦举全国之力，征人征粮，全力支持白起，并且通过外交手段断绝了其他国救援赵国的可能，最后大败赵军。中医名家也多兼通阴阳、技巧各派之长，如汉末名医华佗，在养生保健领域成就斐然，创编"五禽戏"流传千古，同时于中药、针灸及外科手术方面亦颇有建树，发明麻沸散推动外科发展，其针灸技艺精湛，为中医学多领域发展作出了重要贡献。

兵形势家主张战术方面的运用。其特点："形势者，雷动风举，后发而先至，离合背乡，变化无常，以轻疾制敌者也。"项羽、霍去病、李世民、李存勖等是这一流派的典型代表。霍去病年少成名，他打仗天马行空，漠北之战中，他率领汉骑精锐来去如风，深入大漠腹地追击匈奴，追上匈奴主力后霍去病直接率领五万精锐向匈奴军发动猛攻，斩敌数万，继续乘胜追击，最后封狼居胥后得胜回朝。攻邪学派的代表人物张从正，秉持邪留则正伤、邪去则正安的理念，大胆突破传统古法的束缚，善于运用汗、吐、下三种方法来攻逐病邪，在临床治疗中常常取得显著的效果。

兵阴阳家主张在阴阳五行的理论框架下，运用多种术数形式指导军事理论与实践。正如《汉书·艺文志》所云："阴阳者，顺时而发，推刑德，随斗击，因五胜，假鬼神以为助者也。"张良、诸葛亮、司马懿、刘伯温等皆是这一流派的代表人物。以诸葛亮为例，尽管在《三国演义》中对他的描述存在一定程度的夸张，但在正史记载中，他的军事才能与管仲、乐毅相比也毫不逊色。在《唐太宗李卫公问对》中，唐太宗与李靖多次提及诸葛亮的治军方法与八阵图，并给予了极高的赞誉。而阴阳五行理论恰是中医基础理论的重要组成部分，是每一位中医从业者都必须熟练掌握的核心知识。由此看来，兵阴阳家也是中医理论大师。

兵技巧家强调通过练习使手足灵活，从而能够熟练使用各种器械，在战争中达到攻守自如的目的。抗倭名将戚继光不仅创制了新型武器"狼筅"，还精心自创了"鸳鸯阵"，利用新式武器及阵法抗击倭寇，屡战屡胜，战损比甚至达1：100，堪称人类简史上的奇迹。中医学也讲究练习手足灵活，熟练使用器械工具，如唐代孙思邈《备急千金要方》中记载治疗癃闭，用葱叶导尿，手到病除，这是我国记载最早的导尿方法，比国外导尿术早1200年。

二、上兵伐谋与上工治未病

《孙子兵法·谋攻篇》云："上兵伐谋，其次伐交，其次伐兵，其下攻城；攻城之法，为不得已。"其中，"伐谋"的核心要义在于运用己方的谋略挫败敌方，从而实现不战而屈人之兵的战略目标。战争还没开始就已经结束了，既达到了战争的目的，也避免了战争带来的人员和财物损失，故为"上兵"，是最好的战争手段。赵国名将李牧北击匈奴，深知匈奴骑兵机动性强，故示弱于匈奴，因此，每次当匈奴骑兵进犯时，李牧从不正面迎战，而是及时坚壁清野。时间久了，匈奴就完全没有了戒心，见时机成熟，李牧让百姓出城放牧，漫山遍野都是牛羊。不久，敌人小股来犯，李牧佯装败退，引诱敌军主力长驱直入，后出其不意地摆出奇阵，从左右两翼包抄合围，只这一战，进犯的十万匈奴骑兵全军覆没，赵军乘胜又打败了襜国、东胡族，收降了林胡部族。匈奴单于只得引兵远遁，十多年不敢犯边。对比大统一王朝西汉建立后的白登之围及多次耗费巨大的和亲，更彰显了李牧此战的伟大。在中医学领域，有"上工治未病"的理念，其源自《鹖冠子·卷下·世贤第十六》中扁鹊的言论："长兄最善，中兄次之，扁鹊最为下。"魏文侯询问其中缘由，扁鹊解释道："长兄于病视神，未有形而除之，故名不出于家。中兄治病，其在毫毛，故名不出于闾。若扁鹊者，镵血脉，投毒药，副肌肤，闲而名出闻于诸侯。"这表明中医学高度重视疾病的预防，一方面倡导通过养生来增强人体的正气，具体包括顺应自然规律、保持情志舒畅、坚持形体锻炼等多种方式；另一方面强调采取措施防止疾病的侵害，如避免接触邪气及运用药物进行预防。在疫情期间，中医药在早期防治工作中发挥了至关重要的作用，有力地证明了中医治未病理念在现代公共卫生事件中的重要价值，其与军事上未战先谋的策略有着异曲同工之妙，都旨在提前布局谋划，有效降低危害的发生。

三、兵无常势与辨证论治

《孙子兵法·虚实篇》云："兵无常势，水无常形，能因敌变化而取胜者，谓之神。"在战争过程中，敌我双方的斗争态势瞬息万变，战机往往稍纵即逝，并不存在固定不变的作战方法。疾病过程也一样，邪正斗争动态发展，或正邪相持，或病邪从体化寒化热，或因体质不同而虚实真假不一而足，或因失治误治变生他疾。故战争中不能拘泥于古法古制，兵无常势，水无常形，要因时制宜因地制宜。半渡而击是极好的战法，韩信战胜龙且、田穰苴战胜燕军等皆是半渡而击，最后无不大获全胜。淝水之战中，前秦苻坚军号称百万之众，投鞭断流意气风发，南下意图直取东晋，与晋军对峙于淝水。晋军向苻坚建议后退决战。苻坚想半渡而击迅速解决战斗，便同意先后撤军队，但前秦内部势力派系错综复杂，当秦军后移时，军队内部陷入混乱，自乱阵脚。晋军敏锐地抓住这一战机，全力出击，最终大败秦军。在中医临床治疗中，强调辨证论治的原则，不拘泥于患者的表面临床表现。证，即证候，是病机的外在反映，而病机则是证候的内在本质，"病机"被视为"疾病发生、发展、变化的枢机"[1]。国医大师周仲瑛认为，准确审察病机是辨证论治的前提条件，而谨守病机则是论治过程中必须遵循的原则[2]。因此，在中医治疗中遵循"证同则治同，证异则治异"的规律，这便是同病异治和异病同治的理论根源，也是中医学两千多年来疗效显著，获得人民信赖的根本原因。

四、以正合、以奇胜与中药的君臣佐使

《孙子兵法·兵势篇》云:"凡战者,以正合,以奇胜。"笔者认为,以正合就是以严密的防守面对敌人的主力进攻或者以主力去进攻敌军主力,因为双方都是主力攻防,所以战争焦灼,胜负难料;以奇胜就是预先埋伏一支奇兵,在敌我主力决战时待敌出现漏洞马上击破对方取得胜利。《孙子兵法·谋攻篇》云:"故用兵之法,十则围之,五则攻之,倍则分之,敌则能战之,少则能逃之,不若则能避之。故小敌之坚,大敌之擒也。"若敌我力量悬殊,则不需要特殊战法,可以直接实力碾压,或围之攻之,或逃之避之。但若敌我双方总体实力不相上下,或我方处于弱势,决战时就需要一支奇兵以保证战争的胜利。官渡之战中,曹操势力不及袁绍,恰逢袁绍谋士许攸来投,曹操听从许攸建议,主力留守营垒与袁军决战,亲自率领五千奇兵,夜袭乌巢,并将其粮草全数烧毁,使袁绍粮草不济,军心涣散,从而奠定了官渡之战的胜利,也为曹操统一北方打下了基础。"君臣佐使"是中医的组方原则,《素问·至真要大论》曰:"主药之谓君,佐君之谓臣,应臣之谓使。"君药是起主要治疗作用的药物,是组方中不可缺少的药物。用药即是用兵,当辨证无误,明确了病邪的性质及部位后,施治便以君药及臣药直中病邪,起主力作用,然而有时药效不能直达病所,或病邪亢盛,格拒药物,故须佐使药辅助配合,辅以引经药或反佐药以直达病所或降低用药后人体反应,从而顺利祛邪治病。《伤寒论》曰:"少阴病,下利脉微者,与白通汤。利不止,厥逆无脉,干呕烦者,白通加猪胆汁汤主之。"少阴病阴盛阳格,寒者热之,故以葱白、干姜、附子以温之,然而阴寒对于阳热表现为对抗态势,所以用猪胆汁、人尿这些具有寒性的药物与阴寒产生"同声相应,同气相求"的"共鸣",而达到敲门、引路向导的作用,让热性药味能够顺利发挥功效。

五、围师必阙与给邪以出路

"围师遗阙"军事策略出自《孙子兵法·军争篇》,原文曰:"围师遗阙,穷寇勿迫,此用兵之法也。"《司马法》中也有类似记载:"围其三面,阙其一

面，所以示生路也。"在战争中，除了双方兵力与装备的较量外，更是意志力的比拼。人数和装备有优势的一方常通过展现我方优势从而瓦解对方战斗意志，但也要给对方留有退路，否则对方退无可退，必然困兽犹斗，甚至置之死地而后生，战争结局就不可预料了。兵仙韩信在井陉之战中就巧妙地运用了这一策略。他在作战时采取了背水列阵的奇特部署，汉军士兵看到前方有强敌阻挡，后方又有河水阻隔，陷入了无路可退的境地，因此个个都抱定必死的决心奋勇作战。与此同时，韩信派出奇兵偷袭赵军大营，拔掉赵军旗帜，换上汉军旗帜，这一行动极大地瓦解了赵军的战斗意志，最终韩信以少胜多，取得了战役的胜利。中医治病也讲究给邪以出路，《黄帝内经》云："其高者，因而越之；其下者，引而竭之；中满者，泻之于内。其有邪者，渍形以为汗；其在皮者，汗而发之；其慓悍者，按而收之；其实者，散而泻之。"治病祛邪需要因势利导，根据病邪所在部位不同，运用不同方法尽快祛邪外出。如吴鹤皋在《医方考》中所说："古人治下焦瘀热之病，必用渗药开其溺窍者，围师必缺之义也。"周学海在《读医随笔》中也提到"凡治病，总宜使邪有出路"，这些都充分说明了给邪以出路在中医治疗中的重要性。

六、总结

《孙子兵法·始计篇》云："兵者，国之大事，死生之地，存亡之道，不可不察也。"此语深刻彰显了兵法于国家命运走向的关键意义，战争的胜负关联国家的兴衰荣辱、百姓的生死存亡，故而军事战略的谋划与实施须审慎对待、周密考量。唐代孙思邈《备急千金要方》曰："人命至重，有贵千金，一方济之，德逾于此。"中医所承载的使命同样神圣，其以救死扶伤为宗旨，致力于维护民众的生命健康，每一次精准的诊断、每一剂有效的药方，皆如熠熠生辉的希望之光，为患者驱散病痛的阴霾，在提升民众生活质量、延长寿命方面发挥着无可替代的基石作用。

遥溯历史，《左传·成公十三年》曾言："国之大事，在祀与戎。"在往昔岁月中，祭祀与军事占据着国家事务的核心地位。然于当今时代的宏阔视野下，中医学理应当之无愧地被纳入国家大事的重要范畴。在现代社会的多元架构中，中医学凭借其独特的理论体系与丰富的实践经验，深度融入民众的日常生活与国家的医疗体系。无论是在日常的疾病预防与养生保健领域，还是在应对突发公共卫生事件的关键节点，中医学都展现出强大的韧性与卓越的效能，成为守护民众健康、维系社会稳定的坚实力量。

历经数千年的风雨洗礼与传承积淀，兵法与中医学犹如两颗璀璨的明珠，各自汇聚了古代先哲们的超凡智慧与不懈探索精神。兵法在战略布局、战术运用、情报搜集、心理博弈等诸多层面构建起严密的体系架构，为军事行动提供全方位的指导；中医学则于人体生理病理、脏腑经络、辨证论治、方剂配伍等领域深耕细作，形成博大精深的医学理论与实践路径。二者虽分属不同的学科范畴，但在思维模式、策略应对等维度存在着诸多微妙而深刻的内在联系与共通之处。

值得着重指出的是，兵法和中医学的流派或分类并非壁垒森严、相互隔绝。在漫长的历史长河中，众多杰出的兵家与中医名家皆秉持开放包容、博采众长的治学态度与实践理念。他们不拘泥于单一流派，而是积极汲取各家各派的精华养分，融会贯通于自身的学术研究与实践操作之中，进而塑造出独树一帜的学术风格与实践特色，成为推动学科发展的中流砥柱。

身为当代的中医学子，我们身处于科技迅猛发展、文化多元交融的时代浪潮之中，肩负着传承与弘扬中医药文化的历史重任。我们理应怀着敬畏之心与使命感，珍视祖先历经岁月沉淀遗留下来的这些无比珍贵的文化瑰宝。深入研习中国兵法，并非简单的知识涉猎，而是要用心洞察其中蕴含的战略智慧、辩证思维与应变策略，从中汲取灵感的清泉，为中医学的学习与研究注入全新的活力与思路。

唯有坚定不移地传承好中医药文化的深厚底蕴与核心精髓，我们才有可能在科技日新月异、知识快速迭代的当下，立足传统，拥抱创新，打破固有思维的桎梏，探索出契合现代社会需求与医学发展趋势的创新路径，进而更好地将中医药文化的独特魅力与实用价值传播开来，使其在全球医疗健康领域绽放光彩，为社会的和谐稳定、人类的健康福祉贡献磅礴力量，续写中医药文化在新时代的辉煌篇章，实现传统与现代的交相辉映、相得益彰。

（舒杨）

参考文献

[1] 胡镜清，江丽杰.从病机原义解析辨证识机论治 [J].中医杂志，2015，56（24）：2098-2103.

[2] 周学平，叶放，郭立中，等.中医病机辨证新体系的构建 [J].南京中医药大学学报，2016，32（04）：301-304.

中篇

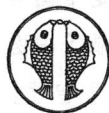

马王堆医学之智

编者按

马王堆汉墓医书的出土，无疑是中国古代医学史上的一次重大发现。其丰富的内涵与广泛的包容性，不仅彰显了中医药文化的博大精深，更承载着厚重的历史文化价值，蕴含着丰富的医学智慧。这些智慧对于增强民族文化自信、推动中医药国际化具有不可估量的作用。

习近平总书记强调，要从传承文化根脉、弘扬民族之魂的高度"深入挖掘古籍蕴含的哲学思想、人文精神、价值理念、道德规范，推动中华优秀传统文化创造性转化、创新性发展"，"让更多文物和文化遗产活起来"。这些重要论述，为我们深刻认识马王堆医学的时代价值提供了根本遵循。深入挖掘并传承马王堆医学之智，让其在现代医学和社会生活中焕发新的光彩，是弘扬中华优秀传统文化的必然要求，更是每一位中医药工作者义不容辞的责任。

在本篇中，中医博士生们以其敏锐的学术洞察力和扎实的专业基础，对医书中的精华内容展开了深入研究。从《养生方》《杂疗方》对男科疾病的独到见解，到《脉法》甲本与乙本中"寒头暖足"理论的针灸应用，再到《胎产书》对妇产科理论与实践的丰富阐述，以及《五十二病方》对皮肤病治疗的详细描述，无不展现了马王堆医书在现代医学研究中的独特价值。这些研究不仅为中医临床提供了新的思路和方法，更为推动相关学科的发展与进步作出了重要贡献。

同时，马王堆医学之"智"也为弘扬中华优秀传统文化开辟了新的道路。学者们从多个角度对医书进行了挖掘和探讨，不仅揭示了其历史地位、文化价值和学术价值，更展现了中医药文化深厚的历史底蕴和民族精神。此外，还结合人类文化学的视角，全面解读马王堆医学的文化背景、地域特色及其对中医药发展的影响。在新时代背景下，马王堆医学文化的多元融合与创新性突破也成为学者们关注的焦点，所有这些观点均为未来中医药事业的发展提供了新思路。

在新时代新征程上，中医药事业面临着前所未有的发展机遇与挑战，要求广大中医药科研工作者坚持以习近平文化思想为指引，深刻领悟"两个结合"的精髓，坚持将马克思主义基本原理与中华优秀传统文化紧密结合，在推动中医药传承创新发展过程中，既坚守中医药的精髓，保持其独特优势和特色，又勇于创新，积极探索其与现代医学结合的路径和方法。具体到马王堆医书的现代解读与应用，则要积极探索其与现代医学的交汇点，积极推动马王堆医学文化创造性转化、创新性发展，使之真正"鲜起来""活起来"，以实际行动践行守正创新的理念，为人民群众的健康福祉贡献智慧和力量！

（周慰冰　范磊）

从《十一脉灸经》探析马王堆医书对经脉理论的学术价值

　　经脉理论，又称经络学说，作为中医学的重要指导理论之一，同时也是针灸理论体系的核心概念，在中医诊治疾病过程中起着不可或缺的作用，为针灸等疗法提供了理论指导。在马王堆汉墓的《足臂十一脉灸经》和《阴阳十一脉灸经》甲本（下文简称《足臂》《阴阳》，合称为《十一脉灸经》）出土之前，对于经脉学说的研究主要依据《灵枢·经脉》，以上两部医书的出土为研究经脉学说的起源与发展提供了重要的文献资料。《足臂》《阴阳》从不同角度探讨经脉的起源与演变，从而为经脉学说的发展提出许多独到的学术见解[1]。

　　十一脉学说、十二经脉学说、奇经八脉学说和二十八脉学说大致能够代表从战国到东汉数百年间经脉学说几次综合的成果[2]。目前占据主流地位的十二经脉学说主要来源于《灵枢·经脉》，而随着马王堆帛书《足臂》《阴阳》等一系列文献的出土，十一脉学说被认为是十二经脉学说的前身。本文试从《十一脉灸经》梳理早期中医经脉理论的发展脉络，探讨经脉学说的演变过程，追寻经脉学说演变的踪迹与缘由，深入分析经脉学说的理论转变以及实践演变。研究表明，《十一脉灸经》不仅填补了早期经脉理论的空白，还为后续中医理论的深化与发展奠定了基础。其经脉相关记载显著丰富了经脉理论的内涵，并为临床应用提供了重要指导。此外，马王堆医书作为传统中医学的重要文献，蕴含的文化价值和医学智慧有助于增强民族文化自信，推动中医药的现代化发展和国际传播。本文的研究不仅为中医药理论的发展提供了新的视角，也为新时代中医文化的传承与创新奠定了理论基础，具有重要的学术意义和实践价值。

一、《十一脉灸经》对经脉学说的启迪意义

1. 从《十一脉灸经》理解经脉起源

经脉学说的起源问题困扰医学界已久，众说纷纭，马王堆医书的发现极大地丰富了经脉学说的探讨内容。马王堆出土的《足臂》《阴阳》是现存最早经络学著作，其中《足臂》成书又早于《阴阳》[3]。经脉学说的起源主要有以下三种说法：一是解剖知识的积累为经脉理论的产生创造了条件。古人在实践中逐步认识到某些体表路线（即后来所描述的经脉循行）与疾病相关联。《足臂》和《阴阳》中记载的某些经脉循行路线，即是以当时的解剖观察为基础，其描述大致与人体表浅血管（血脉）的分布走向相吻合。二是与人体生理知识的积累有关。从《足臂》《阴阳》二书发现早期的医学家们把经络的感传现象与人体中的血管活动混为一谈，统称之为"脉"，随着进一步发展逐渐分开，提出"经"的名称，而《十一脉灸经》中仅提及经脉的起止部位及循行，并未提及穴位，说明经络学说是从经到穴。三是临床实践的积累，人们通过偶然发现局部刺激可以缓解某些病痛，日久总结形成经脉学说。《足臂》中经脉原文后附有"其病"、《阴阳》原文后提及"是动则病""其所产病"都是印证[4-6]。

马王堆医书的发掘为人们揭开了早期经脉的发展实貌，使人们大致了解《黄帝内经》成书之前经脉理论的发展特点，填补了早期腧穴理论演变的空白，出土文献与传世文献之间有明显的承载关系，《黄帝内经》在继承先秦两汉针灸理论体系的基础上，又进行了一定程度的改造，使经脉理论基本定型[7]。

2. 从"十一脉"到"十二脉"转变

随着马王堆帛书《足臂》《阴阳》的相继问世，医家们认识到在十二经脉学说之前可能是十一脉学说占主流地位，随着后世的逐渐发展，十一脉学说才演变为十二经脉学说。十一脉学说包含 5 条阴脉和 6 条阳脉，其建立与"天六地五"密切相关。"天六地五"这一说法可能与天干地支历法相关。天干有十，地支十二，在古代历法记录中天干只能循环六次，而地支则是循环五次。作为一种古代的数字信念观，医家们认为人体的经脉也应该是五条阴脉和六条阳

脉，以足臂太少阴阳四条经脉为基础，分别加入足臂阳明脉和足厥阴脉，形成
了一个五阴六阳的经脉体系[8]。这种观念在脏腑学说及运气学说中也有体现。

十二经脉学说是继十一脉学说之后经脉学说的第二次整合，也是目前的主
流学说。一方面，十二经脉一半向心，一半离心，经脉循行，如环无端。另一
方面，受"天人合一"的哲学观念影响。《左传·哀公七年》记载："周之王也，
制礼，上物不过十二，以为天之大数也。"即认为天道乃是十二，大数不应超
过十二。《周礼·春官·宗伯》曰："冯相氏掌十有二岁，十有二月，十有二辰，
十日，二十有八星之位，辨其叙事，以会天位。"说明十二与古代天象联系密
切，岁、月、辰同为十二之数，进一步明确了天之大数为十二的观念。《素
问·阴阳别论》则指出："人有四经……四经应四时，十二从应十二月，十二月
应十二脉。"基于"天人合一"观念影响，认为人秉天而行，天为人立法，医
家们逐渐以十二卦来解释经脉病症的机制。十二是稳定建立阴阳循环系统的数
字之一，从而建立对称的脏腑表里相应的系统，所以十一最终走向了十二，并
止于十二。由此可见，十二经脉学说的构建离不开古代哲学思想和神秘数字学
观念的影响[9]。

3. 从"足臂脉"到"手足脉"转变

《足臂》中经脉命名为"足泰阳脉、足少阳脉、足阳明脉、足少阴脉、足
泰阴脉、足卷阴脉、臂泰阴脉、臂少阴脉、臂泰阳脉、臂少阳脉、臂阳明脉"，
仅涉及部位和阴阳。《阴阳》中经脉命名为"钜阳脉、少阳脉、阳明脉、少阴
脉、大阴脉、厥阴脉、臂钜阴脉、臂少阴脉、肩脉、耳脉、齿脉"，其中肩、
耳、齿三脉称谓迥异，命名缘由尚不清楚，可能与经脉循行相关，而其余八脉
以阴阳或部位结合阴阳命名[10]。可见两部脉灸经对经脉的命名尚不统一，也
映射出经脉文化的"多元性"。两部脉灸经并未体现经络与脏腑的联系，而随
着医家们对经络的进一步认识，至《灵枢·经脉》已记载十二经脉各有属络，
形成了完整的脏腑经络系统。相较于脉灸经中疾病论文多寡不一，《黄帝内经》
对各经所主疾病论述更为详尽。从经脉的命名方式来看，除肩脉、耳脉、齿脉
外，"臂"脉逐步转变为"手"脉，"足"脉未变，并在阴阳的基础上添加了经
脉所属脏腑名称，从而形成了现代手足＋阴阳＋脏腑的固定格式[1]。

4. 从"沿静脉行"到"如环无端"转变

《足臂》《阴阳》中十一脉走行可能与静脉血管走行相关，早期医家将血管与经脉混淆，通过解剖发现人体血管等组织是经脉理论的基础[6, 11]。在抽象思维和逻辑推理指导下，医家通过进一步对生理病理的认识及临床实践的积累，形成了后世的经脉学理论[6]。《足臂》和《阴阳》中除阴阳的肩脉、手太阴脉从头、少腹流向四肢外，其余经脉大多从四肢向心性循环，未与体内脏腑联系，经脉之间也无气血接续，无明显规律可循。虽然与现在的经脉循行差异较大，但为现代研究经络提供了原始资料[11]。而《灵枢》中经脉论述各经衔接，如环无端，循行走向很有规律，阴经属脏络腑，阳经属腑络脏，形成了完整的脏腑经络系统[12]。由此可见，经络的形成从循行方向沿静脉无规律、经络联络不明、脏腑属络关系不清逐步发展到循行如环无端、经络相互连接、脏腑属络关系确定的过程[13]。

5. 从"灸法为主"到"针灸并重"转变

《足臂》与《阴阳》二书中除记载经脉循行方向以外还记载所病之灸法，《五十二病方》中亦可见大量灸法相关原文。二书中的经脉循行记载反映出这一时期施灸已精确到"线"；而《阴阳》中记载"是动病"则体现了当时医家在脉诊基础上总结出经脉的初期概念，随后逐渐演化为经脉病候，"灸其脉"并非指灸某一个部位或腧穴，而是指灸特定的区域。经脉发生病候，灸在经脉循行路线上的血管异常搏动处[14-15]。治疗方法上，《足臂》中仅载灸法，《阴阳》中仅载经脉循行和主病，未涉及治法，而《黄帝内经》中则记载了针灸、膏摩等治疗方法，由此可见，在早期经脉理论主要以灸法为主，这可能与楚地寒湿的气候有关[16]。随着后世商业、文化等发展，印刷术发明后，针刺及腧穴规范成册并广为流传，疗法也逐渐转向针灸并重，呈现百花齐放的特点。马王堆医方的问世表明古人根据实践总结出有效的施灸点或范围，并结合经验规律发展形成了早期的经脉理论，为后世经脉理论的发展奠定了基础[17]。

二、马王堆医书对经脉学说的学术价值

1. 马王堆医学文化有力支撑新时代增强文化自信

马王堆医书作为中华传统医学的重要文献，其独特的经脉理论和诊疗实践不仅承载着丰富的中医药知识，更展现了中国古代人民对健康的深刻认识与追求。这些经典文献在新时代背景下，成为增强文化自信的重要支撑。习近平总书记在多个场合强调文化自信"是更基本、更深沉、更持久的力量"，而马王堆医学文化正是这种文化自信的重要体现。通过深入研究《十一脉灸经》，我们可以更加清晰地认识到中医药的科学性和系统性，使其在现代医学领域中占据一席之地。马王堆医书中的经脉理论，不仅涉及疾病的诊断与治疗，还蕴含着深厚的哲学思想和生命观。这些理念强调了人与自然、人与社会之间的和谐关系，符合"绿水青山就是金山银山"的发展理念，为现代社会的可持续发展提供了智慧支持[18]。通过对马王堆医书的传承与发扬，不仅能够增强民族自豪感与文化认同感，也能提升全球对中医药的认可与尊重，实现中华文化"走出去"[19]。

2. 马王堆医学文化传承创新发展新时代中医药

马王堆医书作为中医药文化的瑰宝，为新时代中医药传承与创新发展提供了丰富的资源[20]。习近平总书记指出："守正才能不迷失自我、不迷失方向，创新才能把握时代、引领时代。"在这一背景下，马王堆医书中所体现的经脉理论与治疗方法，恰好为我们提供了深厚的理论基础和实践指导。《十一脉灸经》中的经脉理论，不仅完善了传统中医对经络系统的认识，而且结合了当时的医学实践，展现了中医药自我发展的潜力与灵活性。我们可以通过对这些经典文献的解读与研究，挖掘其内在的创新价值，将其与现代科技相结合，推动中医药的现代化进程。例如，利用现代生物技术和信息技术，对马王堆医书中的灸疗进行科学验证与创新改进，有助于提升其临床应用效果，使之更符合现代人群的健康需求。

此外，马王堆医学文化的深入研究也可以培养更多具备传统医学素养的专

业人才。通过开设相关课程、举办学术研讨会等方式，鼓励学生和研究者深入探讨其学术价值，从而形成良好的传承氛围。如此，不仅为中医药的传承打下坚实基础，也为其在新时代的发展注入新的动力。

3. 马王堆医学文化弘扬新时代中华优秀传统文化

马王堆医书作为古代医学的典范，蕴含了中华优秀传统文化的精髓，成为新时代弘扬这一文化的重要载体。习近平总书记曾指出："中国文化源远流长，中华文明博大精深。只有全面深入了解中华文明的历史，才能更有效地推动中华优秀传统文化创造性转化、创新性发展，更有力地推进中国特色社会主义文化建设。"而马王堆医学文化正是这一目标的具体实践。在《十一脉灸经》中，我们可以看到，经脉理论不仅是医学知识，更体现了中华文化的传承与发扬。马王堆医学文化包含的阴阳五行学说、气血理论、经络学说等深邃思想，反映了古人对生命、宇宙和自然的独特理解，这些理念依然对现代社会具有指导意义。通过对马王堆医书的深入研究与推广，我们可以将这些传统文化元素融入现代生活，提升公众对传统文化的认知和热爱。例如，在各类文化活动中，可以设立马王堆医书的专题讲座或展示，引导公众了解中医药的历史渊源与现代价值，激发他们对中华文化的关注与学习兴趣。

在当今全球化的背景下，面对外来文化的冲击，马王堆医学文化所蕴含的传统智慧尤为重要。我们应以此为契机，推动中医药文化的传播与应用，让世界更好地了解中华优秀传统文化，从而增强我国在国际文化交流中的话语权和影响力。

三、从《十一脉灸经》继承创新经脉理论

马王堆医书中的《十一脉灸经》为经脉理论的发展提供了重要的学术价值，揭示了早期中医学对经脉认识的源流与演变。该书通过记录十一脉的循行路径和病候表现，展现了古代医家在解剖知识与临床实践基础上对经脉的初步理解，填补了《黄帝内经》之前的理论空白。而其对"天六地五"理念的引入，反映了古代文化对医学体系构建的深远影响，标志着经脉理论从单一的阴阳划分向更为复杂的脏腑关联发展。《十一脉灸经》在灸法应用上的专注，为

后续针灸理论的形成奠定了基础，见证了治疗方法的演变与创新。因此，马王堆医书不仅是研究古代医学的重要文献，更为理解中医经脉学的起源与演进提供了宝贵的视角。通过深入研究《十一脉灸经》，我们能够更有效地理解经脉在疾病治疗中的重要作用，从而促进中医药文化的传承与创新。马王堆医书不仅是传统医学的重要遗产，更是新时代中医药发展与文化自信的重要支柱，值得我们进一步深入探索与弘扬。

（林紫嫣）

参考文献

［1］刘庆宇．经脉理论起源和演变规律的探讨［J］．中医药文化，2023，18（04）：297-305.

［2］周晓玲，杨峰，朱玲．中医早期经脉理论演变的考察：基于术数观念下的经脉数目变化［J］．中国医学创新，2013，10（25）：138-141.

［3］赵争．古书成书与古书年代学问题探研——以出土古脉书《足臂十一脉灸经》和《阴阳十一脉灸经》为中心［J］．中国典籍与文化，2016（01）：7-12.

［4］严健民．论经脉学说起源的必备条件［J］．中华医史杂志，1997（02）：24-28.

［5］孟庆云．试论经络学说之起源和发展［J］．黑龙江中医药，1985（05）：35-37.

［6］孟昭威．经络学说的起源形成及其展望［J］．中国针灸，1982（04）：27-30.

［7］马强．先秦两汉经脉腧穴演变研究［D］．合肥：安徽中医药大学，2022.

［8］周晓玲，杨峰，朱玲．中医早期经脉理论演变的考察：基于术数观念下的经脉数目变化［J］．中国医学创新，2013，10（25）：138-141.

［9］邢玉瑞．经络学说的建构与古代神秘数字［J］．江西中医学院学报，2006（01）：24-25.

［10］孙晨耀，张其成．基于汉墓出土医学材料的经脉理论演变过程探析［J］．中医杂志，2024，65（22）：2281-2286.

［11］欧阳八四.《足臂十一脉灸经》与《阴阳十一脉灸经》经脉循行比较研究［J］.中医药信息，2016，33（05）：98-101.

［12］周一谋.从马王堆医书看医学源流问题［J］.医学与哲学，1986（05）：44-46.

［13］林海，黄雪琪.从三部古文献看经络循行的共同点及应用［J］.中医文献杂志，2012，30（05）：6-9.

［14］刘立安，孙永章，汤立新，等.马王堆帛书灸疗学术通考及成就探析［J］.湖南中医药大学学报，2023，43（05）：912-916.

［15］王丽，赵京生.《足臂十一脉灸经》"灸某脉"探赜［J］.中国针灸，2020，40（11）：1251-1254.

［16］魏一苇，葛晓舒，陈小平，等.马王堆医书中灸法学术特色探析［J］.中医杂志，2024，65（16）：1639-1645.

［17］闫鹏轩.马王堆医书《五十二病方》灸方文献研究［D］.合肥：安徽中医药大学，2023.

［18］陈小平，王歆妍，江娜.马王堆医书的生态思想及当代价值研究［J］.湖南中医药大学学报，2016，36（02）：9-12.

［19］杜贤.传承中华民族古代文明，发展中华民族现代文明——在《马王堆汉墓出土医书十六种》编写研讨会上的讲话［J］.湖南中医杂志，2024，40（01）：1-5.

［20］陈小平，何清湖.让马王堆传统医学焕发时代价值［J］.新湘评论，2024（06）：45.

马王堆养生文化在男性生殖亚健康防治中的作用

1973 年湖南长沙马王堆三号汉墓的考古发掘取得了重大成果，出土的简帛为研究中医药文化提供了宝贵的资料。这些文献包括《脉法》《十问》《五十二病方》《却谷食气》《导引图》《养生方》《合阴阳》《天下至道谈》等 16 种古医书[1]。这些文献不仅涵盖了基础医学、临床医学、社会医学、心身医学、养生学等多个学科，还记录了许多失传的医学理论和实践方法，对于理解西汉以前的医学养生文化具有重要的历史和学术价值。

现代社会男性生殖健康问题日益显著。男性生殖亚健康不仅包括生理健康，还包括心理健康和社会适应能力。马王堆医学养生文化作为中国古代医学宝库的重要组成部分，其独特的养生理念和方法为现代男性生殖亚健康的防治提供了新的思路。通过传统养生文化与现代医学的结合，我们能够更深入挖掘马王堆养生文化在男性生殖亚健康领域的潜在应用价值。

一、男性生殖亚健康的中医理论基础

男性生殖亚健康是指介于男性生殖健康与生殖疾病之间的一种状态，涉及男性生殖系统的结构、功能及在生殖（性）行为过程中的生理、心理和社会适应能力。这种状态通常表现为持续或反复发作 6 个月以上的生殖（性）不适，但并没有明确的疾病诊断，或者虽然有明确诊断，但所患疾病与目前的生殖（性）不适没有直接因果关系[2]。何清湖教授首次提出男性生殖亚健康的概念，并且从中医理论"肾藏精、主生殖"的角度出发，探讨了男性生殖亚健康的发生机制。

男性生殖亚健康的常见表现：①性功能减退，表现为性欲下降、勃起不持久等，影响性行为的质量和频率。②生育方面，如精子质量差、精子数量不足或活动力低下等。③前列腺改变，伴有尿频、尿急、排尿困难等症状。④疲劳感和精力不足，身体疲劳，精神萎靡，影响日常生活和工作。⑤心理问题，如焦虑、抑郁等情绪障碍，可能因生殖健康问题引起，形成恶性循环。

在中医理论中，肾被认为是人体的先天之本，与生殖健康密切相关。阴阳是中医理论的核心，阴阳平衡是健康的基础，肾精、肾气及气血调和是维持男性生殖健康的关键[3]。肾精是肾中所藏的精气，是构成人体和维持生命活动的基本物质。在《黄帝内经》中提到"肾生骨髓""肾藏精，精舍志""诸髓者，皆属于脑"。肾主骨，生髓，通于脑，肾精充足，脑髓得以滋养，从而保证生殖功能的正常发挥。"肾者，作强之官，伎巧出焉。"肾气的盛衰直接影响男性的性功能，包括性欲、勃起功能和射精等。肾气不足可能导致性功能障碍，如阳痿、早泄等[4]。气血是人体生命活动的物质基础，气为血之帅，血为气之母，气血的调和是维持生殖健康的关键。《丹溪心法·六郁》中提到："气血冲和，万病不生。"在男性生殖健康中，气血的充足和流畅对于精子的生成和活力、性功能的维持及性欲的调节都至关重要。精、气、血三者相互依存，相互转化。精足则气旺，气旺则血充，血充则精足。在男性生殖健康中，阴阳平衡有助于调节内分泌，维持正常的生殖功能。阴阳失衡可导致生殖激素分泌紊乱，影响生殖能力。肾的阴阳失衡、精气血不足被视为男性生殖亚健康的主要因素。

二、马王堆医学养生文化的核心理念

1. 顺应自然，调和阴阳

马王堆医学著作《十问》提出："君若欲寿，则顺察天地之道。"认为人体健康与自然环境紧密相连。《周易》强调"阴阳合德"，即阴阳协调是维持健康长寿的基础。这表明古人认为养生的首要原则是顺应自然界的阴阳变化，通过观察和理解自然界的规律来调整人体阴阳，以达到身心健康的目的。这种思想强调了人与自然和谐共生，体现了中医"天人合一"的整体观。

2. 聚精养气，存神养性

马王堆医学著作中强调精、气、神为人体三宝，养生的核心在于"聚精、养气、存神"[5]。如《天下至道谈》中提到："凡彼治身，务在积精。"精是生命活动的物质基础，气是生命活动的动力，神则是生命活动的主宰。通过合理的饮食、适度的运动和良好的房中术，可以培养和保持精气神，从而实现健康长寿。《十问》中提到"生最贵"，强调了生命的至上价值，认为生命的维护和保养是最为重要的；而"以精为充，故能久长"，指出精气的充足是长寿的关键。《天下至道谈》言"神明之事，在于所闭"，即通过闭精少泄来保养精神元气，强调保护阴精以维持生命活力。

三、马王堆医学养生文化在男性生殖亚健康防治中的应用

男性生殖功能的减退多与肾虚、阴阳失衡有关。气血运行与生殖系统的功能息息相关，马王堆医书强调通过饮食、导引术、药物等调节气血以保持生殖功能的平衡[6]。气血不足或阴阳失衡常常是导致生殖健康问题的根本原因，通过调和阴阳和气血，可有效改善生殖系统的亚健康状态[7]。马王堆文化中的精气神摄养与生殖健康的关系密切，保养精气神是保持生殖健康的关键[8]。马王堆医学书籍中包含了最早的房中养生学著作《十问》《合阴阳》《杂疗方》《天下至道谈》以及《养生方》，涉及饮食调养、情志平和、房中养生、导引行气等养生方法，对于男性生殖亚健康具有理论指导意义。

1. 饮食调养

马王堆医学著作中对饮食调养有着详细的论述，如《十问》中提到："食阴拟阳，稽于神明。"这意味着通过合理的饮食搭配，可以达到阴阳平衡，进而促进身心健康。古代圣贤提倡聚精守精，而饮食则是养精的重要途径。在《十问》中，黄帝与天师、大成等人的对话强调了食物对生殖健康和长寿的影响。如："食阴之道，虚而五臧（藏），广而三咎。""君欲练色鲜白，则察观尺污（蠖）。尺污（蠖）之食方，通于阴阳，食苍则苍，食黄则黄。唯君所食，以变五色。"这些记载表明饮食与阴阳平衡、生殖健康息息相关。《却谷食气》中提

到了根据四季变化调整饮食，以顺应自然界的阴阳变化。选择适合当季的食物，如春季宜食清淡以养肝，夏季宜食清凉以解暑，秋季宜食润燥以养肺，冬季宜食温补以养肾。另外，使用调补肾精、强壮体质的食疗方能达到养生的效果。《养生方》中记载治男子阳痿的"不起方"，治伴阴部寒冷少精证候的"用少方"，同样强调药食合用，如天冬、茯苓、蛇、蜂类等在现代研究中也证明了其对男性生殖健康的益处[9]。《五十二病方》记载的脏器疗法有26方，医书中记载的鹿肉、羊肉等具有养肝补血、滋补肾阴肾阳之功效的食材对改善气血不足导致的男性生殖健康有显著作用[10]。现代研究表明，合理的营养摄入对提高男性生殖细胞数量和改善性功能有积极作用。

2. 情志平和

《十问》云："喜怒不时，不明大道，生气去之。"强调情绪波动对人体气机的影响，表明情志管理对养生的重要性。因此，保持情绪稳定，避免过度喜怒哀乐，是养生的重要原则[11]。"心制死生，孰为之败？慎守勿失，长生累世。"指出了心神对生命健康的重要性，心神的稳定可以控制生死。因此，养生之道在于谨慎守护心神，避免情绪过度波动。《养生方》记载："顺察天地之道，神形相安，喜怒制神。"提到顺应自然规律，保持心神与形体的和谐，以及控制情绪以养护精神。情志养生不仅是对情绪的简单控制，而是要达到一种与自然和谐相处、内心平和的状态。在中医理论中，情绪过度波动被认为是导致气血失调、脏腑功能失常的重要原因。现代心理学研究也证实，情绪波动对男性性功能有显著影响，因此保持情志平和是防治男性生殖亚健康的重要环节。

3. 房中养生

马王堆医学著作中对房中养生也有独到的见解，如《天下至道谈》曰："故善用八益，去七损，耳目聪明，身体轻利，阴气益强，延年益寿，居处乐长。"通过合理的房事生活，可以达到阴阳和谐，进而促进身心健康。著作中也强调了节欲保精的重要性："必爱而喜之，教而谋之，饮而食之，使其题睾坚强而缓事之。"又如《天下至道谈》曰："凡彼治身，务在积精。"皆表达在房事中应有所节制，以保养精气，而过度则损伤身体，精气的充足是维持健康和延长寿命的关键。现代医学认为，适度性生活对男性生殖健康有益，但过度则可能导致生殖细胞数量下降和性功能障碍。马王堆医学养生文化中的房事调节思想，为现代人性生活提供了指导，强调性节制与阴阳互补，从而保护精气、延缓衰老[12]。

4. 导引行气

马王堆医学提倡通过导引行气来养生，如《导引图》中所绘的 44 个不同姿态的人物展示了通过模仿动物动作来锻炼身体的方法。这些姿势旨在通过肢体的运动和呼吸的调节来促进气血流通，疏通经络，从而达到养生的效果。马王堆的导引术与现代的气功类似，通过呼吸、伸展运动调和气血，增强体质，改善生殖健康[13]。《却谷食气》云："食气者为呴吹，则以始卧与始兴。凡呴中息而吹。"文中提到"呴吹"是一种呼吸技巧，强调在呼吸过程中的控制和节奏。这种呼吸练习有助于调节神经系统，降低压力水平，从而对男性生殖亚健康状态产生积极影响。《十问》中描述："将欲寿神，必以腠理息……长生之稽，侦用玉闭，玉闭时辟，神明来积。"通过导引行气来调养身体，可以达到延年益寿的效果。大量现代医学研究已证实了马王堆导引术在改善男性生殖亚健康中的应用价值。导引行气可以增强生殖系统的自我调节能力，通过调节神经内分泌系统，提高生殖激素水平，减轻精神压力[14]，这些作用机制共同作用于男性生殖系统，有助于改善生殖亚健康状态，提高生活质量。

四、结语

马王堆养生文化的核心理念——顺应自然、调和阴阳、聚精养气、存神养性，体现了中医养生的整体观和动态平衡观，多样化的养生保健方法更为现代人提供了宝贵的养生指导。在男性生殖亚健康的防治中，马王堆养生文化的独特优势尤为显著。现代医学研究不断证实马王堆医学养生文化中的诸多观点，如合理饮食、有效情绪管理和适度性生活对维护男性生殖健康具有重要作用。这些传统的养生智慧与现代医学的结合，不仅为"治未病"提供了新的视角，也为早期干预提供了历史依据。通过不同的养生保健方法，结合个体差异和现代医学理论，可以为男性生殖健康提供个性化的养生方案。

展望未来，马王堆养生文化在现代医学中的应用潜力巨大。我们应进一步探索其养生方法与改善男性生殖亚健康之间的内在联系，利用现代科学技术验证这些方法的有效性，并将其理念融入现代男性健康管理体系，形成系统化的干预措施，为现代男性健康提供更多的指导和帮助。

（张斐）

参考文献

［1］魏一苇，葛晓舒，陈小平，等.马王堆医书中灸法学术特色探析［J］.中医杂志，2024，65（16）：1639-1645.

［2］何清湖，周兴.男性生殖亚健康　中医"以肾为本"［J］.湖南中医药大学学报，2010，30（11）：3-5+36.

［3］中国性学会中医性学分会专家共识编写组.勃起功能障碍和早泄共病中西医结合诊治中国专家共识［J］.中国实验方剂学杂志，2024，30（07）：147-153.

［4］赵家有，宋春生.男科常见病中医辨治新思考及临床运用［J］.中华中医药杂志，2017，32（05）：2094-2097.

［5］魏一苇，曹淼，周兴，等.古汉养生精的养生文化思想探析［J］.湖南中医药大学学报，2018，38（10）：1137-1139.

［6］葛晓舒，魏一苇，谭玉美，等.马王堆医书中的养阴思想及后世流变［J］.西部学刊，2020（20）：114-117.

［7］梁健康.身体观视角下的简帛医书养生思想和方法研究［D］.北京：北京中医药大学，2019.

［8］李波男，何清湖，周兴.马王堆医书对当代男科疾病临床治疗及调护的影响［J］.中医杂志，2018，59（16）：1435-1437.

［9］顾羽，何清湖，陈小平，等.马王堆医书中酒剂的医学应用［J］.湖南中医药大学学报，2023，43（07）：1268-1272.

［10］黄巍，何清湖，姚勤.论马王堆医书中的饮食养生理念与方法［J］.湖南中医杂志，2013，29（07）：6-8.

［11］刘浩敏，张春红.从阴阳四时之理探讨"七损八益"内涵［J］.山东

中医杂志, 2019, 38 (04): 305-308.

[12] 张继刚.马王堆竹简《十问》"接阴"试探 [J].古代文明（中英文），2024, 18 (01): 78-85+158.

[13] 殷宏亮.中国传统运动养生思想与方法的研究 [D].长沙：湖南中医药大学，2019.

[14] Zhang G, Gao L, Zhang D, et al.Mawangdui-Guidance Qigong Exercise for patients with chronic non-specific low back pain: Study protocol of a randomized controlled trial [J]. Frontiers in Neuroscience, 2023, 17: 1090138.

《胎产书》的中医学术价值研究

马王堆汉墓是西汉初期长沙国丞相、轪侯利苍家族墓地，出土了三千多件珍贵文物，是近代中国考古史上的一项重大发现，不仅丰富了中国的文化遗产，还展示了中国古代文明灿烂辉煌的成就[1]。直到 1973 年底，马王堆三号西汉墓出土了 16 种医书，其中《胎产书》是迄今为止最早的妇产科著作，记载了十月成胎、养胎、产后保健等见解，展示了古人对于胎产的认识、古代医疗水平和当时的健康理念等内容，对研究汉代及汉代以前妇产医学具有重要参考价值。

一、《胎产书》的历史与文本分析

出土时发现，《胎产书》被书写在缣帛上。缣帛是一种丝织品，具有质地柔软、便于携带的特点，同时具有一定吸墨性，纤维结构稳定，故其上字迹至今仍清晰可见。但缣帛的缺点是易损，故医书出现边缘破损、洞孔或部分内容丢失，至今仍有研究者不断对其进行复原拾遗，但对于某些关键字词的考证和解读仍存在一定争议[2]。

例如倪世美在《马王堆帛书〈养生方〉"加"义明辨》中认为，"加"的意思是"增益"而非"补益"，故应该分析解释为"益寿"[3]。广濑薰雄经考证发现，"女子鲜子者产，令它人抱其□，以去溪谷，濯其包（胞），以新布裹之，为三约以敛之，入鬵中，令其母自操，入溪谷□之三，置去，归勿顾；即令它人善狸（埋）之"，辨认出残字"鬵"，表示器物名，"入鬵中"的意思是将包裹好的胞衣放入大釜中[4]。同时《胎产书》中还提出了一些妇科名词术语，例如月朔、且垂字、治字等。月朔是指妇女月经，且垂字是指妇女将临产的情况，而妇人产后的处理是"治字"[5]。

二、《胎产书》中"人字图"与"禹藏埋胞图"

《胎产书》上部是两幅彩图，分别是"人字图"和"禹藏埋胞图"，共同绘在一幅长方形帛上，可惜在出土时均已破损。右上部的"人字图"，据研究可能是用以占卜新生儿命运的工具，主要将人的头身四肢与十二地支结合起来，可预测未来命运的好坏，但由于缺乏说明文字，因此难以确认。左上部的"禹藏埋胞图"是古人对埋藏胞衣时间和方位的结合。在当时的迷信色彩下，古人认为胞衣和胎儿曾是一体，生产后亦保留着神秘的联系，故将埋胞衣视为一件非常重要的事[6]。后人发现，胞衣入药具有补气养血、养精补肾之效，改名为紫河车，可治疗虚劳羸弱、肺肾两虚之咳嗽气喘、肾气不足之不育不孕[7]。现代研究发现，紫河车能够增强免疫，具有类激素作用及抗肿瘤等多种药理作用，而这些发现可能是基于古人对胞衣的持续重视[8]。

三、《胎产书》中胎产生殖理论

该书没有明确的篇章划分，主要以妊娠按月养生的观点为主线，提出了一系列胎产生殖的论述和观点，对逐月养胎、产后护理和婴儿养护等内容进行了详细描述[9]。书中提出"一月名曰流刑，食饮必精，酸羹必熟"，指的是怀孕第一个月胎儿如同流动的物质，尚未形成明确的形态，妊娠妇女须饮食精美，酸味的食物必须烹饪熟透；"二月始膏，毋食辛臊，居处必静"，指的是怀孕第二个月胎儿开始像膏脂凝聚稠密，不可食辛辣燥热之品，且孕妇须居于安静的地方；"三月始脂，果隋宵效"，指较前胎儿体脂积累，身体进一步分化，孕妇须在夜间和宵夜时适当增加水果和隋（一种古代食物，类似于现代的粥或软食）；"四月而水受（授）之，乃始成血，其食稻麦，鲜鱼，清血而明目"，表明胎儿开始形成血液循环，可食稻谷、小麦、鳝鱼，具有清血明目的功效。

尽管和西医学对胎儿发育的理解不同，但体现了古代中国人对胎儿发育过程的理解和观察，并创造性提出逐月养胎法，是目前世界医学史最早发现的有关胎儿逐月发育的记载[10]。此外，书中还包括产后护理，但因古人时代局限，故须批判性思考和认识。"可取婴儿所浴者水半桮（杯）饮母，母亦毋（无）

余病。"提到产妇预防疾病,可服初生儿浴后的水。但如今以西医学角度来看,无疑是值得摒弃的观念。对婴儿养护方面,书中提到"子既产,置土上……令婴儿……其身尽得土,乃浴之,为劲有力",认为婴儿出生得土,可强健体魄,与现今部分地区"接地气"之说有异曲同工之处。此外,土作为五行之一,具有承载和稳定的作用,可促进婴儿发育成长。可见《胎产书》中不仅涵盖了妇女胎产、婴儿养育的理念,也包含中医相关术语和概念。

四、《胎产书》的中医理论

1. 阴阳理论

古人认为单日为奇数,属阳,双日为偶数,属阴。"禹问幼频曰,我欲殖人产子,何如而有?幼频答曰,月朔已去汁□,三日中从之,有子。其一日(一)南(男),其二日女殹(也)。"书中提到夫妻单日交合则孕男孩,反之则孕女孩,男女、奇偶互为对立,体现了《胎产书》中阴阳理念的运用[11]。书中还提到产后胞衣的处理和埋葬,帛书曰:"字而多男无女者而欲女,后□□□□胞埋阴垣下。多女无男,亦取胞埋阳垣下。"认为经常生男孩而不生女孩者,如欲生女孩,可把产后胞衣埋于墙垣的阴面;反之可将胞衣埋葬在阳面。此外,书中描述食雌鸡产女、食"蜂房中子(蛹)"产男,都是古人通过食阴阳、雌雄对立的食物,以期生育不同性别的胎儿,体现了古人阴阳理念在实际生活的应用。

2. 五行理论

五行理念主要集中在孕产期管理中的应用,书曰:"四月而水受之,乃使成血……五月而火受之,乃使成气……六月而金受之,乃使成筋……七月而木受之,乃使成骨……八月而土受之,乃使成肤革。"水血、火气、金筋、木骨、土肤,体现了五行和婴儿成形过程中产生的血、气、筋骨和肌肤一一对应,也是五行化气成形的理念体现[12]。五行各自具有特殊的气化成形功能,可促进物质与能量之间的转换,同时增强构成人体基本物质的生成和转化。

3. 气血理论

中医学认为，气为血之帅，血为气之母，气血调和是保证妊娠顺利进行的基础。《胎产书》中提出，孕妇宜根据胎儿孕育月份更换食谱，比如四月胎儿成血，宜食鳝鱼，可清血明目，五月胎儿成气，宜羹牛羊偏温热之品，可见西汉时期，对妇女妊娠期间的气血调理之重视[13]。气血与女性生理密切相关，《灵枢》曰："妇人之生，有余于气，不足于血，以其数脱血也。"可知气血对妊娠妇女之重要性，而《黄帝内经》作为与《胎产书》同时期的作品，两者在学术思想和临床方法上有相似和差异之处。

五、《胎产书》与其他古代医学文献的比较

公元前 2 世纪至公元前 1 世纪之间成书的《黄帝内经》中，也对妇女胎产提出了相似中医理论，比如整体观念、阴阳五行理念。《黄帝内经》曰："帝曰，岁有胎孕不育，治之不全，何气使然？岐伯曰，六气五类，有相胜制也，同者盛之，异者衰之，此天地之道，生化之常也。"可见比起《胎产书》中专注于产科具体问题、实际操作方法和生活方式建议，《黄帝内经》更强调妊娠和分娩是自然法则的体现，注重整体生理平衡。同时，《黄帝内经》对妇女不育、胎疾、乳子热病等具体疾病有更为详细的阐述，比如"厥阴在泉""太阳在泉"，人类繁殖功能均下降而不易成孕，反之"太阳司天、太阴在泉"，人类繁殖力旺盛，更易成孕，指导夫妻可根据运气变更选择受孕时机[14]。而《胎产书》中建议服食"九宗之草"延续子嗣，同时"夫妻共以酒，饮之"。根据现有文献记载，推断九宗之草是"韭菜类似物"，《马王堆汉墓医书校释（贰）》释为一种分叶多、象征宗族繁衍茂盛的药草，可能是取其繁殖力盛的性能，体现了古人取类比象思维，亦是中医理论的体现。

《素问·奇病论》曰："人生而有病癫疾者，病名曰何？安所得之？岐伯曰，病名为胎病，此得之在母腹中时，其母有所大惊，气上而不下，精气并居，故令子发为癫疾也。"认为胎儿发先天性癫痫是由于孕妇突然受到剧烈的惊吓刺激，致使母体气机逆乱，导致"胎癫疾"[15]，这可能是《胎产书》孕妇"居处必静"建议的源头。此外，《黄帝内经》指出"乳子中风热，喘鸣肩

息者，脉何如？岐伯曰，喘鸣肩息者，脉实大也，缓则生，急则死"，实则是对产后发热的临床特点及预后的整体描述。而《胎产书》中建议为避免婴儿皮肤病，将产妇分娩时所用之席烧成灰烬以洗浴婴儿，用现代眼光来看也避免了产后发热的可能性。可见《胎产书》是孕产护理的实用经验总结，而《黄帝内经》则是中医理论和临床疾病集大成者，两者共同构成了中国古代妇产医学的重要内容。

六、小结

《胎产书》是西汉时期一部重要妇产科医学文献，其传统治疗方法对现代妇产科具有重要的价值，尤其在中医学领域中的应用尤为显著。《胎产书》详细描述了妊娠期间母体的生理变化和胎儿的生长发育过程，对孕期疾病的病因、病机、诊断和治疗进行了系统阐述，丰富了中医学的妊娠生理病理理论。此外，《胎产书》中关于孕期饮食、优生优育理念，为现代孕期保健提供了参考，与西医学中关于优生学的理念不谋而合。此书作为中医文化的载体，为现代妇产医学教育和研究提供了丰富的历史资料，对于理解妇产科医学的发展历程和未来趋势具有重要意义。

（邓国倩）

参考文献

［1］葛晓舒，魏一苇，谭玉美，等.马王堆汉墓医书对先秦秦汉养生思想的借鉴与创新［J］.湖南中医药大学学报，2020，40（12）：1576-1580.

［2］刘玉环.《马王堆汉墓帛书［肆］》补释［J］.贵州师范大学学报（社会科学版），2013（03）：75-78.

［3］王群，张其成.马王堆汉墓简帛医书生育观研究现状综述［C］.中华中医药学会中医药文化分会第二十次中医药文化学术研讨会论文集.杭州，2017：44-47.

［4］广濑薰雄.长沙马王堆汉墓医书复原拾遗［J］.中医药文化，2022，17（06）：481-492.

［5］杨艳芳.唐以前中医妇科文献研究［D］.郑州：河南中医药大学，2011.

［6］王一花，张如青.《胎产书》研究现状刍议［J］.中国中医基础医学杂志，2023，29（06）：1032-1035.

［7］闫晨华，陆道培.胎盘免疫调节因子的研究进展［J］.中华放射医学与防护杂志，2006，26（04）：420-421.

［8］钟文霞，张琦.紫河车化学成分和药理作用研究进展［J］.中国实验方剂学杂志，2024，30（24）：289-298.

［9］曹碧晏，王明强.论我国古代医学的4种胎相学说［J］.中华中医药杂志，2022，37（02）：678-682.

［10］王卉.马王堆汉墓帛书《胎产书》研究综述［J］.湖南省博物馆馆刊，2012，9：55-63.

［11］李春艳.马王堆汉墓出土帛书《胎产书》对《周易》优生理论的运用［J］.山西档案，2016（01）：134-136.

［12］李欢玉，雷磊.浅析《胎产书》的胎孕胎育理论［J］.湖南中医药大学学报，2013，33（05）：15-17.

［13］旷惠桃.马王堆帛书《胎产书》对优生学的贡献［J］.湖南中医学院学报，1987（03）：41-42.

［14］周亚红，陶国水.《黄帝内经》五运六气胎孕理论的思考与实践［J］.中医药临床杂志，2020，32（12）：2221-2224.

［15］张登本，陈震霖.《黄帝内经》论妇科及其意义［J］.中医药通报，2024，23（07）：1-5.

浅议"却谷食气"与间歇性能量限制

1973 年 12 月，考古人员从马王堆三号汉墓中发掘出土帛书医简共 16 种，包括《五十二病方》《脉法》《阴阳脉死候》《却谷食气》《导引图》《养生方》等，其中《却谷食气》是目前最早描述辟谷气功的文献，古人认为可以通过辟谷和练习气功来治疗疾病和强身保健，这与现代医学提倡的间歇性能量限制（IER）十分相似。本文拟回顾梳理却谷食气疗法，探讨内涵并与 IER 作对比，以拓展其使用。

一、却谷食气的原义

帛书《却谷食气》包括"却谷食气"及"经脉"两部分，"却谷食气"原文写作"去谷食气"，行文 400 余字："却谷者食石韦。朔日食质，日加一节，旬五而止。月大始眺，日去一节，至晦而复质，与月进退。"[1] 详细描述了如何根据月的阴晴圆缺服用石韦来替代谷物进行辟谷。"为首重、足轻、体轸，则呴吹之，视利止"，指配合导引食气法以缓解辟谷所带来的头重脚轻和身体浮肿（另有释义为体痛）等不良反应，并对不同年龄层次的人群结合四季时节气候练习导引功法作出说明，最终达到"视利止"，即缓解疾病不适、强身健体的目的[2-3]。

二、却谷食气的历史沿革

据考证，帛书《却谷食气》成书于汉初[1]，"却谷"意同"辟谷"，也作"谷道、断谷、绝谷"，同时期班固所著《汉书·卷二十五上·郊祀志第五上》记载："李少君亦以祠灶、谷道、却老方见上……李奇曰，谷道，辟谷不食之道也。"《汉书·卷四十·张陈王周传第十》记载："良从入关，性多疾，即道引不食谷，孟康曰，服辟谷药而静居行气。"均说明辟谷的内涵为辟谷食饵，即不食五谷而服用药物，辅以导引，有养生和治疗疾病的作用。《神农本草经》记载五色石脂、禹余粮、茯苓、柏实、麦冬、泽泻、枳实、旋华、榆皮等多种药物具有久服不饥、轻身延年之效。"食气导引"是上古时期出现的将呼吸运动与肢体运动相结合的一种养生术，最早记载见于《吕氏春秋》《黄帝内经》等书籍[4]，是一种特殊的运动锻炼方式，包括五禽戏、八段锦、太极等。《三国志·魏书·华佗传》中华佗曰："人体欲得劳动，但不当使极尔。动摇则谷气得消，血脉流通，病不得生，譬犹户枢不朽是也，是以古之仙者为导引之事。"说明当时医家已认识到导引对健康的益处。晋代葛洪《抱朴子内篇·卷十五·杂应》中抱朴子与人对答曰："断谷人止可息看粮之费，不能独令人长生也。问诸曾断谷积久者云，差少病痛，胜于食谷时。其服术及饵黄精，又禹馀粮丸，日再服，三日，令人多气力，堪负担远行，身轻不极……养生之尽理者，既将服神药，又行气不懈，朝夕导引，以宣动荣卫，使无辍阂……如此可以不病。"表明当时古人已意识到仅断谷不食不能使人长寿，反增加病痛不适，须配合导引之术方可长生不病；至唐代，孙思邈于《千金翼方·卷第十三·辟谷》记录茯苓方、松柏脂、仙方凝灵膏等多首方剂供欲绝谷者服用；北宋《圣济总录·卷第一百九十八·神仙服饵门》中详细说明了绝谷行气的理念、方法、调摄、不良反应及解决措施；金代张从正《儒门事亲·卷十五·辟谷绝食第十八》收录辟谷方、茯苓饼子、保命丹，啜以米饮稀粥少少送服，可永不饥；明代万全《养生四要·卷之五·养生总论》曰："养生之道，只要不思声色，不思胜负，不思得失，不思荣辱，心无烦恼，形无劳倦，而兼之以导引，助之以服饵，未有不长生者也。服饵之物，谷肉菜果为上，草木次之，金石为下。"说明导引服饵在养生长寿中的重要性，并对制饵之品提出新的分类看法。同时期的李时珍在《本草纲目·谷部》收录白油麻、粳米、青粱米、黑大豆等多种可供济饥辟谷的药食两用之品。清代陶东亭《惠直堂经验方·救荒门》中记有黄精、行军辟谷方、防饥救生四果丹等方药 11 首，行军辟谷方更具有"颜色日增、气力加倍"之效；清咸丰八年刊印的《卫生要术》录有导引功法易筋经图谱，更将其作为清代军营中强身习武所用的功法[5]。

从上文可见，却谷食气在以养生为主、治病为辅的中国古代医学中占据一定地位，并形成独特体系。

三、间歇性能量限制与却谷食气

20世纪30年代，McCay发现对实验大鼠限制饮食可延长其寿命2倍[6]；能量限制（CR）的概念随之创立，随后一系列的研究报告称CR可延缓或预防与年龄相关的疾病发生，而饮食成分的选择是其起长寿效应的决定控制因素[7]，这与中国古代医学中"辟谷食饵"的养生观念吻合。

2000年，间歇性禁食（IF）、时间限制喂养（TRF）等概念相继提出[8]，它们最终都被归类为IER；IER是按照一定规律在规定时期内禁食或给予有限能量摄入的饮食模式，其包含IF（持续12小时以上的长时间禁食）、TRF（限制每天的食物摄入时间在8小时以内或更短）、隔日禁食（ADF）、定期禁食等[9]，是目前指南建议适用于肥胖及代谢综合征人群的一种治疗方法[10-11]。研究发现，禁食后由肝脏将脂肪酸转化的酮体是大脑的主要代谢底物，在维持健康和延缓衰老过程中发挥着重要作用，并诱导许多蛋白质的产生，调节信号传导途径以改善血糖，减少腹部脂肪，调节血压和心率[12]。对于肥胖患者，IER是一种有效的减肥方法，可减少促炎和氧化应激因子，改善胰岛素抵抗，并可在试验10~12周后减轻约5kg体重[13]；对于代谢综合征患者，IER可以改善其生物标志物如体重、体脂、去脂体重、甘油三酯（TG）、高密度脂蛋白胆固醇和空腹血糖等水平[14]。比起单一限制能量摄入，Bhutani S通过随机对照试验发现，ADF结合耐力运动12周比单纯ADF或运动体重下降更明显，且饥饿感并未增加，反而减少不受控制的饮食和情绪化饮食[15]；Keenan S等通过系统回顾分析8项相关研究发现，IF与阻力训练相结合通常可以维持去脂体重，并且还可以促进减脂[16]。不仅如此，动物研究数据表明，严格的能量限制可延缓衰老，配合锻炼更是延长健康寿命的有效方式，与"辟谷食饵"相似的是，研究者提出白藜芦醇、二甲双胍等药物可以模拟CR，通过激活相应的代谢或反应途径而起相同效果[17-18]。更有Mattson MP梳理多项研究发现，IER结合运动可以增强突触可塑性、神经干细胞分裂和大脑认知功能，通过多途径激活神经元的适应性应激反应，以减少神经元对衰老和疾病的脆弱性，并促进脑部创伤和缺血性损伤的恢复，由此Mattson MP认为遵循一定的IER和锻炼方法，对于体重正常的人可以优化大脑性能，对于超重和久坐的人可以改善大脑健康并降低患神经退行性疾病的风险[19]，这与中医学"却谷食气"的养生方法不谋而合。

由此可见，IER 与"却谷食气"的相似之处颇多，但归根结底，二者的理论基础不同，IER 是基于现代饮食和久坐导致的慢性能量正平衡对机体产生不利影响提出[19]，"却谷食气"却以"气足不思食"为理论依据，基于中医学的"气一元论"[20]。

四、却谷食气的现代研究进展

在外国学者对 CR 开展一系列研究时，国内学者也开始探索辟谷导引，试图揭开其"神化"面纱，阐述其科学内涵。1989 年，楼锦新观察 13 位辟谷气功人群的肝肾功能、血脂等指标，证实了辟谷导引效果真实性和对人体的无害[21]。1995 年，戴闽星等人观察 62 例辟谷气功对象体外模拟血栓情况后认为辟谷导引具有降低血液凝聚性和改善血液流动性的作用[22]。2006 年，许峰等人对小鼠实行"辟谷食饵"，发现能维护小鼠的正常生存质量、血常规指标和肝肾功能，并减重[23]；2020 年，张汀滢等研究者通过回顾性临床观察纳入 129 名服药辟谷患者，证实服药辟谷对超重 / 肥胖、高血压、高血糖、高甘油三酯等心血管疾病危险因素有改善作用。柯雄文等招募 23 名中心性肥胖受试者进行为期 7 天的辟谷导引试验，受试者的体重、脂肪、BMI、腰围、臀围均显著降低，肝肾功能未见异常，主观反馈无明显不良反应。柯雄文等研究者认为辟谷导引存在一定可行性，但仍须进一步完善和大量临床数据支持[24]。

五、结语

综上所述，却谷食气不仅与 IER 有许多相似之处，而且历史更加悠久，但其背后的机制和适用范围仍有待研究，是否可据两者的相似之处，结合 IER 现有的研究情况进行试验，改善方案并实践于临床呢？如却谷食气是否与 IER 一样具有抗炎、保护脑神经、延缓衰老的作用，其诱导的信号通路是否一致？却谷食饵的药方是否比白藜芦醇、二甲双胍等药物更适合替代模拟 CR 呢？仍需要相关研究者的努力探索。

（黄湘宁）

参考文献

［1］唐兰.马王堆帛书《却谷食气篇》考［J］.文物，1975（06）：14-15.

［2］刘士敬，张晓阳，钱超尘."却谷食气"试释［J］.按摩与导引，1991（05）：5-6.

［3］吴志超，沈寿.《却谷食气篇》初探［J］.北京体育学院学报，1981（03）：13-18.

［4］葛志毅.中国古代医药及导引养生诸术考论［J］.古代文明，2015，9（03）：57-73.

［5］张志斌.古本《易筋经》图考［J］.中华医史杂志，2015，45（05）：299-305+封4.

［6］CM Mccay，MF Crowell，LA Maynard. The Effect of Retarded Growth Upon the Length of Life Span and Upon the Ultimate Body Size［J］.The Journal of Nutrition，1989，5（03）：155-172.

［7］HWANGBO DS，LEE HY，ABOZAID LS，et al. Mechanisms of Lifespan Regulation by Calorie Restriction and Intermittent Fasting in Model Organisms［J］.Nutrients，2020，12（04）：1194.

［8］ANSON RM，Guo Z，de Cabo R，et al. Intermittent fasting dissociates beneficial effects of dietary restriction on glucose metabolism and neuronal resistance to injury from calorie intake［J］.Proc Natl Acad Sci USA，2003，100（10）：6216-6220.

［9］ANTON S D，MOEHL K，DONAHOO W T，et al. Flipping the Metabolic Switch：Understanding and Applying the Health Benefits of Fasting［J］.Obesity（Silver Spring），2018，26（02）：254-268.

［10］LAMBERT DC，KANE J，NEWBERRY C.Lifestyle Therapy for Obesity［J］. Gastrointestinal Endoscopy Clinics of North America，2024，34（04）：577-589.

［11］中国医疗保健国际交流促进会营养与代谢管理分会，中国营养学会临床营养分会，中华医学会糖尿病学分会，等.中国超重/肥胖医学营养治疗指南（2021）［J］.中国医学前沿杂志（电子版），2021，13（11）：1-55.

［12］LONGO V D，MATTSON M P.Fasting: molecular mechanisms and clinical applications［J］.Cell Metab，2014，19（02）：181-192.

［13］STANEK A，BROZYNA-TKACZYK K，ZOLGHADRI S，et al. The Role of Intermittent Energy Restriction Diet on Metabolic Profile and Weight Loss among Obese Adults［J］. Nutrients，2022，14（07）：1509.

［14］XU R，CAO Y，WANG P Y，et al.Intermittent energy restriction vs. continuous energy restriction on cardiometabolic risk factors in patients with metabolic syndrome: a meta-analysis and systematic review［J］.Front Nutr，2023，10：1090792.

［15］BHUTANI S，KLEMPEL M C，KROEGER C M，et al. Effect of exercising while fasting on eating behaviors and food intake［J］.J Int Soc Sports Nutr，2013，10（01）：50.

［16］KEENAN S，COOKE M B，BELSKI R.The Effects of Intermittent Fasting Combined with Resistance Training on Lean Body Mass: A Systematic Review of Human Studies［J］.Nutrients，2020，12（08）：2349.

［17］MERCKEN E M，CARBONEAU B A，KRZYSIK-WALKER S M，et al. Of mice and men: the benefits of caloric restriction, exercise, and mimetics［J］. Ageing Res Rev，2012，11（03）：390-398.

［18］PIFFERI F，AUJARD F. Caloric restriction，longevity and aging: Recent contributions from human and non-human primate studies［J］.Prog Neuropsychopharmacol Biol Psychiatry，2019，95：109702.

［19］MATTSON M P. Energy intake and exercise as determinants of brain health and vulnerability to injury and disease.［J］.Cell metabolism，2012，16（06）：706-722.

［20］燕晓雯，郭建红，俞海虹，等.6名辟谷受试者体质量、血压、血糖观察及辟谷养生技术分析［J］.中华中医药杂志，2016，31（02）：627-629.

［21］楼锦新.辟谷前后血液生化指标变化及人群试验观察［J］.医学研究

通讯，1990（03）：29.

　　［22］戴闽星，戴稼禾，浦勤宪，等．辟谷气功62例体外模拟血栓指标的观察［J］．上海中医药杂志，1995（05）：17-18.

　　［23］许锋，沈晓东，王玉英，等．"辟谷食饵"对小鼠生理生化指标的影响［J］．实验动物与比较医学，2006（02）：105-107.

　　［24］柯雄文，石爱桥，刘新，等．热量限制结合导引运动对中心性肥胖的临床效果［J］．武汉体育学院学报，2020，54（08）：94-100.

《五十二病方》的基本治则与方药特色

　　《五十二病方》（以下简称《病方》）是中国古代医学宝库中的一颗璀璨明珠，其内容丰富，方药独特，不仅反映了先秦时期的医学水平，更是中医学"辨证论治"思想的萌芽[1]。《病方》所体现的中医基本治则包括区分缓急、治求标本，三因制宜、治分异同，调整阴阳、随证施治等。这些治则不仅体现了中医学的整体观念，也展示了古代医家对疾病治疗的深刻理解。

　　《病方》收载近300首医方，使用了约247种药物，涵盖了多种剂型[2]。总结发现，《病方》具有随证立法、以法制方，用药古朴、注重实用，据病列方、分类简洁，制方严谨、加减灵活，重视阳气、善用温阳，剂型多样、精巧实用，讲究煎服、注重调护等用药特色[3]，不仅体现了古代医家的精湛技艺，也为现代中医临床提供了宝贵的参考。本文通过总结和归纳《病方》的基本治则与方药特色，使我们可以更好地理解古代医学的智慧，并将其应用于现代医疗实践中，以期为患者提供更加精准和有效的治疗方案。

一、基本治则

　　《病方》虽没有明确讨论治则相关内容，但所记载的疾病及用方等内容，无不体现了先秦以前的中医治则思想，也是中医学"辨证论治"思想的萌芽阶段[4]。《病方》反映的基本治则可以总结为区分缓急、治求标本，三因制宜、治分异同，调整阴阳、随证施治等几个方面。

1.区分缓急、治求标本

　　在治疗中区分病势、证候的轻重缓急，急则治其标，缓则治其本，方可不延误病情。如《病方·肠颓》曰："先上卵，引下其皮，以砭穿其隋（膪）旁。"

用砭石刺络放血，使热毒外泄，肿消痛减，反映了急症的治法。《病方·诸伤》云："止血出者，燔发，以安（按）其痏。"是采用血余炭治疗急症出血的最早记载[5]。此外，书中也记载了防止创伤后留瘢的缓治之法。如《病方·诸伤》曰："令伤毋般（瘢），取彘膏、□衍并冶，傅之""以男子洎傅之，皆不般（瘢）""久伤者，茅（蕱）杏核中人（仁），以职（膱）膏弁，封痏，虫即出。"金伤经久不愈，正气亏虚，邪毒内陷，形成慢性溃疡，感染生虫，病势较缓，可用猪油调和碎杏仁贴敷伤口，待虫出，则伤口愈合。

治求标本，即根据病变过程中各种矛盾的主次关系进行治疗[6]。如《病方·诸伤》治疗伤症："以续断根一把，独活长支（枝）者二廷（梃），黄芩二梃，甘草□廷（梃）……即并煎至孰（熟），以布捉取，出其汁，以陈缊浸溃傅之。"本方以续断为主，补肝肾，强筋骨，续折伤，以治本。《病方·雎（疽）病》曰："诸疽物初发者，取大叔（菽）一斗，熬孰（熟）……醇酒一斗淳之，□□即取其汁尽饮之。"痈疽由外感六淫、内郁湿热火毒引起营卫不和，邪热壅聚，气血凝滞而成，酒煮大豆可助通血脉，行药势，以治疾病之本。《病方·毒乌豙（喙）者》记载治疗毒乌豙（喙）者"屑勺（芍）药，以□（酒）半桮（杯），以三指大捽（撮）饮之"，用芍药清热凉血、化瘀止痛，以治其本。

《病方·诸伤》描述了用血余炭、蒲席灰快速止血以治其标，也描述了用乌头治疗金刃所伤，镇静止痛，即："金伤者，以方（肪）膏、乌豙（喙）□□，皆相合煎，施之。"书中也有关于标本兼治的记载，如《病方·蚖（蝘）（啮）》曰："蚖（蝘）（啮），（蕱）兰，以酒沃，饮其汁，以宰（滓）封其痏，数更之。"以酒煎煮兰草治疗毒蛇咬伤，能利水道、杀蛊毒、通血脉、散毒邪，是为治本；取药滓外敷伤口，是为治标。《病方·诸伤》云："燔白鸡毛及人发，冶各等。百草末八灰……温酒一音杯中，饮之。"本法以温酒温通血脉，治伤病之本；以百草灰、血余炭收敛止血，治出血之标。

2. 三因制宜、治分异同

地理环境、时令气候和个体差异均可影响疾病的发生、发展与转归，按照时令、地域和人体因素，制定适宜的治法，是中医学整体观念的实际运用[7]。如《病方·脉者（痔）》曰："脉者（痔），取野兽肉食者五物之毛等，燔冶，合捣□（裹）。诲（每）旦先食，取三指大撮三，以温酒一杯和，饮之。到莫（暮）有（又）先食饮，如前数。"取肉食类野兽的兽毛，燔烤成炭，早晚饭前用温酒调服，以治疗脉痔。晨起阳气生发，可助药力速至病处；夜晚阳气潜伏，再服以续药力。这种因时服药之法是中医时间医学应用于治疗的最早记载[8]。白蔹、百合和酸浆等均产自南楚地域，人们就地取材，治疗疾病。周德生[9]认为《病方》可能是南楚地域的民间验方集，具有南楚语言特点和地域风俗，使用了大量地方药物。这也从侧面反映了《病方》具有因地制宜的特点。《病方·婴儿病间（痫）方》曰："婴儿病间（痫）方：取雷尾（矢）三果（颗），冶，以猪煎膏和之。小婴儿以水半斗，大者以一斗，三分和，取一分置水中，挠，以浴之。"根据婴儿的年龄大小确定药量，体现了因人制宜的特点。

《病方》以病分类，每种疾病可能包括多个治疗方药，体现了同病异治。如《病方·癃病》曰："以水一斗煮葵种一斗，浚取其汁，以其汁煮胶一廷（梃）半""湮汲水三斗，以龙须一束，并者（煮）""久（灸）左足中指"，根据"癃病"的不同病机，分别用冬葵种、龙须或灸法进行治疗。《病方·疽（疽）病》将疽（疽）病分为肉疽、骨疽和肾疽，并采用不同的方药治疗。此外，也有关于异病同治的记载。如用人尿配伍他药，治疗多种病症，用陈葵治疗疕病、加（痂）病和膏弱（溺）等。《病方·久（身）疕》曰："畜葵，渍以水。"《病方·加（痂）》曰："取陈葵茎，燔冶之。"《病方·膏弱（溺）》曰："以水与弱（溺）煮陈葵种而饮之。"

3.调整阴阳、随证施治

随证施治是基于疾病的病因病机，针对主证进行治疗，包括寒者热之、热者寒之、惊者平之、火郁发之、散者收之、引而竭之、坚者削之、汗而发之和结者散之等。如《病方·伤痉》曰："冶黄黔（芩）、甘草相半，即以彘膏财足以煎之""择薤一把，以敦（淳）酒半斗者（煮）沸。"体现了以寒治热和以热治寒的特点。《病方·毒乌豙（喙）者》曰："煮铁，饮之。"即以铁重镇安神，治疗毒箭所伤的惊悸和烦躁之症。《病方·疽（疽）病》云："疽（疽）始起，取商牢，溃醢中，以熨其种（肿）处。"反映了以商陆消积软坚、消散痈肿疮疽。

二、方药特色

《病方》收载近 300 首医方，使用药物约 247 种，包括 10 余种剂型，在方剂的分类、治法、组方和制剂等方面特色突出[10]。

1. 随证立法、以法制方

《病方》载有汗、清、温、消和补等多种治法。如《病方·伤痉》云"一熨寒汗出""即温衣陕（夹）坐四旁，汗出到足"，记载了以汗法治疗痉病。《病方·睢（疽）病》曰"血睢（疽）始发……戴糁、黄芩、白蔹"以及采用"桂、椒"治之，即以清法或温法治疗不同证型的疽病。此外还有使用冬葵子利尿治疗癃病，蒺藜和白蒿破血解毒，疗蝎蜇伤，使用狗胆以消瘛等，均体现了消法的应用。关于补法的记载，如用鹿肉和野猪肉补益脏腑，用青粱米补脾胃、养肾气，用胶米补虚等[11]。

2. 用药古朴、注重实用

《病方》大量描述了"稻"类、"苔"类、"麦"类、"椒""薤白""冬葵子""彘"等常见药食同源类药物的使用经验，用药简便而古朴[12]。如《病方·癃病》曰："乾葱□，盐隋（膛）炙尻""即烧陈稾其中""煮胶一参，米一升。"同时，部分条文有"令（良）""良""尝试""已验"等文字[13]，一定程度上反映了《病方》是经过人们实践检验的成果，为注重经验的实用型方书[12]。如《病方·婴儿瘛（瘿）》曰："婴儿瘛……令。"《病方·脉者（痔）》曰："脉者（痔）……尝试。"《病方·胕腺》曰："夏日取堇叶……此皆已验。"

3. 据病列方、分类简洁

《病方》采用疾病分类的方法，将所载方剂列于具体疾病之下。各种疾病所附的方剂数量不同，如"癃病"包括 27 首方，"肠颓"附有 24 首方，"婴儿瘛（瘿）""婴儿索痉""夕（腋）下""冥（螟）病"仅有 1 方。这种以病类方之法，简洁方便，为后世所沿用[11]。

4. 制方严谨、加减灵活

《病方》的组方是有规律的，如治疗疽（疽）病，一方由黄芪、白蔹、桂、芍药、姜、椒、茱萸和酒等药物组成，加用甘草组成另一方，可见其组方基本固定，适当进行加减，反映出了较高的组方水平。同时，《病方·疽（疽）病》云"骨疽（疽）倍白蔹（蔹），肉疽（疽）倍黄蓍（芪），肾疽（疽）倍芍乐（药）"，说明不同疽（疽）病须调整药物用量，反映了随证加减药物的思想及早期方剂的发展与进步[12]。

5. 重视阳气、善用温阳

《病方·肠颓》云："而久（灸）其泰（太）阴，泰（太）阳、□□（厥阴）。"可见，《病方》离不开阴阳思想的指导[14]。书中记载了多种温阳的治法及药物，体现了该时代的重阳思想。如《病方·诸伤》曰："膏、甘草各二，桂、姜、椒各一。"《病方·伤痉》曰："择薤一把，以敦（淳）酒半斗者（煮）沸。"《病方·癫病》曰："久（灸）左足中指。"

6. 剂型多样、精巧实用

《病方》包括饼、丸、酒、曲、油、汤、散、胶、丹、药浆和膏等多种剂型，以适应疾病的轻重缓急、患者的体质以及年龄等。药剂的具体组成和制法，都有明确记载。如《病方·大带者》曰"以清煮胶，以塗（涂）之"，制胶涂抹患处。《病方·癫病》曰"湮汲水三斗，以龙须一束，并者（煮）"，煮成汤药服用。《病方·干骚（瘙）》曰"以般（瘢）服（茯）零（苓），最（撮）取大者一枚，寿（捣）。寿（捣）之以春，脂弁之，以为大丸。"，制作药丸，治疗干骚（瘙）。《病方·伤痉》曰"冶黄黔（芩）、甘草相半，即以蠡膏财足以煎之"，即为制作膏剂而治疗伤痉。《病方》丰富多样的制剂方法和剂型，反映了当时精湛的制剂工艺。

7. 讲究煎服、注重调护

《病方》对煎药法十分讲究。煎药器具包括甑、瓦鬻、瓦赤釜、金铫和鼎等，但多以陶器为主。煎药溶媒包括水（60方）、油脂（46方）、酒（39方）、醋（20方）和溺（8方）等[15-16]。煎药火候分为急火和慢火，如"疾沸""疾炊""烹"和"煮"等。药物煎煮有先后次序，也有分次煎煮和去滓重煎等[17]。如《病方·癃病》曰："取枣种麤屑二升，葵种一升，合挠，三分之，以水一斗煮一分，孰（熟），去滓，有（又）煮一分，如此以尽三分。"即为分次煎煮。《病方·蚖（蠚）（螫）》曰："享（烹）三宿雄鸡二，洎水三斗，孰（熟）而出，及（汲）汁更洎。"即为去滓重煎。

同时，《病方》对服用药物的时间、方法、药量、频数和注意事项等内容，也做了详细说明。服药时间包括平旦服、饭前服和不拘时服等。服药量需要根据年龄和体质进行调整，如"婴以一升""大口者八十，小者卅"等。服药次数包括"日一饮""日二服""日四次"等。服药方法多样，如顿服、频服、热服和空腹服等。《病方》也特别强调了服药禁忌，如《病方·诸伤》云："治病时，毋食鱼、彘肉、马肉、龟、虫、荤、麻洙采（菜），毋近内，病已如故。"《病方》所载煎服法详细，保证了方药疗效。

三、讨论

《病方》作为古代重要医学文献，其基本治则和方药特色为现代中医临床提供了丰富的理论资源和实践指导。本文通过对《病方》进行深入分析，揭示了其在中医辨证论治及方剂学等方面的成就。

1.《病方》与现代中医辨证论治的关系

《病方》中体现的治则思想，如区分缓急、治求标本，三因制宜、治分异同，调整阴阳、随证施治等，与现代中医辨证论治的原则不谋而合。这些治则不仅体现了中医学的整体观和动态观，也为现代中医临床提供了治疗各种复杂病症的理论基础[18]。在现代医学模式下，中医辨证论治的优势在于其个性化和精准化的治疗方案，这与《病方》中的治则思想相契合。

2.《病方》方药特色对现代中医临床的启示

《病方》中的方药特色，如随证立法、用药古朴、剂型多样等，为现代中医临床提供了宝贵的经验和启示。尤其是在药物的选择和剂型的创新上，可以借鉴《病方》的经验，结合现代科学技术，开发出更多适合现代人体质和疾病特点的中药制剂。此外，《病方》中的煎服法和调护内容，体现了古代医家对于药物制剂和服用方法的精细考量。在现代临床中，我们可以通过现代技术手段，如药物缓释技术、靶向给药技术等，来提高药物的疗效和安全性，同时也能够更好地满足患者的服药便利性。

3.《病方》的局限性和未来研究方向

尽管《病方》在中医临床和研究中具有重要价值，但也存在一定的局限性。例如，部分药物的现代药理作用尚不清楚，部分方剂的临床有效性和安全性还需要进一步验证。未来的研究可以集中在以下几个方面：一是对《病方》中的药物进行现代药理学研究，明确其作用机制和临床应用的科学依据。二是对《病方》中的方剂进行临床试验，验证其疗效和安全性。三是结合现代医学理论，探索《病方》在现代医学中的应用和创新。

总之，《病方》作为一部古老的医学文献，其丰富的治则思想和方药特色对现代中医临床具有重要的指导意义。通过对《病方》的深入研究和现代科学技术的应用，可以进一步发掘其在现代医学中的价值，为促进中医药的现代化和国际化作出贡献。

（廉坤）

参考文献

［1］谢清.马王堆医书《五十二病方》内容特点与学术源流研究［D］.长沙：湖南中医药大学，2021.

［2］刘思亮.马王堆汉墓帛书《五十二病方》校读拾遗［J］.自然科学史研究，2023，42（01）：23-33.

［3］谈宇文.《五十二病方》方剂学试探［J］.江苏中医杂志，1985（03）：17-20.

［4］周德生，卢圣花，周达宇，等.《五十二病方》的临床思维探讨［J］.湖南中医药大学学报，2023，43（07）：1245-1252.

［5］王心东.《五十二病方》治则学初探［J］.中国中医基础医学杂志，

1995（04）：25-26.

　　[6]齐伟，刘家邑，钱鑫，等.基于中医平衡观指导的"辨构论治"诊疗理念探析[J].中华中医药杂志，2022，37（03）：1286-1289.

　　[7]陈启亮，李灿东，黎晖.对微观辨证发展中存在问题的思考[J].中医杂志，2022，63（01）：5-7+11.

　　[8]马建泽，李彤.帛书《五十二病方·祛疣》的巫医文化内涵[J].中国中医基础医学杂志，2020，26（01）：54-57.

　　[9]周德生.探讨《五十二病方》的慢性病防治思想[J].湖南中医药大学学报，2015，35（08）：1-4.

　　[10]戴子凌.马王堆医书方药证治规律研究[D].长沙：湖南中医药大学，2020.

　　[11]朱建平.先秦《内经》外的方剂学成就[J].中国中医药信息杂志，2001（07）：8-10.

　　[12]戴子凌，雷霆，赵群菊，等.马王堆医书方剂用方特色及其价值研究[J].中医药学报，2019，47（06）：13-17.

　　[13]马继兴.马王堆古医书考释[M].长沙：湖南科学技术出版社，1992.

　　[14]李蒙蒙，丁瑞丛，王震宇，等.《五十二病方》中重阳思想及其相关应用[J].中医临床研究，2022，14（17）：27-29.

　　[15]刘利娟，周德生，童东昌.《武威汉代医简》与《五十二病方》液体辅料应用对比研究[J].西部中医药，2022，35（02）：32-35.

　　[16]刘利娟，周德生，胡华，等.《五十二病方》液体辅料研究[J].环球中医药，2021，14（08）：1411-1415.

　　[17]徐东，苏玉贞，杨丽，等.马王堆帛书《五十二病方》中药物的先煎与后下之我见[J].世界中医药，2017，12（01）：202-206.

　　[18]周德生，颜思阳，周达宇，等.《五十二病方》方剂与病类及病症相对应的思维特征解析[J].湖南中医药大学学报，2024，44（01）：148-152.

新时代马王堆中医文化的多元融合与创新性突破

马王堆汉墓的发掘，为我们展现了两千多年前丰富多彩的古代文化，其中马王堆中医文化更是一颗璀璨的明珠。马王堆出土的医书、帛画等文物中蕴含着丰富的中医理论、诊断方法、治疗技术和养生理念。在当今全球化、科技化、多元化的时代潮流下，马王堆中医文化如何实现多元融合与创新性突破，成为摆在我们面前的重要课题。

一、马王堆中医文化的内涵与价值

1. 马王堆中医文化的内涵

马王堆中医文化具有丰富的内涵，其最具代表性的是丰富的医学文献和医学理论的探知、独特的诊断方法、多样的治疗技术、深厚的养生理念等。医学文献方面，马王堆出土了《五十二病方》《养生方》《杂疗方》等十多种医书，这些医书涵盖了内科、外科、妇科、儿科、五官科等多个医学领域，记载了大量疾病名称、症状、诊断方法和治疗方剂。其中《五十二病方》是中国现存最早的医方书，记载了283个医方，涉及药物达247种。医学理论方面，首先，主要表现在经络学说的早期探索，马王堆出土了《足臂十一脉灸经》和《阴阳十一脉灸经》，这是现存最早的经络专著，书中对人体经络的描述和认识，为中医经络学说的发展奠定了基础，也反映出当时的医学家对人体经络系统已经有了较为深入的观察和理解。这两部著作中关于经络的走向、分布以及与疾病的关系等内容，与后来《灵枢·经脉》篇有许多相同之处，证明了中医经络理论的传承和发展脉络。其次，在诊断方法方面，马王堆出土的医书《阴阳脉死候》是有关诊断学鉴定死亡证候的论述，该书于1973年在长沙马王堆三号汉墓出土，全文百余字，其具体内容因年代久远、文字残损等问题存在一定的不确定性，但大致涉及养生、中医经脉与针灸阴阳五行学说，包括一些特殊脉象特征以及与死亡预后的关系[1]，比如某种极端脉象的出现，预示着患者病情危重、生命垂危，不过具体的脉象描述和对应的死候结论，由于文本的不完整性，难以确切知晓。该书对阴阳脉失衡与死亡的探讨，是基于中医学的阴阳理论，强调阴阳脉的平衡对于人体健康的重要性。书中还阐述了阴阳脉严重失衡，如阳脉过盛或阴脉过盛等状态下，患者面临死亡的风险增加。这种阴阳脉的失衡可能通过脉象的异常表现反映出来，如脉象的强弱、快慢、浮沉等方面的异常变化。总之，《阴阳脉死候》作为现存较早的诊断学专书，为研究古代中医诊断学，尤其是对死亡证候的诊断提供了重要的文献资料。这些诊断方法为后世中医诊断学的发展奠定了基础，体现了当时医学家对疾病预后和生死判断的探索，是诊断学的重要组成部分。虽然其内容相对简单，但为后世诊断学的发展提供了早期参考和启示。同时，马王堆医书中记载了多种治疗疾病的技术，如药物治疗、针灸治疗、推拿治疗、食疗等。其中药物治疗是主要的治疗方法，《五十二病方》是我国现存最早的医方著作，记载了大量药物方剂，药物涉及植物药、动物药、矿物药等；方剂主要包括方药组成、炮制方法、服用方式等，均有详细的记载，反映了当时的方剂学已经有了一定的发展水平。其用药特点和治疗思路为研究古代方剂学的发展和临床应用提供了珍贵的资料。针灸治疗和推拿治疗也是常用的治疗方法，医书《足臂十一脉灸经》和《阴阳十一脉灸经》中记载了一些穴位和针灸、推拿的方法。这些经络学说的发展为针灸疗法提供了理论基础。食疗则是通过饮食来调节人体的生理功能，以达到治疗疾病和养生保健的目的。在养生方面，马王堆医书提出了丰富的养生理念，如顺应自然、饮食有节、起居有常、精神内守等。这些养生理念强调人与自然和谐统一，以及如何通过饮食、起居、运动、情志、房事、用药[2]等方面来祛病防病，延年益寿，极大提高了当时人们的养生意识。

2. 马王堆中医文化的价值

马王堆医书刷新了多个中医发展史上之"最早"[3]，其价值主要体现在历史价值、医学价值和文化价值中。在历史价值方面，马王堆中医文化是中国古代医学的重要组成部分，为我们了解中国古代医学的发展历程提供了珍贵的实物资料。通过对马王堆医书的研究，可以了解两千多年前中国古代医学的理论水平、诊断方法、治疗技术和养生理念[3]，对于研究中国古代医学史具有重要的价值。医学价值方面，马王堆医书中记载的疾病名称、症状、诊断方法和治疗方法，对于现代中医学的研究和临床应用具有一定的参考价值。例如《五十二病方》中记载可用乌鸡炖汤来治疗湿疹，也可用狗屎烧灰、水调外敷等治疗；治疗痔疮出血，用五种肉食动物的兽毛烧灰存性，用酒冲服；治疗瘰病，用葱白、食盐，布包，热熨臀部。同时《五十二病方》中不少方剂后面有"尝试""已验""令"等表明疗效的字样，充分证明记载的方剂经过反复应用、修订、完善，是人民群众在漫长的时间里经实践再实践而积累起来的。同时《五十二病方》之"病类或病种－症状群或症状－复方或单药方"的临床模式与西医学中的某些疾病和治疗方法有相似之处，可以为现代医学研究提供启迪[4]。

此外，马王堆医书中的养生理念和方法，也可以为现代人们的养生保健提供借鉴。文化价值方面，马王堆中医文化是中华传统文化的重要组成部分，体现了中国古代人民的智慧和创造力。马王堆医书中的中医理论、诊断方法、治疗技术和养生理念，与中华传统文化中的哲学、文学、艺术等有着密切的联系，通过对马王堆中医文化的研究和传承，可以弘扬中华传统文化，增强民族文化自信。

二、时代潮流对马王堆中医文化的影响

随着时代的发展，马王堆中医文化也受到了较大影响，首先是全球化的影响，全球化加速，使不同国家和地区的医学文化交流日益频繁。马王堆中医文化作为中国古代医学的瑰宝，也受到了全球范围内的关注。在全球化的背景下，马王堆中医文化通过国际医学交流活动，向世界展示了中国古代医学的独特魅力，促进了不同医学文化之间的相互理解和交流。同时，全球化也为马王堆中医文化的研究和传承带来了新的机遇和挑战，如何在国际医学舞台上更好地传播和推广马王堆中医文化，如何吸收和借鉴其他国家和地区的医学文化成果，以丰富和发展马王堆中医文化等成为马王堆中医文化面临的新的挑战。其次是科技进步的影响，科技的进步为马王堆中医文化的研究和传承提供了新的

手段和方法。例如，现代数字化技术可以将马王堆出土的医书进行数字化保存和整理，方便学者进行研究和查阅；生物技术可以对马王堆医书中记载的药物进行成分分析和药效研究，为现代药物研发提供参考；影像学技术可以对马王堆医书中记载的针灸穴位进行定位和研究，为现代针灸临床应用提供依据。同时，科技进步也为马王堆中医文化的创新发展带来了新的机遇和挑战，如何将现代科技与马王堆中医文化相结合，创造出更加有效的治疗方法和养生理念等成为马王堆中医文化的又一挑战。最后是文化多元化的影响，在文化多元化的时代背景下，人们的价值观念和审美需求也日益多样化。马王堆中医文化需要与现代文化进行融合，创新表现形式和传播方式，以满足人们的审美需求和文化需求。例如，将马王堆中医文化与现代艺术、影视、文学等相结合，创造出具有马王堆中医文化特色的艺术作品、影视作品和文学作品，以增强马王堆中医文化的吸引力和影响力。同时，如何在文化多元化的环境中保持马王堆中医文化的独特性和纯洁性，如何吸收和借鉴其他文化的优秀成果，以丰富和发展马王堆中医文化等，为马王堆中医文化的传承和发展带来了新的机遇和挑战。

三、马王堆中医文化的多元融合

1. 与西医学的融合

马王堆中医文化与西医学主要可以从以下几方面进行融合：理论融合、诊断融合、治疗融合。在理论融合方面，马王堆中医文化中的中医理论与西医学的理论可以相互借鉴和学习。例如马王堆医书中的气血津液理论、经络脏腑理论等，可以与西医学的生理学、病理学、解剖学等理论相结合，为西医学的研究提供新的思路和方法。同时，西医学理论也可以为马王堆中医文化的研究提供参考，如西医学的分子生物学、免疫学、遗传学等理论，可以帮助我们更好地理解马王堆医书中的中医理论。在诊断融合方面，马王堆中医文化中的诊断方法与西医学的诊断方法可以相互补充。例如，马王堆医书中的望诊、闻诊、问诊、切诊等诊断方法，可以与西医学的实验室检查、影像学检查、病理学检查等诊断方法相结合，以提高疾病诊断准确率。同时，西医学的诊断方法也可以为马王堆中医文化中的诊断提供参考，如西医学的心电图、脑电图、超声检查等技术，可以帮助我们更好地理解马王堆医书中的中医诊断方法。在治疗融合方面，马王堆中医文化中的治疗技术与西医学的治疗技术可以相互结合。例如，马王堆医书中的药物治疗、针灸治疗、推拿治疗、食疗等治疗技术，可以与西医学的药物治疗、手术治疗、物理治疗、心理治疗等治疗技术相结合，以提高疾病治疗效果。同时，西医学的治疗技术也可以为马王堆医书所体现的中医治疗提供参考，如西医学的干细胞治疗、基因治疗、靶向治疗等技术，可以帮助我们更好地理解马王堆医书中的中医治疗技术。

2. 与科技的融合

首先数字化技术方面，利用数字化技术对马王堆出土的医书进行数字化保存和整理，可以方便学者进行研究和查阅。同时，数字化技术还可以将马王堆医书中的中医理论、诊断方法、治疗技术等进行数字化展示和传播，让更多的人了解和认识马王堆中医文化。例如，可以利用虚拟现实技术、增强现实技术等，将马王堆医书中的针灸穴位、经络走向等进行三维展示，让学习者更加直观地了解中医针灸的原理和方法。其次，在生物技术方面，利用生物技术对马王堆医书中记载的药物进行成分分析和药效研究，可以为现代药物研发提供参考。同时，生物技术还可以将马王堆医书中的养生理念和方法进行科学验证，为现代人们的养生保健提供依据。例如，可以利用基因工程技术、蛋白质工程技术等，对马王堆医书中记载的一些具有养生保健作用的药物进行成分分析和药效研究，开发出更加安全、有效的养生保健产品。最后，在影像学技术方面，利用影像学技术对马王堆医书中记载的针灸穴位进行定位和研究，可以为现代针灸临床应用提供依据。同时，影像学技术还可以将马王堆医书中的中医诊断方法进行可视化展示，让学习者更加直观地了解中医诊断的原理和方法。例如，可以利用磁共振成像技术、超声成像技术等，对马王堆医书中记载的一些针灸穴位进行定位和研究，确定其在人体中的准确位置和作用机制，为现代针灸临床应用提供依据。

3. 与文化产业的融合

文化产业具有特殊性，不同国家对文化产业的本质有不同的定义，在我国文化产业主要指可以满足人民群众文化精神需求的生产活动或精神产品，包括艺术创作、文学设计等。而马王堆中医文化可以与现代艺术创造性结合，创造出具有马王堆中医文化特色的艺术作品。具体可从以下方面进行融合：首先是影视融合，将马王堆中医文化与现代影视相结合，可以创造出具有马王堆中医文化特色的影视作品。例如，可以将马王堆医书中的历史故事、医学传奇等作为创作素材，拍摄出电影、电视剧、纪录片等影视作品，以增强马王堆中医文化的吸引力和影响力。同时，现代影视也可以为马王堆中医文化的传播提供新的途径和方法，如通过网络平台、电视台等渠道播放影视作品，让更多的人了解和认识马王堆中医文化。其次是文学融合，将马王堆中医文化与现代文学相结合，例如，可以将马王堆医书中的中医理论、诊断方法、治疗技术等作为创作素材，创作出小说、诗歌、散文等文学作品，以增强马王堆中医文化的吸引力和影响力。同时，现代文学也可以为马王堆中医文化的传播提供新的途径和方法，如通过出版书籍、举办文学活动等方式，让更多的人了解和认识马王堆中医文化。

四、马王堆中医文化的创新性突破

文化创新是指在文化领域中，通过创造新的思想、观念、形式、内容和方法等，推动文化的发展和进步。马王堆中医文化创新可以通过以下方式实现：首先是理论创新，对马王堆中医文化中的中医理论进行深入研究和挖掘，结合西医学的理论和方法，提出新的中医理论观点和学说。对马王堆中医文化中的养生理念进行科学验证，实现马王堆养生文化创造性转化和创新性发展[5]，例如，可以对马王堆医书中的顺应自然、饮食有节、起居有常、精神内守等养生理念进行科学验证，结合现代人们的生活方式和健康需求，提出新的养生理念和方法，如合理膳食、适量运动、心理平衡、戒烟限酒等，为现代人们的养生保健提供依据。其次是临床应用创新，对马王堆医书《五十二病方》中的一些治疗方剂进行临床研究和验证，结合西医学的治疗方法，开发出更加安全、有效的治疗方剂和药物，如中药复方制剂、中药提取物等，为西医学的临床治疗提供新的选择和方法。最后是对马王堆医书中记载的针灸穴位进行临床研究和验证，结合西医学的治疗方法，开发出更加安全、有效的针灸治疗方案和技术。此外，马王堆中医文化创新还包括人才培养创新，人才培养创新主要指在人才培养的理念、模式、方法和途径等方面进行创造性的变革和突破，以适应不断变化的社会需求和人才发展要求。例如以教学为引领，贯通、整合马王堆养生文化与现代中医药课程[6]，结合西医学的教育体系和方法，培养出既具有扎实的中医理论基础，又具有西医学知识和技能的复合型人才。同时要结合西医学的科研方法和技术，培养出具有创新精神和实践能力的科研人才。例如，可以在科研机构中设立马王堆中医文化研究项目，如马王堆医书的整理和研究、马王堆中医文化的传承和创新等项目，结合西医学的科研方法和技术，培养出具有创新精神和实践能力的科研人才。

五、马王堆中医文化在国际文化交流中的作用

1. 展示中国古代医学的独特魅力

马王堆汉墓出土的养生文献涵盖了民众生活的各个层面[7]，作为中国古代医学的瑰宝，马王堆中医文化具有独特的医学理论、诊断方法、治疗技术和养生理念。通过国际文化交流活动，将马王堆养生精神展示给世界，可以让世界更好地了解马王堆医学的独特魅力，让中医文化造福于人类、社会[8]。

2. 促进不同医学文化之间的交流与融合

马王堆中医文化可以与其他国家和地区的医学文化进行交流与融合，促进跨文化传播，推广马王堆养生精神[9]。例如，可以通过国际学术会议、文化展览、医学交流等活动，与其他国家和地区的医学专家和学者进行交流与合作，共同探讨医学文化的发展和创新。

3. 推动人类健康事业的发展

马王堆中医文化中的养生理念和治疗方法，对于现代人们的保健和疾病治疗具有一定的参考价值。通过国际文化交流活动，将马王堆中医文化传播到世界各国，可以为推动人类健康事业的发展作出贡献[10]。

六、结论

马王堆中医文化作为中国古代医学的瑰宝，在时代潮流的冲击下，面临着新的机遇和挑战。通过多元融合与创新性突破，马王堆中医文化可以与西医学、科技、文化产业等相结合，实现理论创新、临床应用创新和人才培养创新，为西医学的进步和人类健康事业作出贡献。同时，马王堆中医文化在国际文化交流中也具有重要的作用，可以展示中国古代医学的独特魅力，促进不同医学文化之间的交流与融合，推动人类健康事业的发展[11]。在未来的发展中，我们应该更加重视马王堆中医文化的传承与发展，通过不断创新和探索，让马王堆中医文化在新时代焕发出更加绚丽的光彩。

（王海兰）

参考文献

［1］刘瑶瑶，邓环.从马王堆汉墓典籍看中医药的发展历史［J］.陕西中医药大学学报，2018，41（06）：109-112+127.

［2］陈洪，何清湖，陈小平.论马王堆养生文化的产生背景［J］.中华中医药杂志，2014，29（10）：3077-3079.

［3］陈洪，何清湖，陈小平.论马王堆养生文化的历史地位［J］.中华中医药杂志，2014，29（11）：3368-3370.

［4］周德生，颜思阳，周达宇，等.《五十二病方》方剂与病类及病症相对应的思维特征解析［J］.湖南中医药大学学报，2024，44（01）：148-152.

［5］甘宁，陈小平.马王堆养生文化创造性转化与创新性发展应处理的关系［J］.科教文汇（下旬刊），2019（33）：169-170.

［6］甘宁，何清湖，严暄暄，等.马王堆养生文化"两创"的实践探索［J］.现代消化及介入诊疗，2020（S01）：0267-0269.

［7］陈小平，何清湖.基于民生视角的中医药文化研究——以马王堆养生文化为例［J］.湖南师范大学社会科学学报，2013，42（02）：76-83.

［8］魏一苇，何清湖，刘禹希.马王堆养生理论研究的现状与展望［J］.

湖南中医药大学学报，2014，34（09）：62-65.

[9] 邓婧溪，何清湖，刘朝圣.马王堆医学传播方式的思考 [J].中医药导报，2016，22（06）：1011-1014.

[10] 肖新云，赵先平，谭周进，等.马王堆汉墓中医药文化旅游价值分析 [J].中国中医药信息杂志，2015，22（04）：4-6.

[11] 陈洪，何清湖，陈小平.论马王堆养生文化的价值取向 [J].中华中医药杂志，2014，29（12）：3689-3691.

马王堆医书治疗男科疾病的临证思路

随着经济社会的发展、男性生活习惯的改变，男科疾病发病率越来越高，对男性身心健康及家庭幸福产生不利影响。我国中医男科学由王琦、徐福松、李曰庆等名家创立于20世纪七八十年代，开启了男科疾病专科治疗时代，我国古代虽无男性专科，然而男科疾病的诊断、治疗在许多古籍中常有记载。马王堆医书撰于秦汉时期，1973年出土于长沙马王堆三号墓，涉及经络、方剂、性医学、养生等多个方面，具有重要的临床价值。书中较为详尽地论述了常见男科疾病的治疗措施，如运用药物疗法、食疗、导引疗法治疗勃起功能障碍，运用外治法治疗阴茎异常勃起，运用药膳治疗男性性欲低下，运用内服药物治疗男性不育症。现整理如下，以期为中医男科临床提供参考。

一、运用药物、食疗、导引疗法治疗勃起功能障碍

1. 药物疗法

《养生方》将男性勃起功能障碍分为"老不起"及"不起"，分别指代老年性勃起功能障碍及一般性勃起功能障碍，提示男性年龄不同，所患勃起功能障碍病机不同，治疗方法应有所差别。临床上，青年勃起功能障碍患者多为"假性肾虚"，相对易治；老年勃起功能障碍患者多为"真性肾虚"，相对难治。书中治疗"老不起"的具体措施为"以癫棘为酱方"。癫棘，即天门冬这味本草；酱，即古代的一种酸味饮料。《神农本草经》载天冬："去寒热，养肌肤，益气力，利小便，冷而能补，久服轻身益气，延年不饥。"其味甘性寒，得地之阴精独厚，尤擅补益肺肾，养阴润燥生津。以天门冬制作成酸味之酱，有酸甘化阴以助勃起之用。男子阳痿，并非均为肾阳不足，《灵枢·刺节真邪》言："茎

垂者,身中之机,阴精之候,津液之道也。"若阴茎不得津液濡养,则不能正常勃举[1],现代临床指南亦将肾阴亏虚证作为勃起功能障碍的常见证型[2]。对于津液亏虚所致勃起功能障碍,当仿"天门冬制酱"这一酸甘化阴法以填补津液之亏虚,宗筋得津液濡养,自能勃举正常。

2. 食疗

对于男子阴茎"不起",书中记载的治法为:"为不起者,旦为善水粥而□□,以厌为度……且起矣。"意为治疗勃起功能障碍,可在早晨时使用上等水煮粥食用,以腹饱为度,则宗筋可起。早晨为阳气生发之时,《素问·生气通天论》曰:"平旦人气生。"取此时同气相求以助阳气之用,同时运用谷物加上等水煮成的粥颐养脾胃,脾胃强则气血足,且脾胃所化水谷精微能滋养肾精,气血精气充沛,行房之时自能勃举正常。这一通过食疗改善勃起功能的良法,值得临床借鉴。

3. 导引疗法

同时,书中亦记载了通过导引治疗勃起功能障碍的方法,原文载:"气呴口仰之,比□,稍以鼻出气,□□复气。"此为通过导引运动改善勃起功能的措施。马王堆出土的帛书记载了导引图、却谷食气等导引养生方法,可见古代对这一疗法的重视与推崇。现代研究表明,中药配合鹤式呼吸气功导引功法治疗勃起功能障碍的临床疗效优于西药他达拉非[3];传统功法如五禽戏、八段锦、易筋经等,能移情易性、疏肝解郁,对于心理性勃起功能障碍,常可获得满意疗效[4]。可见,导引疗法治疗勃起功能障碍,值得在临床进行推广应用。

二、运用外洗法治疗阴茎异常勃起

阴茎异常勃起系指与性欲无关的疼痛性、持续性异常勃起,古代称为"阳强不倒""纵挺不收"等。若为急性发病,轻者通过转移注意力或运动后可解除,严重者需要进行手术治疗;若为慢性发病,患者常表现为睡眠时异常勃起,严重影响睡眠质量,现代中医常用滋阴潜阳、疏肝解郁方药进行治疗。

《杂疗方》载："欲止之，取黍米泔若流水，以洒之。"此为药物外治法，适用于急性阴茎异常勃起，究其原理，与《黄帝内经》所载"热者寒之"有一定关联。阴茎异常勃起的中医病机多为阴虚、肝郁所致虚火上冲，火热之邪充于血脉，故见勃起后久不疲软，而黍米泔水或流水性寒而冷，外洗后火热之邪得去，故宗筋痿软。此法为无创操作，见效迅速，值得学习。

三、运用药膳治疗男子性欲低下

男子性欲低下指在有性刺激的前提下，男性厌恶同房或无性交欲望，性行为表达水平低，这一现象与睾酮等激素水平降低有一定关联，好发于更年期男性或禀赋不足的男性。究其病因病机，与肾中阳气不足关系密切。肾主生殖，男子性功能强劲有赖肾阳之温煦推动，若肾中无火，则生机缺乏而不思房事。《杂疗方》帛书第一至三十九行记载了许多增强男子性欲的方法，但缺文较多，无法窥其全貌，现将书中常用药物归纳如下：白松脂、杜虞、桃毛、桂、姜、椒、皂荚、犬肝。上述药物除杜虞无从考证外，其余均为辛香温热、延年养精之品，有补肾壮阳之功，肾中阳气充沛，性欲自能正常生发。此外，书中还记载将春季的鸟卵放入桑枝中蒸制后服用以治疗男子性欲低下的方法，原文如下："取春鸟卵，卵入桑枝中，蒸之，□黍中食之。"春季为自然界万物生长的季节。《素问·四气调神大论》云："春三月，此谓发陈，天地俱生，万物以荣。"春季阳气上升，鸟卵具有生发之性，桑枝为桑树最外侧部分，亦为桑树阳气最足之处，书中取鸟卵这一动物界阳气充足之物，又取桑枝这一植物界阳气充足之物，两物相配，相须为用，并用黍米进行调和，此法借用自然界之阳气充养人身之阳气，有顺应自然以求补益之妙。

四、运用内服药物治疗男性不育症

男性不育症是指育龄夫妇有性生活且未避孕，由男方因素导致女方在一年内不能自然受孕[5]。西医学认为本病成因复杂，包括促性腺激素水平低下、染色体异常、精索静脉曲张等因素导致的精液质量异常，抑或勃起或射精功能异常等性功能障碍，以及难以明确病因的特发性不育等。本病在中医古籍中常归于

"无子""艰嗣"等范畴论治。马王堆医书对男性不育症的病因及治疗均进行了初步探索。《养生方》载:"男子用少而清,□□□□□□□□□□□□□□□雄二之血和丸,大如酸枣,以为后饭。"此文描述了男子性功能低下伴见精液清冷、稀少的病症,可见当时的人们已经认识到精液异常将对生育产生影响,这一观点与东汉张仲景《金匮要略·血痹虚劳病脉证并治》所载"男子脉浮而涩,为无子,精气清冷"不谋而合,遗憾的是本书所记载具体用于制作丸剂的药物无从考证。西医学虽认识到精液质量异常与男性不育之间存在密切关联,但其关注点多在实验室理化检查指标,如精子浓度、精子前向运动百分率、畸形精子占比等,而少关注精液是稀薄还是浓稠?精液温度是否较低?古代医书中关于精液外观、质地、温度的朴素认识,正为现代临床之补充,值得重视。

在男性不育症的治疗方面,《胎产书》载:"求子之道曰:求九宗之草,而夫妻共以为酒,饮之。"其中"九宗之草"现代学者多认为无从详考,不知为何物。笔者认为,"九宗之草"也许并未专指某味本草,"九"在古代指代"多",如"九州生气"等,"宗"则为繁衍宗嗣之意,"草"则为植物药的代称。综合全文,作者之意为夫妻欲求子嗣,当运用那些具有种子助育功效的植物药,制作为酒或泡酒,夫妻同治,方为正道。虽马王堆医书未明确记载具体药物,但可以明确这一时期古人已运用药物疗法以种子育麟,用药则可参考同时代的《神农本草经》。如《神农本草经》载五味子能"益男子精",载覆盆子能"安五脏,益精气,长阴令坚,强志,倍力,有子"。此外,书中强调夫妻共饮药酒,说明这一时期已认识到女性无法妊娠并非仅为男方或女方某一方的原因,受限于当时条件不足,无法明确是哪一方的原因,则选择夫妻共同服药的方法,此法虽有一定局限性,但在当时已属难能可贵。

五、小结

马王堆医书是中医药发展的历史见证与学术载体,承载着中华民族丰富的健康智慧,值得挖掘与发扬,对马王堆医书进行"传承精华,守正创新"式研究,亦是我们这一代人的历史使命。在男科疾病方面,书中有精彩论述,对勃起功能障碍、阴茎异常勃起、性欲低下、男性不育症的现代中医临床实践,具有重要的参考价值,书中所载男科疾病病因病机,值得进一步探究,所载男科疾病治法方药，须在临床实践中进行更深层次的验证。

（王彪）

参考文献

［1］王彪，王钦正，冯恩敏，等.从"津液失调"论治勃起功能障碍［J］.湖南中医药大学学报，2023，43（02）：274-277.

［2］张继伟，晏斌，郭博达.男性不育症中西医结合多学科诊疗指南（2023版）［J］.中国男科学杂志，2023，37（02）：13-19.

［3］姚均超，琚保军，李霄，等.中医综合疗法治疗湿热瘀滞型勃起功能障碍患者103例临床观察［J］.中华男科学杂志，2024，30（03）：233-240.

［4］刘顺京，陈玥，陈知絮，等.中医传统功法对心理性勃起功能障碍的辅助治疗作用［J］.中国中医药现代远程教育，2022，20（13）：127-129.

［5］李宏军，洪锴，李铮，等.男性不育诊疗指南［J］.中华男科学杂志，2022，28（01）：66-76.

古典智慧的现代回响：马王堆医学文化学术价值初探

一、马王堆医学文献的概况与分类

马王堆汉墓位于中国湖南长沙，三座墓葬属于西汉时期的重要人物，其中以一号墓的出土文物最为著名，尤其是与医学相关的文献。文献包括丰富的疾病治疗方剂、养生方法、脉象理论和针灸推拿技术等内容。主要文献包括《五十二病方》《导引图》《阴阳十一脉灸经》等。这些文献大部分以竹简、帛书的形式存在，内容涵盖多个医学领域，显示了汉代医学的丰富性和系统性，记录了汉代的医学理论与实践，也为后世中医学的发展提供了早期资料。

马王堆的医学文献主要可以分为以下几类。

（1）医方类文献：如《五十二病方》，主要记录了 52 种疾病的病因、症状及治疗方法。这些医方覆盖了内科、外科、妇科、儿科等多个领域，反映了汉代医学对疾病的分类及治疗手段的多样性。

（2）养生类文献：如《导引图》《却谷食气》和《养生方》，展示了汉代人对健康维护的系统性认知与实践。

（3）针灸推拿类文献：如《足臂十一脉灸经》和《阴阳十一脉灸经》，全面论述了人体 11 条经脉的循行走向和所主治疾病，是我国最早专门论述经络学说的文献。

二、马王堆医学文献的学术价值

《五十二病方》是中国古代医学文献的瑰宝，是目前已知最早的系统性医学书籍之一。该文献详细记载了 52 种疾病的病因、症状及治疗方案，涵盖了内科、外科、妇科、儿科等多个领域。不同于后世更为成熟的中医理论体系，《五十二病方》所体现的治疗方法更具实践性，强调以病为纲的治疗策略，显示了汉代医学中"辨病"与"辨证"结合的雏形。方剂的配伍不仅包含常见草药，还涉及外治疗法，如贴敷、灸疗等，这些方法在一定程度上反映了汉代社会对治疗手段的广泛探索。从药物学角度来看，《五十二病方》为后来的中医学药物配伍理论奠定了基础。该书中对药物的使用已经体现出一定的"性味"理论，即通过药物的寒、热、温、凉性以及不同药物之间的相互作用来进行配伍。这一思想后来在《黄帝内经》及《神农本草经》中得到了进一步发展。除此之外，文献中对病因的归类和症状的描述，为后来中医病理学、临床诊断学的形成提供了原型。可以说，《五十二病方》不仅是汉代临床实践的记录，更是后世中医学经典著作的重要理论源泉，奠定了中医药发展的坚实基础。

马王堆出土的《导引图》是中国早期养生文化的重要载体，显示了汉代对"治未病"思想的高度重视。该文献通过图文结合的形式，详细描绘了多种导引动作及其要领，动作涵盖身体的多个部位，旨在通过调节身体运动、气息、心神来保持气血的通畅与平衡。这种导引术不仅是对身体的锻炼，还反映了古人对于人体内外气机调控的认识，是早期"身心合一"理念的具体表现。《导引图》中的运动方式和调息方法在后世的气功、道家养生、太极拳等体系中得到了延续和发展。尤其是在气功的发展中，导引术被认为是其理论与实践的早期形态之一，强调通过体态与呼吸相结合来影响内在的气血运行。文献展示了导引术作为一种非药物疗法的早期雏形，并且是对中医学"内外兼调"思想的体现。随着导引术的传承与演化，后世中医学的保健养生方法更加系统化，《导引图》为后来的中医养生学术思想提供了基础性文献参考，反映了中医学早期"气血理论"的实际应用价值。

马王堆医学文献中的脉象理论为后来的中医脉学发展奠定了基础。虽然这些早期文献尚未形成成熟的脉诊体系，但对脉象的初步探索展示了汉代医学家对诊断技术的重视。文献中提到了不同疾病与脉象变化之间的关系，这种基于脉搏的病情判断在后来逐渐演化为中医学重要的诊断工具。在《五十二病方》以及其他脉象类文献中，脉象描述如"洪""细""迟"等术语开始出现，表明了对脉搏细微差别的重视。尽管这些脉象理论在汉代尚不系统，但为后世《黄帝内经》脉学篇打下了重要基础。《黄帝内经》进一步发展了脉诊理论，奠定了脉象诊断体系，详细描述了通过观察脉象变化诊断内外病因的方法。可以说，马王堆文献中的脉象理论是脉学发展的起点，为中医诊断学，尤其是脉象诊断学的确立提供了早期思想雏形。这些理论的提出及应用，标志着汉代医学已经具备了通过人体生理信号分析内外病因的初步能力，推动了中医病理学与诊断学的同步发展。

三、马王堆医学文献与中医学理论体系的融合与发展

阴阳五行学说是古代中国哲学的重要组成部分，马王堆医学文献中也有这类学说的应用。虽然《五十二病方》主要以临床医学为核心，但也透露出阴阳五行学说的早期影响。例如，一些方剂的配伍和疾病的病因分析中，可以看到基于阴阳的对立统一思想及五行相生相克的原理[1]。这表明，汉代医学已经逐步将哲学思想融入医学理论中，形成了中医学系统的思维方式。

《五十二病方》中治疗的疾病，有些是从阴阳失调的角度来解释的。例如，一些病症的描述中提到了"寒热不调"或"气血失和"，这些概念后来在《黄帝内经》中得到了更为系统的阐释。可以说，马王堆医学文献为后来的中医学理论，尤其是《黄帝内经》的阴阳五行学说奠定了早期理论基础。马王堆医学文献中有针灸和推拿的早期形态。尽管文献中提及的针灸技术尚不完善，但已包含一些重要的基础性内容[2]。例如，文献中有关于特定穴位的说明，表明当时的医学已经认识到对人体特定部位进行刺激能够缓解病症。与此相伴的推拿技术在马王堆医学文献中同样有所记载，特别是通过手法的按摩与穴位的配合来调节气血，从而达到治疗疾病的目的。这些早期的技术与理论不仅在汉代医学中起到了重要作用，还为后来的中医针灸学和推拿学的发展提供了基础性资料。针灸推拿在后世得到了广泛推广和应用，马王堆文献中的早期探索无疑是这一领域历史发展中的重要环节。

马王堆医学文献早于许多医学经典，它们在内容和形式上对《黄帝内经》《伤寒杂病论》等重要医学著作产生了深远的影响[3-4]。具体来说，马王堆文献中的脉学理论、病理学观念以及治疗方剂，构成了这些后续文献的重要参考和理论基础。例如，《黄帝内经》中成熟的脉学理论可以追溯到马王堆脉象文献中的相关论述，而张仲景的《伤寒杂病论》中的部分疾病分类及治疗方案也与

《五十二病方》中的方法相呼应。通过这种学术上的继承和发展，我们可以看到，马王堆医学文献不仅在汉代医学体系中占据重要地位，也为后世医学的发展提供了重要的理论依据。

四、马王堆医学文献的临床实用性与现代价值

马王堆医学文献中提供了许多具体的治疗方法和医方，特别是《五十二病方》中的草药方剂，具有较强的临床实用性。这些医方所使用的草药，至今仍在中医药体系中被广泛使用。尽管西医学技术已经发生了巨大变化，但在中医药领域，许多汉代的治疗思路和方剂仍然有效。例如，马王堆文献中的一些外科治疗方法，如草药贴敷和灸疗，仍然在现代中医临床中得到应用[5]。此外，马王堆文献中的"治未病"理念，通过导引术、饮食调养等方法防止疾病的发生，与西医学中提倡的健康管理、预防医学理念不谋而合。研究这些古代文献的实用性，不仅有助于中医药学的现代创新，也能为临床应用提供宝贵的经验。

马王堆出土的养生导引术文献展示了古人如何通过调节呼吸与身体动作来保持身体健康。现代养生学，特别是气功和太极等疗法，明显受到了这些早期导引术思想的启发。导引术不仅是锻炼身体的方式，更是一种将精神、呼吸与动作相结合的整体疗法。现代中医和养生领域对这些传统思想进行了继承与发展，如今的气功、太极拳以及其他形式的运动疗法，已经成为现代健康管理的一部分。从某种意义上说，导引术的思想和理念与现代"身心合一"的健康理念非常接近。在现代社会中，导引术仍然可以为人们的日常养生提供有益参考。马王堆医学文献不仅具有重要的历史意义，而且还为现代中医药学研究提供了新的视角。通过对这些文献进行研究，我们能够进一步了解中医药学的起源、发展与理论体系。这些古代文献为中药药理、疾病治疗方案和诊疗思路的现代研究提供了大量第一手资料。

现代中医药研究可以从马王堆医学文献中获得重要的启发。例如，《五十二病方》中记载的一些治疗方案和方剂，通过现代药理学研究，有望揭示其治疗机制，帮助我们更好地理解中药的实际功效。在中医现代化的背景下，利用古代文献进行创新性研究，可能会为传统中医的传承和发展开辟新路径。

五、马王堆医学文献的文化意义与学术地位

马王堆医学文献不仅是中医学术发展的重要组成部分，还是汉代文化的重要体现。这些医学文献展现了汉代社会对生命、健康与疾病的理解与重视，同时反映了当时的哲学思想与医学理论的交融。文献中体现的阴阳五行学说、气血理论等不仅是中医学的基础，也反映了当时社会对自然和人体关系的认识。此外，马王堆医学文献作为出土文物的核心部分，具有极高的文化和历史价值，它们是汉代社会医疗水平、技术能力与文化思想的直接见证，对于理解中国古代社会生活、医学文化以及思想观念具有重要的参考意义。

自马王堆医学文献出土以来，国内外学者进行了大量研究，围绕其内容、形式以及与其他医学文献的关系进行了多角度探讨[6-8]。这些文献在医学史研究中占据重要地位，尤其是为研究中医学的起源与发展提供了独特的历史资料。在国际学术界，马王堆医学文献也引起了广泛关注，成为研究中国古代医学的典型案例之一[9]。这些文献不仅为医学史的研究提供了丰富的实物依据，也为全球范围内的中医药学研究提供了新的思路和视角。

未来的研究方向可以围绕马王堆医学文献的具体内容展开，如通过现代技术手段对文献中的草药进行药理学分析，进一步验证其临床有效性。随着研究的深入，这些文献的学术地位和影响力将进一步提升。

六、结论

马王堆医学文献作为中国古代医学的宝贵遗产，不仅在汉代医学体系中占据重要地位，还对后世中医学理论和临床实践产生了深远影响。通过分析这些文献，我们能够更好地理解中医学的起源和发展脉络。文献中所包含的医方、脉学、导引术等内容对中医学理论体系的形成作出了重要贡献，也为现代中医药研究提供了宝贵的参考和启示。本文通过对马王堆医学文献进行梳理与分析，揭示了其在中医学术体系中的核心价值。未来的研究将继续挖掘这些文献在临床实践中的实际应用价值，并探索其在西医学背景下的创新性发展潜力。

（刘灿）

参考文献

［1］周德生.探讨《五十二病方》的慢性病防治思想［J］.湖南中医药大学学报，2015，35（08）：1-4.

［2］葛晓舒，魏一苇，何清湖.马王堆医书46年来研究成果与进一步发掘思路［J］.湖南中医药大学学报，2019，39（11）：1412-1416.

［3］冯世纶.《马王堆汉墓帛书》与《伤寒杂病论》和《内经》［J］.国医论坛，1991（02）：3-5.

［4］商晓辉，张芬.《黄帝内经》与马王堆医书中的黄帝思想［J］.中国中医基础医学杂志，2020，26（06）：709-711.

［5］戴子凌，雷霆，赵群菊，等.马王堆医书内容特色及其背景研究［J］.中医药信息，2020，37（02）：69-75.

［6］胡谦明.楚地掘瑰宝　医海闪明珠——《马王堆医书考注》评介［J］.湖南中医杂志，1989（06）：54-55.

［7］马研.《马王堆医书考注》评介［J］.湖南中医学院学报，1989（02）：106-107.

［8］文铸，孙中堂.读马继兴先生《马王堆古医书考释》［J］.中华医史杂志，1994（01）：61-63.

［9］SHAW V，DIOGO R，WINDER IC. Hiding in Plain Sight-ancient Chinese anatomy［J］.The Anatomical Record，2022，305（05）：1201-1214.

《五十二病方》皮肤疾病外治法初探

　　《五十二病方》于 1973 年出土于湖南长沙马王堆三号汉墓，成书于战国至秦汉时期，是迄今发现最早的医方书。其内容涵盖内、外、妇、儿各科疾病治疗方法，也是迄今所见首部系统记载多种皮肤病及治法的方书。《医学源流论》有言："外科之法，最重外治。"皮肤作为人体最大的器官，其疾病种类繁多，治疗难度大，而《五十二病方》中记载的外治法及用药特点，展现了古人对皮肤疾病治疗的独特见解和精湛技艺，为我们提供了宝贵的经验和智慧。本文旨在系统梳理与分析《五十二病方》中皮肤疾病外治法的用药种类及用药特点，结合现代中医理论与实践，探讨其历史价值与现代应用，以期为中医皮肤病学的临床用药提供新的视角和启示。

一、《五十二病方》中皮肤疾病的初步认识

　　《五十二病方》中涉及的皮肤疾病包括但不限于"夕下"（腋下的皮肤病）、"尤"（疣类皮肤病）、"白处"（皮肤色素消失的皮肤病，如白癜风）、"冥（螟）病"（症状表现似麻风病）、"加（痂）"（疥癣类皮肤病，及其他可结痂的皮肤病）、"鬃"（漆疮）、"干骚（瘙）"（疥癣类皮肤病，以瘙痒为主症）、"身疕"（全身各部位的溃疡）、"去人马尤方"（疣类皮肤病）[1-3]。

　　除上述外，部分章节涉及皮肤病范畴，但尚不明确，如"诸伤"篇中提及："久伤者，茆（蔺）杏覈（核）中人（仁），以职（膱）膏弁，封痏，虫即出。尝试。"其中对于"虫"的认知，或指外伤后的伤口蛆虫，然有学者持异，认为"痏"为"疮"，皮肤生疮并且有"虫"爬出者，并非蛆虫，而是疥疮，并由此提出《五十二病方》为最早记载疥螨的文献[4]。书中"颠（癫）疾"篇第一治方根据其局部用药特点，或指头部皮肤病，疑似头癣。"大带"因记载

过于简单，且未涉及临床症状，是否为皮肤病仍然存疑，据推测，可能为麻风病或带状疱疹。对于"巢者"篇的认识也尚不清晰，部分学者认为"巢者"可能是一种"体臭"类的疾病，也有学者将"巢者"归属于"痔"病，而根据治疗，有学者还倾向于认为"巢者"为慢性创面中米粒状肉芽组织。因此，"巢者"具体指皮肤疾病抑或肛肠病，难以定论。"睢（疽）病"及"痈"篇章内容虽然包含皮肤化脓性疾病，因涉及骨髓关节，甚至全身，难以区分，故暂未纳入皮肤病范畴[5-7]。此外，"诸伤"篇及"□阑（烂）者方"篇涉及瘢痕的外治方各2首，可供后世参考。

查阅《五十二病方》具体内容，可见作为一部古老的医学文献，其记录方式有其时代特点。对皮肤疾病的记载主要集中在病名和治疗方法上，而对病因和临床表现的描述相对较少，可能更多地侧重于临床实践，即如何识别病症并进行治疗，而不是深入探讨病因和病理。

二、《五十二病方》中皮肤疾病外治法用药种类

根据查阅相关原文及后世医家的注解及研究，现将《五十二病方》中皮肤疾病篇章中涉及的外治法所用药物分类记载于表1。其中，因内容缺失，部分药物及用法均不详。此外，不少药物为古药名，如"夕下"篇中"合卢"、"诸伤"篇中瘢痕所用"□衍"、痈病篇中"白衡"等，目前已无法考证具体成分。

表1　《五十二病方》皮肤疾病外治法药物分类

药物来源	疾病	外治涉及药物
植物类	夕下	黄芩
	尤	蒲草、嫩香草、葵茎、车前草
	加（痂）	梧桐皮、葶苈、薰黄、乌头、藜芦、巴豆、蜀椒、桂皮、苦瓠子、菱芰、葵茎、芜黄、蛇床子、藜芦
	干骚（瘙）	茯苓、茜根、藜芦、乌头、芫花、白茅根、白附子、桃树叶
	身疕	菱芰、葵、藜芦、槐树根枝叶
植物类	去人马尤方	附子
	瘢痕	大瓜皮

续表

药物来源	疾病	外治涉及药物
动物类	夕下	脂
	白处	鲤鱼血、鸡血、乌蛋
	大带	猪膏（猪油）
	冥（螟）病	活鱼
	加（痂）	蜗牛、蜥蜴血、蛴螬、鳝鱼血、䗪虫、动物脑髓、猪膏、羊脂、幼蜂、豹膏、蛇膏
	干骚（瘙）	动物油脂、动物脑髓
	身疣	犬胆、猪膏
	瘢痕	猪膏
矿物类	白处	丹砂
	加（痂）	雄黄、水银、铜屑、礜石
	干骚（瘙）	雄黄、水银、礜石
	身疣	礜石
	去人马尤方	铁屑灰
	瘢痕	水银、丹砂
其他	白处	醋
	大带	清酒
	加（痂）	醋、男童尿、死人骨、楮树皮汁、淘米水、童尿、公羊屎、血余炭、公鼠屎
	干骚（瘙）	酒、人尿、醋、淘米水
	瘢痕	精液、男子粪便

三、《五十二病方》中皮肤疾病外治法用药特点

1. 善用鲜药

书中大量运用新鲜植物、动物等天然药材进行外敷以治疗皮肤疾病，药如梧桐皮、茜根、葵、槐树根枝叶、活鱼、乌蛋、蜗牛、蛴螬、幼蜂、动物脑髓及血液等。如"加（痂）病"篇有"刑赤蜴，以血涂（塗）之"，"大皮桐，以盖而约之，善"，利用新鲜蜥蜴血、梧桐皮治疗，或取其清热解毒、止血敛伤

的作用，但具体机制尚未可知[8]。鲜药的运用体现了古人对自然资源的充分利用和对药物性质的深刻理解，为现代中医药学对鲜药的研究提供了宝贵资料，同时拓宽了用药思路。

2. 善用油脂类药物

书中还记载了大量油脂类药物，如猪油、头脂（脑髓）、羊油、豹油、蛇油等，可直接涂抹患处，利用其润滑保护作用以减少外界刺激，并兼具滋润皮肤、软化痂壳、促进药物渗透等功效，常与鲜药配伍以增效。例如，书中载以猪油、牛油等动物油脂外敷治疗痂病、白处、干骚（瘙）、身疕等。

3. 重视腐蚀药物的运用

腐蚀性药物在皮肤疾病治疗中扮演着重要的角色，尤其是在治疗难治性或顽固性皮肤疾病时，可利用其腐蚀性以祛除病变组织，辅助治疗皮肤疾病。《五十二病方》中多处提及使用水银（汞剂）对皮肤疾病进行治疗，如治干骚（瘙）："以雄黄二两，水银两少半，头脂一升。"其以雄黄（砷剂）与水银（汞剂）联用治疗疥癣类疾病，或利用水银的腐蚀性以祛除病变组织，领先于世界[9]。此外，书中另载以铜屑、礜石、丹砂、铁屑等矿物类药物祛腐生肌、杀虫疗癣，此类药物治疗作用已被现有研究证实，但因其毒性问题，临床已很少应用[10]。

此外，书中记载了以新鲜动植物药合油脂等物调制外治之法。这些药物因含毒性成分，外用时可腐蚀局部组织以助祛除病变。原文记载："取犁（藜）卢二齐，乌豙（喙）一齐，礜一齐，屈居（据）□齐，芫华（花）一齐，并和以车故脂，如□□□裹。"即使用藜芦、乌头、芫花、礜石等药物与油脂调制，热炙后于患处研磨治疗，有助于祛腐生肌。这些记载表明，古人在治疗皮肤疾病时，已尝试使用腐蚀性药物以祛除病变组织，从而促进组织新生。这些方法虽然原始，但为后世医学的发展提供了宝贵的经验。

4. 重视伤后瘢痕修复

《五十二病方》中提到"令伤毋般（瘢），取彘膏、□衍并冶，敷之"，"以男子泊敷之，皆不般（瘢）"，即使用猪油、男泊（精液）、□衍等药物来治疗瘢痕。虽然□衍的具体成分已无从考证，但这表明古人已经注意到瘢痕对功能障碍或美观的影响。其中，猪油应用广泛，可能因其滋润和软化作用，有助于瘢痕的修复和改善。此外，"□阑（烂）者方"篇记载了水银治瘢法："般（瘢）者，以水银二，男子恶四，丹一，并和，置突上二三月，盛（成），即□□□囊而傅之。"这是利用水银的腐蚀性质来腐蚀病变组织，促进新肉生长。

5. 剂型多样

尽管《五十二病方》未直接提及药物剂型的确切称谓，但书中所描述的治疗方法实际上已涵盖了膏剂、丸剂、散剂、洗剂、酊剂等多种药物剂型的早期形态。如"干骚（瘙）"篇中提及的丸剂："以般服零，最（撮）取大者一枚，寿（捣）。寿（捣）之以蚕（舂），脂弁之，以为大丸，操"，即捣茯苓与油脂混合制丸，用于瘙痒之处的涂擦。同篇另载："取茹卢（芦）本，蝥之，以酒渍之，后日一夜，而以涂（塗）之，已"，即将茜根以酒浸渍，后用药酒涂于患处，是酊剂的早期体现。此外，油膏制剂亦在《五十二病方》中多处可见，如书中记载取猪膏（猪油脂）与药物（黄芩、藘茹、苦瓠子、葵茎、蛇床子、藜芦等）制成的油膏，适用于痂、疕等多种皮肤疾病[11]。

6. 外治法种类多样

《五十二病方》中详细记载了众多用于治疗皮肤疾病的外治疗法，包括但不限于敷药法、浸渍法、艾灸、熏法、熨法以及热烘法等。如"干骚（瘙）"篇中治疗方法便涉及雄黄联合水银外敷、茜根酒渍外涂、桃叶汤外洗、膏药外摩等[12]。"白处"篇中记载涂药后"即灸"，为敷药法联合烤灸疗法。这些外治法体现了古代治疗皮肤疾病的独特见解和丰富经验，同时在当代医学中仍具有广泛的应用价值。

四、小结

《五十二病方》的出土填补了《黄帝内经》以来我国临床医学著作的空白，其在医学理论和实践方面有着更为原始、古朴的特色，为现代中医药学的发展贡献了独特力量。在皮肤疾病的治疗上，《五十二病方》不仅记载了众多病名和治疗方法，更以其先进的外治法和鲜药运用而领先世界，为后世中医皮肤病学的发展奠定了坚实的基础。尽管书中对于疾病病因及临床表现的论述不多，但其记载的治疗方法多样且灵活多变，部分记录的外科疾病的治疗药物至今仍在使用，为后世外科体系的发展奠定了基础。但由于古籍内容缺失，部分书中提及的疾病及治法尚未可知，需要未来的学者继续深入研究，进一步挖掘中医学在皮肤疾病治疗方面的独特优势，为现代中医药学的发展贡献更多力量，共同推动中医药事业的繁荣发展。

（刘颖）

参考文献

［1］鲍燕.《五十二病方》记载皮肤病史料特点探析［J］.中国中医基础医学杂志，2013，19（04）：383-384.

［2］张本瑞，张如青.马王堆简帛外治法文献语词新释［J］.中医文献杂志，2013，31（03）：4-5.

［3］陈红梅.帛书《五十二病方》卷首目录探讨［J］.时珍国医国药，2012，23（02）：513-514.

［4］晁福林.说《五十二病方》的"弁"——兼论关于疥螨的最早记载［J］.简帛，2022（01）：117-123.

［5］赵翀.马王堆出土医方主治疾病分类研究［D］.上海：上海中医药大学，2021.

［6］周一谋，萧佐桃.马王堆医书考注［M］.天津：天津科学技术出版社，1988.

［7］严健民.五十二病方注补译［M］.北京：中医古籍出版社，2005.

［8］邓丙戌.《五十二病方》记载的鲜药外治皮肤病经验［J］.中国中西医结合皮肤性病学杂志，2010，9（05）：331-332.

［9］安贺军，李洁.汉以前皮肤病学的发展［J］.浙江中医学院学报，2005（02）：7-8.

［10］管骏捷.马王堆古医书病名、药名例释［D］.上海：华东师范大学，2011.

［11］孙启明.《五十二病方》中的古代软膏［J］.中国药学杂志,1982（05）:33-36.

［12］庞境怡,张如青.《五十二病方》之"干骚（瘙）"探讨［J］.国医论坛,2015,30（02）:59-61.

马王堆医书中的象思维

出土于湖南长沙轪侯利仓家族古墓三号汉墓的马王堆医书一经发掘就引起了医学界、史学界等的高度重视[1]。根据目前统计，三号墓共出土 16 种古医书，其中帛书 12 种，简书 4 种，包括《足臂十一脉灸经》《阴阳十一脉灸经》甲乙本、《五十二病方》《导引图》《养生方》等，这些文献记载了西汉时期有关人体生理病理、诊断、方药、针灸、养生保健预防的医学内容[2]，涉及内科、外科、妇科、儿科、保健科、祝由科等医疗活动，从治疗的疾病分科来看，外科病方所占比例最大，符合当时人们的医学认识水平[3]，是中国古代医学鲜明特色的体现。象思维是以直观的形象、物象、现象为基础，以意象、应象为特征和法则来类比推理事物的发展变化规律，从而认识生命、健康和疾病的思维方式[4]，通常分为形象思维、意象思维和应象思维 3 种思维方式[5]，从古至今贯穿中医学术传承的始终[6]。

一、取象比类的疾病认知

1. 关于疾病的命名

先秦两汉简帛文献关于疾病的命名经后世医学考究，主要有以症状、病因、病因与症状结合、病位与症状或病因结合命名四个方面[7]。

《五十二病方》目录中记载的"人病马不痫""人病羊不痫""人病蛇不痫"等病名虽未出现在《黄帝内经》及后世医家古籍中，但经残缺文字补正后，其与《备急千金要方》中六畜痫，即马痫、牛痫、羊痫、猪痫、犬痫、鸡痫相似[8]，《备急千金要方》曰："马痫之为病，张口摇头，马鸣欲反折……羊痫之为病，喜扬目吐舌。"《济生方》曰："马痫，作马嘶鸣""羊痫，作羊叫声。"目前绝大多数学者循《马王堆医书考注》认为"不"为语气助词，无含义，意为"人病马痫""人病羊痫""人病蛇痫"等，但也有学者认为"人病马不痫"为"人不病马痫"之义，无论是哪种解释，均是从动物的行为特点、形象出发，经过人主观的认识和情感的识别，将所摄取的信息意象化，又以这种意象为单元赋予人体疾病新的概念，将人大病时的症状以动物的常见行为表现拟象，将其总结为一种新的疾病。如此，通过形象、意象、类比等活动，外界能初步从病名中获得该疾病的直观感受，从而产生一系列的逻辑判断，进行分析与处理。

《五十二病方》中"牡痔"和"牝痔"的命名属于病性与病位相结合的方式，《说文解字》云："痔，后病也。""后"为身体后部，在这里指肛门部位，而"牡"和"牝"早在甲骨文、金文中就有其身影，原义指公牛、母牛，通过观察其结构及生理特性，后泛指所有的雄性、雌性动物，通过引申意义转化为阳、阴的概念[9]，是古代阴阳的替代说法。《道德经》曰："谷神不死，是谓玄牝。玄牝之门，是谓天地根。绵绵若存，用之不勤。"这里的"牝"即阴的意思。阴者主内、主收也，凡是在里者属于牝；阳者主外、主放也，凡是在表者属于牡。因此结合原文在症状上的描述，"牡痔"应相当于西医学中的外痔，"牝痔"相当于内痔或者混合痔。

2. 关于疾病的诊断方法

《灵枢·外揣》曰："故远者，司外揣内，近者，司内揣外。"古人很早就意识到内外相应，是为天地之道。《素问·阴阳应象大论》曰："善诊者，察色按脉，先别阴阳；审清浊，而知部分；视喘息，听音声，而知所苦；观权衡规矩，而知病所主；按尺寸，观浮沉滑涩，而知病所生；以治无过，以诊则不失矣。"观外证之象，类相似之象，辨所得之象以获得疾病的诊断[10]。象思维将自然之理转化为中医之理，观寒湿之地苔藓甚盛，知舌苔厚腻为人体之湿重，观燥热之地苔藓甚少，知舌苔干燥、稀薄为人体之热盛、津亏[11]。

《五十二病方》中对于疾病的诊断主要基于临床症状，如伤痉篇中记载："痉者，伤，风入伤，身信（伸）而不能诎（屈）。"《说文解字》云："痉，疆急也。"病位在筋，表现为身背反张，屈曲受限。《灵枢》云："风痉身反折。"亦是此意，人有骨节如韧竹，本矫健灵活，若过伸而不能屈曲则为痉病。据考究，伤痉属于西医学中"破伤风"疾病。牝痔篇中曰："有蠃虫肉出，或如鼠乳状，末大本小，有空（孔）其中。"牝痔篇曰："牝痣之入窍中寸，状类牛几。""鼠乳"即老鼠的乳头，《诸病源候论》曰："鼠乳者，身面忽生肉，如鼠乳之状，谓之鼠乳也。"古人描述病症常取类比象，以简单的事物来比拟难以言状的物体，以类象的思想来形容一个新事物，取自然界客观存在物体的具体形态和姿态来描述人体疾病表现的状况，同样是运用象思维来认识疾病的一种思维方式，这也是古人朴素疾病观的体现。

《脉法》残损虽较严重，但经张家山简本补正后可窥一二，云："脉多而深者，上黑而大；脉少而深者，上黑而小；脉多而浅者，上白而大；脉少而浅者，上白而小，此不可不察殹。"但根据简帛抄录先后顺序等来看，其中的"脉法"应指的是砭刺经脉之法，这与后世切脉诊病之脉法迥异[12]。

《足臂十一脉灸经》和《阴阳十一脉灸经》甲乙本均论述了人体十一条经脉的循行以及主治病症，前篇记载较为全面的为足阴阳脉，其病者从足痛始，以头身疾终，足阳明脉病后不仅"足中指废，胻痛，膝中肿"，还会"数热，汗出，䯒瘦，颜寒"；足太阴脉病后不仅"足大指废，胻内兼（廉）痛，股内痛"，还会"不耆（嗜）食，善意（噫），心烦"；足厥阴脉病后"䯒瘦，多弱（溺），耆（嗜）饮，足柎（跗）肿"。人体经脉犹如自然界的河流，从源头出发，汇聚细小支流，在地势低洼处又可形成新生河流，源源不断地供给惠泽大地。经脉病变也是如此，其病后不仅先后波及经脉所流经之处，通过内在联系也会出现全身症状的变化，以自然与人的关系推理出一系列证候，说明人是一个有机整体，通过经络将人的五体、五官、九窍、四肢、百骸联系起来，因此一经病变，整体受累。

《阴阳脉死候》记载了三阴三阳脉的死亡证候："凡三阳，天气殹（也）""凡三阴，地气殹（也）"，以阳脉应天，阴脉应地，三阴脉同病，地气断绝，则为死脉，而三阳脉病变，除折骨裂肤外，不死。说明当时重阴思想占据主导地位，重阴思想并非单纯地推崇阴而贬抑阳，而是认识到阴的价值和作用，强调阴阳之间的平衡与和谐共处。

从篇幅和内容看，当时社会对于疾病的诊断主要从辨症、辨经脉着手，尚未形成现代中医四诊合参、八纲辨证的完整体系，但已初见雏形。收集外象之征，如发病部位、病变性质、严重程度等，将人体生理病理变化通过象思维的转换清晰地表达出来，司外揣内，通过外症判断内证，才能"观其脉证，知犯何逆，随证治之"[13]。

3. 关于疾病的治疗方法

马王堆医书记载了许多方药内服和外用、灸法等治疗方法，与现代内外治疗方法不同，现代内治法主要为内服方药，外治主要包括药物外用、针灸、推拿、拔罐、刮痧、电疗、光疗等。受当时祭祀巫术思想的影响，大部分疾病的治疗都与祝由术[14]密切关联。

《五十二病方》疣篇曰"尤（疣），取敝蒲席若藉之弱（蒻），绳之，即燔其末，以久（灸）尤（疣）末，热，即拔尤（疣）去之。"疣即体表赘生物，如《外台秘要》用"厕前故草"疗疣一般[15]，古人认为使用越久的物品，其所蕴含的气性越浓厚，越能够去除掉经久不愈、反复发作的疾患，认为久之救之，因此以旧"蒲席"作灸条治疗疣病。除此条外，余法均选择用祝由术治疗疣病，如："令尤（疣）者抱禾，令人漂（呼）曰'若胡为是？'应曰'吾尤（疣）。'""以月晦日之丘井有水者"去疣，"月晦日"即没有月亮的晚上，"丘井"即空井，在古人的观念里，晦日是众多鬼神出没的时候，而有水的枯井是鬼神来往于人世和冥府的通路，只有在天时地利的时候，巫医才可以将附着在疣上的恶鬼捉住，扫入井中，不让其再祸害人类。古代先民们由于对周围环境的畏惧和无知，将疾病归结为神灵作祟，认为人之吉凶、祸福均由神灵所主宰，因此将疣比作当时的恶灵，而恶灵没有具象化的载体，因此赋予人扮演恶灵的角色进行驱赶，通过巫术借助神灵的力量，从而降服恶灵，解除灾难。这其实是典型的意象思维的体现，通过人的主观意识赋予疣以邪恶的概念，以巫者离去的形式，象征着恶灵被驱除，这不仅体现着古人素朴的鬼神思想，也在一定程度上缓解了心理压力。

《胎产书》中"字而多男无女者而欲女"采用胞埋阴垣法，"欲男"者则用胞埋阳垣法，除巫术理念外，同样将阴阳思想应用其中，以女象阴，男象阳，胞象子，埋土象妊娠，将具体的事物通过其本质意象联系于自然界，赋予其形象意义。《素问·阴阳应象大论》曰："天地者，万物之上下也；阴阳者，血气之男女也；左右者，阴阳之道路也；水火者，阴阳之征兆也；阴阳者，万物之能始也。"人与天地具有统一性，这种思想由人的主观能动性所驱动，因此，人若想治疗病症、养生求子，最终达到生命绵延的目的，就应当利用天地阴阳的规律，指导调动生命的诞生与死亡。在胎产用药上，因当时历史背景以男子为重，于是古人根据蒿类多籽易存活，杜衡叶似马蹄而味辛香能媚人，桑螵蛸为"螳子"而螳螂有逢木便产的特性等，迫使孕妇服用类似性能或意象的药物以获得男胎，诸如蒿、牡、蜱蛸[16]。徐灵胎著《神农本草经百种录·上品》曰："凡药之用，或取其气，或取其味，或取其色，或取其形，或取其质，或取其性情，或取其所生之时，或取其所成之地。"当时古人取物作药多为"取其形"意，用观察或闻取到的信息赋象于中药上，在主观能动驱使下使之产生类似的效用，验之有效者流传下来，行之无用者摒弃出去。因此，在一定程度上，象思维帮助了古人更形象、直观地理解并掌握中药的功效与应用，推动了中药学的发展。从《胎产书》残破的"人字图"与"禹藏图"中可看出，其将人的头身四肢与天干地支以及数字联系起来必有其深意。在中国古代，天干地支被广泛应用于纪年、纪月、纪日、纪时等方面，与天文观测、占卜祭祀、农业生产等活动密切相关，而将人用于如此广泛的概念当中，当以宏观之眼，洞察微观之象，从天地之"位"、之"时"的运转指导人体本身的运动规律，体现了古人天（太岁、北斗）–地（方位）–人（寿限）的感应思想[17]。因此，不难看出，在医学并不发达的古代，象思想有着独特的价值和理念。

二、象思维下的中医养生模式

马王堆医书里记载了大量关于房中、养生的知识，虽然很少在其中讨论理论知识，但是根据房中术、养生术的内容可发微溯源。

《天下至道谈》曰："气有八益，又有七孙（损）。不能用八益、去七孙（损），则行年四十而阴气自半也，五十而起居衰，六十而耳目不葱（聪）明，七十下枯上脱，阴气不用，唾泣留（流）出……八益，一曰治气，二曰致沫，三曰智（知）时，四曰畜气，五曰和沫，六曰窃（积）气，七曰寺（待）赢（盈），八曰定顷（倾）。七孙（损），一曰闭，二曰泄，三曰渴（竭），四曰勿，五曰烦，六曰绝，七曰费。"认为"七损"是指在房事生活中七种对人体有损害的做法，"八益"是说在房事生活中对人体有补益作用的八种做法[18]。其闭其泄者为世间敛藏消积的一面，其治气致沫者为世间生发积极的一面，因此房中术应其意，表其象，指导房中之利害动作。

《合阴阳》中"十节"为十种模仿动物动作的房中气功导引术式或性交动作，"十势"为十种模仿动物动作的房中导引术式或性交姿势[19]，通过观察动物行为赋予其特定含义，再教人模仿其动作，指导房事养生实践活动，以自然之理指导男女之为，以自然之象寓房中之道。从整体观念来看，人是自然界的一部分，动物也是，当人类复杂的行为难以归整为系统的理念时，往往会借助于自身所观察到的自然界现象来进行比拟，最直观的莫过于观察动物的行为了，自然与人相互依存，人类同样也会利用自然更好地生存繁衍。

《十问》曰："人有九徵（窍）十二节，皆设而居，何故而阴与人具（俱）生而先身去？""坡（彼）生有央（殃），必元（其）阴精扁（漏）。"竹简中提及"阴"较多而极少与"阳"对应[20]。《老子》中"知其雄，守其雌，为天下溪""牝常以静胜牡""天下有始，以为天下母"等理论表达了道家对阴的属性的尊重和推崇，因此可以看出当时医学受早期道家思想影响颇深，古人通过导引、治气以达到强身、长寿的目的，可见当时"接阴思想"在当时房中及养生当中的重要性。

《导引图》是目前现存最早的体操图，帛书共44张图像，其中31张图有题记，但无其余相关文字解释，然可从题记中推断其相应的治疗作用。如图20之"引聋"，图中小人着蓝色长服，双臂微弯，向两侧上举，两足分开，推测该动作可用于治疗耳聋，以及"引膝痛""引项""引痹痛"等图，应是分别用于该部位疾病的治疗。余图还有大量关于动物行为的题记，如"龙""鹤""熊"的动作，有题记缺但考证为如"鸟"鸥""雁"的动作，说明当时的导引术式除了根据经验姿势外，还有援物比类以研究疾病的治疗和养生的功法。世间万物形形色色，古人通过把握万物之间的共性来认识事物发生发展的规律，而这种共性在《老子》《庄子》《道德经》等中被称为"道"，在中医思维当中则被称为"象思维"，顺应天道而不害其形，逆伐天道则形神殁灭。

三、总结

马王堆医书是汉墓出土的文物，简帛虽已残破，但从其遗留的文字、图画中仍可看出当时的人认知世界即认识自然，古人在敬畏自然的同时也在观察和模仿自然界的生物行为或非生物特性所展现出来的形象，从生命源于自然到生命法于自然，以事物之间的相似性为基础，天人合一，总结意象，寓象于物，遵而循之，将天地运行之规律应用于人体，以求得到驱病养生之法。从马王堆医书象思维的展示，我们可以体悟到古代中医学的自然观、生命观、疾病观及养生观，利用取象思维延展性的特点，对古籍的研究与理解、疾病的认识与诊疗、养生的思考与调摄可触类旁通。今推书求意，试从残破的简帛中拼凑出古老的智慧碎片，探寻着先人的思想脉络，以期深入理解古籍，为现代临床带来新的思路与方法。

（张慧敏）

参考文献

［1］葛晓舒，魏一苇，何清湖.马王堆医书46年来研究成果与进一步发掘思路［J］.湖南中医药大学学报，2019，39（11）：1412-1416.

［2］戴子凌，雷霆，赵群菊，等.马王堆医书内容特色及其背景研究［J］.中医药信息，2020，37（02）：69-75.

［3］赵翀.马王堆出土医方主治疾病分类研究［D］.上海：上海中医药大学，2021.

［4］邢玉瑞.中医象思维相关概念辨析［J］.中医杂志，2024，65（18）：1849-1853.

［5］郑洪新，杨柱.中医基础理论（新世纪第五版）［M］.北京：中国中医药出版社，2021.

［6］杨燕，刘蕴葭，张萌，等."象思维"视域下之中医理论守正传承思考［J］.时珍国医国药，2024，35（08）：2010-2012.

［7］薛含丽，段晓华，熊益亮.先秦两汉简帛文献中的外科病名研究［J］.医学与哲学，2022，43（02）：69-72.

［8］刘瑞明.帛书《五十二病方》"人病马不痫"考证［J］.中医文献杂志，2007（04）：33-36.

［9］刘洪宇.也说"牝牡"［J］.汉字文化，2024（09）：94-96.

［10］安玉秋，曹克刚.象思维在中医治疗脑病中的应用［J］.中医学报，

2024，39（04）：679-683.

［11］王昭博，李家伦，王佳，等.象思维视角下仝小林"糖络病"核心防治策略分析［J］.长春中医药大学学报，2024，40（10）：1070-1074.

［12］赵志恒，赵曼霖.基于"经脉"内涵的"凡将用针，必先诊脉"之"脉"解［J］.针灸临床杂志，2024，40（09）：88-91.

［13］贾春华，王永炎，鲁兆麟.论《伤寒论》"观其脉证，知犯何逆，随证治之"［J］.北京中医药大学学报，2008，31（07）：437-439.

［14］李雄.简论"祝由"［J］.中华中医药杂志，2020，35（03）：1065-1071.

［15］刘玉堂，贾海燕.马王堆帛书《五十二病方·祛疣》所涉之巫术与民俗［J］.中南民族大学学报（人文社会科学版），2009，29（01）：173-176.

［16］吕亚虎.马王堆汉墓资料所见求子巫术浅析［J］.历史教学（高校版），2008（01）：15-19.

［17］王一花，张如青.《胎产书》研究现状刍议［J］.中国中医基础医学杂志，2023，29（06）：1032-1035.

［18］常冰，李亚军.再谈"七损八益"［J］.现代中医药，2018，38（03）：67-69.

［19］李积镁.简帛医书养生文化研究［D］.南宁：广西中医药大学，2021.

［20］梁健康，程林碧，梁军，等.试析马王堆简书《十问》的养生理论及其思想渊源［J］.辽宁中医药大学学报，2019，21（08）：73-75.

马王堆医学对中医学发展的多维价值

马王堆医学是中医学发展史上的标志性成就，在学术演进中扮演了重要角色。长沙马王堆汉墓的考古发现揭示了大量珍贵的医学文献和文物，为研究西汉及先秦时期的医学成就提供了宝贵的原始资料。近年来，马王堆医学研究蓬勃发展，学者们在文献整理、理论探讨、临床应用和文化传承等方面取得了显著成果，吸引了国内外专家的广泛关注，促进了国际学术交流与合作[1]。

马王堆医学文献的出土为研究中国古代医学提供了珍贵的第一手资料。这些文献不仅早于已知的传世文献，且未经传抄刊刻，确保了其真实性和可靠性，为中医学的传承与创新奠定了坚实的学术基础[2]。其出土不仅在中医理论、临床实践、养生学等多个领域有重要贡献，还涉及历史、文化等多个维度。这些理论和经验被后世医学继承和发展，为中医学传承奠定了基础，也为中医学创新提供了新思路。

马王堆医学的多元价值不仅体现在其对中医学术贡献的深度和广度上，更在于它为西医学研究和实践带来的启示与机遇。本文旨在深入挖掘马王堆医学对中医学发展的多维度贡献，并简要探寻其未来的发展趋势。

一、马王堆医学的中医学术价值

1. 构建中医基础理论体系雏形

（1）阴阳学说在马王堆医书中体现：在马王堆医书中，阴阳学说得到广泛的应用和体现。《十问》中明确指出，阴阳是解释宇宙自然规律的基本原则，强调"尔察天地之情，阴阳为正，万物失之而不继，得之而赢。食阴拟阳，稽于神明"，突显了阴阳在宇宙秩序中的核心地位。马王堆《十一脉灸经》

和《五十二病方》中记载了"太阴""太阳"等脉名，将阴阳概念引入经脉命名，为经络学说的发展奠定了基础。《却谷食气》和《导引图》则将阴阳概念应用于描述各种空气的性质，例如《却谷食气》中提到："春食一去浊阳，和以铣光、朝霞，昏清可。夏食一去汤风，和以朝霞、行暨，昏清可。秋食一去秋霜、雾露，和以输阳、铣光，昏清可。冬食一去凌阴，和以正阳、铣光，昏清可。"这里的"浊阳""汤风""秋霜、雾露""凌阴"被视为有害之气，以阴命名；而"朝霞、行暨""输阳、铣光""正阳、铣光"则被视为有益之气，以阳命名[1]。《养生方》进一步提出了"合阴阳"的养生法则，强调阴阳平衡对维持人体健康的重要性。这些文献不仅丰富了阴阳学说的理论体系，也为后世医学实践提供了宝贵的指导[2]。

（2）五行学说与医学领域结合：在部分成书较晚的马王堆医书中，五行学说与医学领域的结合尤为明显[3]。如《十问》中的"五声""五味""五音"及"五脏""六腑"等，都是构筑在五行学说基础之上的产物。《十问》中提到："黄帝问于容成曰，民始蒲（敷）淳溜刑，何得而生？溜刑成（体），何失而死？何曳之人也，有恶有好，有夭有寿？欲闻民气赢屈施（弛）张之故。容成合（答）曰，君若欲寿，则顺察天地之道。天气月尽月盈，故能长生。地气岁有寒暑，险易相取，故地久而不腐。君必察天地之情，而行之以身。有征可知，间虽圣人，非其所能，唯道者知之。天地之至精，生于无征，长于无形，成于无体，得者寿长，失者夭死。故善治气抟精者，以无征为积，精神泉溢，翕甘潞（露）以为积，饮瑶（瑶）泉灵尊以为经，去恶好俗，神乃溜刑。翕气之道，必致之末，精生而不厥。尚（上）下皆精，塞（寒）温安生？息必探（深）而久，新气易守。宿气为老，新气为寿。善治气者，使宿气夜散，新气朝最，以彻九窍，而实六府。食气有禁，春避浊阳，夏避汤风，秋避霜雾，冬避凌阴，必去四咎，乃探（深）息以为寿。朝息之志，其出也务合于天，其入也揆彼闺满，如藏于渊，则陈气日尽，而新气日盈，则形有云光。以精为充，故能久长。昼息之志，呼吸必微，耳目聪明，阴阴（阳）皆精，清气（气）在中。夜息之志，外（体）内（纳）其足，而不堕信（伸），以精为充，故能久。"这里的"五声""五味""五音"与"五脏""六腑"相互对应，体现了五行学说在医学养生中的应用。五音（或五声）中的宫、商、角、徵、羽分别对应五脏中的脾、肺、肝、心、肾；五味中的酸、苦、甘、辛、咸分别对应五脏中的肝、心、脾、肺、肾。通过这种对应关系，马王堆医书将五行学说与人体的生理、病理以及养生方法紧密结合起来，为中医基础理论体系的构建奠定了基础。

2. 在中医临床实践中多领域的贡献

（1）丰富的药物知识和治疗方法：马王堆医学在药物学方面展现了丰富的知识和多样的治疗方法，为现代中医学提供了宝贵的借鉴和启示。《五十二病方》中记录了许多独特且创新的药物使用方法，特别是在外科疾病的治疗上，采用了外敷药物与内服汤药相结合的方式。例如，对于肿痛类疾病，外敷具有消肿止痛作用的草药；对于伤口处理，内服具有止血生肌功效的草药。这些草药的组合使用，体现了古代医家对药物协同作用的深刻理解。

在内服汤药方面，《五十二病方》详细记载了各种方剂的组成和用法。针对特定的病症，根据病情轻重和患者的体质进行方剂调整。书中还记载了一些特殊的药物炮制方法，如"阴干""阴燥"等，这些方法有助于保持药物的药效，现代中药一定程度上借鉴了这些传统方法，炮制技术中的低温干燥和密封保存，都旨在保存药物的有效成分。此外，马王堆医书中的外治法也丰富多样。除了前面提到的贴敷法，还有砭法、灸法、熨疗、熏疗等。砭法是一种古老的治疗方法，通过用砭石刺激人体特定部位来治疗疾病。灸法在马王堆医书中也有详细记载，包括对不同经脉的灸治方法和适应证。熨疗则是利用加热后的药物或物品敷在患处，以达到温通经络、散寒止痛的效果。熏疗则是通过燃烧草药产生烟雾，对患者进行熏蒸治疗，可用于治疗呼吸道疾病等[4-5]。这些丰富的药物知识和治疗方法，为现代中医学在临床治疗中应用提供了新的思路和方法。

（2）独特的养生理念与方法：马王堆医学强调顺应自然的养生理念[6]。如《却谷食气》中提到根据四季的变化选择不同的"气"进行食气养生，春食有益之气以顺应春季的生机，夏食相应之气以适应夏季的炎热，秋食合宜之气以对应秋季的收敛，冬食适宜之气以符合冬季的闭藏。这种顺应自然的养生方法提醒人们在当代生活中要根据季节的变化调整饮食、作息和运动等方面，以达到养生目的。

此外，马王堆医学注重精、气、神的调养。在《十问》等文献中，对精、气、神的论述较为系统，强调通过合理的饮食、适度的运动和良好的心态来调养精、气、神[7]。《导引图》展示了丰富的导引功法，通过肢体运动、呼吸调节和意念引导来达到强身健体、调和气血的目的。这些养生方法对于当代人们在快节奏的生活中保持身心健康具有重要的指导价值[8]。马王堆医学还提出了一些具体的养生方法，如"寒头而暖足"。头部为诸阳之会，阳气相对偏旺，可以适当"寒头"，如用洗冷水脸等方法来保持头部的清凉；脚底为诸阴之会，阴气相对偏弱，须注意"暖足"，如采用足浴、足部按摩等方法来温暖脚部[9]。

二、中医学视角下马王堆医学的文化价值

1. 融合中华传统文化与科学精神

马王堆医学文献的价值不仅在于其丰富的医学知识和技术，更在于其所蕴含的文化意义和社会价值。马王堆医学文化融合了中华传统文化与科学精神，体现了对生命敬畏和健康追求的早期认识。《十问》中强调用阴阳学说解释宇宙间的自然规律，提出"尔察天地之情，阴阳为正，万物失之而不继，得之而赢。食阴拟阳，稽于神明"，体现了古人对自然与生命关系的深刻理解[10]。《五十二病方》也详述了内服、外治及针灸等治疗方法，彰显了科学性与人文关怀的结合，这一医学文化不仅反映了中华民族的智慧，也深刻体现了中医文化的独特魅力和深远影响。

2. 水乡孕育重阴养生思想

马王堆医学发端于长沙，此地的水乡环境造就了其独特的重阴养生思想。马王堆医学中记载了一些针对水乡地区常见疾病的治疗之法，例如利用当地的草药熏蒸进行祛湿、解毒[11-12]。中药熏蒸首载于马王堆汉墓出土的《五十二病方》，现代研究表明中药熏蒸可有效降低 C- 反应蛋白、红细胞沉降率等指标，改善患者的临床症状，如疼痛、发热或怕冷、关节僵硬、变形等，常与针刺、艾灸、药物治疗等搭配使用，发挥增效功能[13]。

3. 有最早中医养生图谱《导引图》

马王堆医学巧妙地杂糅了先秦道家、儒家等修身养性思想。马王堆医书不仅体现了湘楚文化重阴重柔的特点，还发展出了动静结合、形神依存的养生理念[14]。《导引图》是迄今我国考古发现中时代最早的一幅中医养生图谱，融合了多种思想的医学文化，为中华文化研究提供了全新的资料和视角。马王堆导引术作为一种古老的中医健身方法，在西医学疾病的治疗上展现出多方面的积极作用。研究表明，马王堆导引术能显著改善中老年女性的血脂代谢和免疫功能，有效调控2型糖尿病患者的血糖水平，对肩周炎、颈椎病和慢性非特异性腰痛等疾病有辅助治疗效果，还能增强肺功能，改善肺活量[15-19]。此外，马王堆导引术通过调和经脉气血，平衡脏腑阴阳，有效改善情绪问题，提升正念与决断力。马王堆导引术不仅在生理和心理层面有显著作用，还具有美学和文化传承价值，这种理念在今天的健康管理中依然具有重要价值[20-21]。

三、马王堆医书对中医学发展史的贡献

1. 见证古代医学历史的悠长

马王堆墓葬的年代定位于汉文帝十二年（公元前168年），据此推测，出土医书的成书时间可能更为久远，远至西汉初期乃至先秦时期。与流传至今的文献相比，这些医书的真实性和精确性更高，为研究古代医学提供了珍贵的第一手资料[22]。例如《五十二病方》以其详尽的疾病记录和古朴文风，展现了古代医学的原始风貌。其中，对疽病的描述"疽者，肉腐。毒聚肉，色变而有脓"以及对蛊病的记载"蛊者，腹大。虫积腹，胀如鼓且痛"均体现了古代医学文献的医学价值和历史意义。系统整理这些医学文献，有助于清晰勾勒出古代医学的发展轨迹，深化对古代医学历史的理解[23]。

《足臂十一脉灸经》和《阴阳十一脉灸经》作为现存最早的经络学说和灸治法文献，与《灵枢·经脉》的相似性为经络学说的研究提供了宝贵的线索，揭示了古代医学理论的早期形态和发展。这些文献的出土，不仅丰富了中医学术资源，也为现代中医学的理论和实践提供了重要的历史参照[24]。

2. 弥补古代医学史缺漏

马王堆医学文献对秦汉时期医学实践情况的欠缺之处进行了弥补。《五十二病方》的出土具有重大意义，填补了自《黄帝内经》之后临床医学著作所存在的空白。该文献详细记载了大量医方、众多药名以及多种疾病的治疗方法，其中对外科疾病的记载表现得尤为显著。与此同时，此书中还体现了"药食同源"这一重要理念[25]。《足臂十一脉灸经》以及《阴阳十一脉灸经》属于《黄帝内经》的源头文献之一，对人体经脉的相关内容展开了论述，从而为经络学说的发展奠定了坚实基础。

3. 对后世中医学有深远影响

马王堆医书的医学理论和临床经验对后世医学产生了深远影响。例如《五十二病方》中对疽病的治疗方案，根据疽病类型调整主药剂量，体现了早期辨证论治的原则，这一原则在后世得以广泛应用和发展[26]。

四、马王堆医学推动中医学产业发展

马王堆医学作为中国古代医学的瑰宝，不仅在学术研究中具有极高价值，还在产业发展中展现出巨大潜力。马王堆医学为新药研发提供了丰富的资源。《五十二病方》中的大量方剂和药物知识为现代中医药研发提供了坚实依据。药企和科研机构结合现代科技手段，对马王堆医书中的药物配方进行创新研发，开发出多种新型中药制剂，涉及心血管疾病、肿瘤、糖尿病等领域。这些新药的研发不仅丰富了中医药市场，也为患者提供了更多治疗选择。

马王堆医学中的养生理念与方法，如顺应自然、调养精气神、寒头暖足等，受到广泛欢迎。许多养生保健机构推出基于马王堆医学的养生服务，涵盖食疗养生、气功导引、中医按摩等方面。一些养生馆推出马王堆导引术课程，教导消费者通过肢体运动、呼吸调节和意念引导来强身健体。

马王堆医学在中医学术中的产业发展前景广阔。通过中医药产业、养生保健产业协同发展，能够充分发挥马王堆医学的巨大价值，推动中国中医学的传承与创新，为人们的健康生活和经济社会发展作出更大贡献。

五、结语

马王堆医学文献的出土，无疑是中医学史上的一个重大突破，其内容不仅深化了对古代医学理论的理解，还为现代中医学的发展提供了不可或缺的学术支持。马王堆医学文献中所体现的阴阳五行学说，不仅是中医学理论体系的基石，更是后世诸多医学流派发展的理论源泉。《五十二病方》等文献中记载的丰富药物知识与治疗方案，不仅为临床医学提供了宝贵的经验，也为现代中药学的发展提供了历史依据。马王堆医学所倡导的顺应自然、调养精气神的养生理念，与现代健康管理理念相契合，为预防医学和康复医学的发展提供了新的思路。此外，马王堆医学文献的系统研究，不仅弥补了古代医学史的空白，还为西医学研究提供了重要的历史参照，推动了中西医结合的探索与实践。

随着科学技术的进步，特别是生物医学工程、基因组学和大数据技术的应用，马王堆医学文献中的传统知识将得到更深入的挖掘和创新性应用[27]。例如，通过现代药理学方法对古方进行成分分析和作用机制研究，可以开发出更多高效安全的新药；利用遗传学和分子生物学手段，探索个体化医疗的可能性，实现精准医疗的目标。此外，马王堆医学文献中的预防保健理念，结合现代生活方式，将有助于构建更加全面的健康管理体系，促进公众健康水平的提升。同时，马王堆医学的研究成果也将进一步促进国际文化交流与合作，推动中医药文化的全球传播。通过国际合作项目，加强与其他国家和地区在中医学研究、教育和临床应用方面的交流，不仅可以提高中医药在全球范围内的认可度，还能为解决全球公共卫生问题提供新颖的视角和解决方案。

马王堆医学在中医学的学术研究、临床实践、养生保健及产业发展等多维度均贡献出巨大的价值与潜力，同时也为现代社会的健康保障和文化发展开辟了新的路径，带来了机遇与挑战并存的新局面。

（张钰）

参考文献

［1］陈洪，何清湖，陈小平.论马王堆养生文化的产生背景［J］.中华中

医药杂志，2014，29（10）：3077-3079.

　　［2］张其成，梁健康.简帛医书养生方法中的哲学思想探析［J］.南京中医药大学学报（社会科学版），2021，22（01）：1-5.

　　［3］江洪亮，杜菌，梁沛华.《十问》浅谈［J］.中国性科学，2010，19（05）：45-47.

　　［4］刘立安，孙永章，汤立新，等.马王堆帛书灸疗学术通考及成就探析［J］.湖南中医药大学学报，2023，43（05）：912-916.

　　［5］杨峰，赵京生.马王堆养生文献对早期针灸理论的影响［J］.中华医史杂志，2008，38（02）：109-112.

　　［6］陈洪，何清湖，陈小平.论马王堆养生文化的价值取向［J］.中华中医药杂志，2014，29（12）：3689-3691.

　　［7］梁健康，程林碧，梁军，等.试析马王堆简书《十问》的养生理论及其思想渊源［J］.辽宁中医药大学学报，2019，21（08）：73-75.

　　［8］魏一苇，何清湖，刘禹希.马王堆养生理论研究的现状与展望［J］.湖南中医药大学学报，2014，34（09）：62-65.

　　［9］肖丹，孙贵香，张婷，等.浅论马王堆养生文化在亚健康防治中的意义［J］.江西中医药大学学报，2020，32（06）：6-8.

　　［10］刘思亮.马王堆汉墓帛书《五十二病方》校读拾遗［J］.自然科学史研究，2023，42（01）：23-33.

　　［11］姚海燕.读马王堆帛书医方札记四则［J］.中医药文化，2023，18（01）：48-53.

　　［12］葛晓舒，魏一苇，周曦，等.马王堆医书中的地域文化特色［J］.中医药导报，2022，28（02）：219-222.

　　［13］常岑，张润润，时一鸣，等.中医疗法治疗类风湿性关节炎的研究进展［J］.中国中药杂志，2023，48（02）：329-335.

　　［14］葛晓舒，魏一苇，谭玉美，等.马王堆汉墓医书对先秦秦汉养生思想的借鉴与创新［J］.湖南中医药大学学报，2020，40（12）：1576-1580.

　　［15］吕玥，许盈，戴安银.中医视域下马王堆导引术的研究现状与未来研究创新点探讨［J］.黑龙江科学，2024，15（16）：129-133.

　　［16］张婧如，张美旋，杨舒月，等.马王堆导引术中医养生观解读［J］.

亚太传统医药，2024，20（11）：183-187.

［17］刘卓，唐华.马王堆导引术治疗肩周炎恢复期30例临床观察［J］.湖南中医杂志，2024，40（05）：54-57.

［18］张高杰，刘美秀，郝刚领，等.马王堆导引术锻炼对老年女性衰老激素的影响［J］.周口师范学院学报，2023，40（02）：63-68.

［19］李楠.马王堆导引术对中老年慢性病的治疗机理研究［J］.武术研究，2023，8（01）：112-114.

［20］朱奕.马王堆"导引术"与舞蹈的中医养生价值探析［J］.广州体育学院学报，2017，37（05）：80-83.

［21］龙专，刘文海.马王堆导引术养生功能研究［J］.当代体育科技，2023，13（03）：155-158.

［22］葛晓舒，魏一苇，何清湖.马王堆医书46年来研究成果与进一步发掘思路［J］.湖南中医药大学学报，2019，39（11）：1412-1416.

［23］卢彦杰，盛威，廉坤，等.马王堆医书研究现状可视化分析［J］.中国中医药图书情报杂志，2024，48（03）：76-80.

［24］周德生，卢圣花，周达宇，等.《五十二病方》的临床思维探讨［J］.湖南中医药大学学报，2023，43（07）：1245-1252.

［25］谢清.马王堆医书《五十二病方》内容特点与学术源流研究［D］.长沙：湖南中医药大学，2022.

［26］郑健飞.马王堆帛书《五十二病方》《养生方》校读拾遗［J］.中国文字研究，2021（01）：97-103.

［27］卢彦杰，盛威，刘伟.马王堆医书信息化和智能化研究展望［J］.医学信息学杂志，2024，45（03）：96-101.

《胎产书》中"孕育"思想初探

马王堆医书是长沙马王堆三号墓出土的一批帛书和医简，内容涉及病理、生理、诊断和治疗等多个方面，是研究汉代医学珍贵的实物资料，其反映了当时社会的医学水平和思想，为后世理论思想的溯源提供了丰富的参考[1]。《胎产书》是马王堆出土的帛书之一，是我国现存最早的一部妇产科学著作[2]。《胎产书》下部几乎记载了对整个孕育过程的认识与见解，内容涉及求子、成胎、养胎、埋胞、产后保健等[3]。《胎产书》中总结了古人对妊娠的生理理解，以及如何保持母体健康、确保胎儿安全发育等"孕育"思想。这一思想在现代孕期保健中仍然具有重要的参考价值，为母婴健康提供了丰富的理论和实践基础。本文将对《胎产书》中的"孕育"思想进行探析，希望能丰富对古代妊娠观念的全面理解，并为现代医学研究提供有价值的参考。

一、马王堆医书的历史背景与价值

马王堆汉墓位于湖南省长沙市东郊，是西汉初期长沙国丞相利苍及其家属的墓葬，其中出土了大批医学帛书和两卷医简，即马王堆医书[4]。湖南省博物馆联合复旦大学出土文献与古文字研究中心编纂的《长沙马王堆汉墓简帛集成》据其具体内容将医书种类分为16种，即《足臂十一脉灸经》《阴阳十一脉灸经》（甲乙本）《脉法》《阴阳脉死候》《五十二病方》《却谷食气》《导引图》《养生方》《房内记》《疗射工毒方》《胎产书》《十问》《合阴阳》《杂禁方》《天下至道谈》[5]。医书内容涉及外科、内科、儿科、妇科等疾病，经脉学和灸疗学，以及养生学等，这些医书反映了当时社会对医学的认识和水平，对古代医学思想、医疗技术和疾病防治等方面的研究具有重要意义。马王堆医书的出土，不仅填补了秦汉时期医学文献的空白，丰富了医学知识库，还为后世医学理论的发展提供了重要的参考[6]。马王堆医书不仅具有极高的学术价值和文化价值，还具有重要的实用价值[7]。马王堆医书是中国古代医学的宝贵遗产，对于研究中国古代医学史、传承和发展中医药学具有不可替代的作用，为现代医学研究提供了启示和借鉴，有助于推动医学理论的创新和发展。

二、《胎产书》"孕育"思想撷萃

《胎产书》是马王堆医书中关于妇产科学的著作，该书详细记录了求子、成胎、养胎、埋胞、产后保健等孕育过程的相关知识，体现了古人对妊娠生理和母婴健康的深刻认识[8]。《胎产书》中载录的"孕育"思想具有一定的先进性，且富有鲜明浓厚的时代色彩。首先，书中提出男女择期交媾是成功受孕的必要条件，并强调了孕育过程中男女双方的责任和作用，认为不孕的原因涉及男女双方。其次，书中提出了"逐月养胎"的理论，认为妊娠期间应根据胎儿的发育规律，逐月调节母体的饮食和生活环境，以保障胎儿的健康发育。此外，书中还记录了产后保健的相关内容，如土浴法、药洗法等，尽管这些方法在现代可能有所争议，但其中蕴含的产妇保健理念却与西医学相契合，以下将对书中记载的"孕育"思想进行深入探析。

西医学认为，精子与卵子结合形成的受精卵是生命的起源，而受精卵在子宫是否成功着床、后期发育成胚胎，不但与女性生殖系统的结构功能有关，也与男性精子数量和质量有关。首先，女性生殖系统解剖结构正常，受精卵在输卵管壶腹部运输至子宫路途顺畅，才能保证正常受孕。其次，正常的宫腔环境和良好的子宫内膜容受性，也是受精卵稳固着床的重要因素。然而，男性精液数量和质量也是直接影响受精卵成形以及受精卵质量的关键[9]。《胎产书》中有关择期交媾、男女同治的有关记载，体现了古人对于妊娠生理过程的先进认识，为现代孕育理念的形成提供了理论基础。

（1）择期交媾:《胎产书》中记载了关于妊娠种子的"孕育"思想，与西医学的大部分理念一致。其载:"我欲埴（殖）人产子，何如而有？幼频合（答）曰，月朔已去汁□，三日中从之，有子。其一日南（男），其二日女殹（也）。"书中认为，要择期合阴阳方能受孕，这与西医学认为的排卵期同房受孕概率大的理念不谋而合。但是，书中记载认为，在女子月经结束后第一天，男女交媾会生男孩，结束后第二天交媾，会生女孩，这似乎有悖于西医学的理念。笔者猜想，可能当时某个或某几个妇女存在在月经结束的第一天、第二天同房，分别生了男婴和女婴的现象，并认为这种随机事件为必然事件，后便广为传说，形成了这一片面认知。

（2）男女同治：《胎产书》中有关于古人不孕求子的认识，和西医学界有着同样的认知。书中认为，女子不孕应责之于男女双方，夫妻双方求"九宗之草"，一同以之为酒共饮。虽然不知"九宗之草"实为何物，但就"夫妻共以为酒"而言，看出古人思想认知的先进性。此外，古人根据产后埋胞的位置阴阳面，来祈求多产女再生男，或者多产男后再生女的做法，虽然此类做法在现代来看缺乏科学依据，但就当时文化背景而言，折射出古人儿女双全的美好愿景。

三、孕后养胎

研究表明，孕期的心理状态、营养摄入等因素对胎儿的健康发展至关重要[10]。《胎产书》中认为妊娠为一个复杂的生理过程，涉及母体和胎儿的相互关系。其载录的"逐月养胎"法，说明古人已经认识到了胎儿发育的基本规律，以及妊娠期间注重母胎同养的重要性[11]。这不仅是对古代妊娠观念的深刻体现，更是对现代孕期保健理念的一种早期启示。

1. 妊娠初期

受精卵着床后，随着胚胎的发育和激素水平的变化，母体会发生一系列生理变化，来适应胎儿的生长发育，为胚胎的发育做准备[12]。妊娠初期，孕妇可能会出现早孕反应，如恶心、呕吐、厌食等不适[13]，此时胎元尚未稳固，需要时时注重顾护母体及胎儿[14]。《胎产书》也认为妊娠初期是胎儿发育的关键时期，母体的精神情绪、饮食起居及外界环境都会影响胎儿的健康。这一观点与西医学中的养胎理论不谋而合，体现了古代医家对妊娠过程的深刻理解。

在情志调摄方面，书中认为要多结识有儒雅气质和高见学识的"君公大人"等，而"毋使朱（侏）儒，不观木（沐）候（猴）"，否则其子矮小贫贱。究其原因，大概此时胚胎初成，"未有定义（仪），见物而化"。虽然书中描述母亲结交见识品行不同的人，将影响腹中胎儿面貌、品性的言论不可置信，但是其中蕴含的胎教理论，与现代认为早期要注重孕妇优质情志陶冶，保持良好心态，来促进腹中胎儿生长发育健康的理念是相似的。另外，书中认为，能通过不同性质的室外活动影响母体的心境，决定胎儿的性别，如欲孕男，可多观看、接触雄性动物，处于男性环境中，"置弧矢，射雄雉，乘牡马，观牡虎"；欲产女，则反之，如"佩蚕（簪）耳（珥），呻（绅）朱（珠）子"，即"内象成子"。母体通过外在的信号传递，虽不能决定胎儿的性别，但通过神经调节来影响胎儿，还是有一定的现代科学依据的。

在饮食、起居环境方面，书中认为，妊娠初期要"居处必静"，保持居住环境的安静舒适，避免剧烈运动和情绪波动，这与西医学中建议孕妇保持安静舒适的生活环境、避免精神紧张的理念相吻合。书中还强调此时胎元未稳，要禁止房事，以免损伤胎儿。妊娠初期母体需要提供充足的营养物质来保证胎儿的健全发育，否则可能出现"胎萎不长"，且早期妊娠剧吐会影响母体饮食的摄入。书中认为"三月始脂，果隋宵效"，此时孕妇应选择清淡、易于消化的食物，倡导"食饮必精，酸羹必熟"，要保证食物的精致和烹饪的彻底，避免出现食物中毒和消化不良。"毋食辛臊"，"不食（葱）姜，不食兔羹"，避免葱、姜等辛辣刺激性食物，以及兔肉等可能影响胎儿健康的食物的摄入。现代医学研究表明[15]，妊娠早期是胎儿神经管发育的关键时期，孕妇应增加叶酸和维生素 B_{12} 的摄入，以降低神经管缺陷的风险。虽然《胎产书》中并未直接提及叶酸等营养素，但其强调食物精致和避免刺激性食物的建议，间接促进了孕妇对这些关键营养素的摄入，这些理念符合西医学中孕妇早期饮食原则。另外，书中也记载了一些经验之谈，例如食白牡狗可使胎儿皮肤白皙姣好，食母马肉可使胎儿健壮有力[16]，吞服"爵瓮""蒿、牡、卑（蜱）稍（蛸）"和"逢（蜂）房中子、狗阴"干后"冶"后饮之可以怀子产男[17]。

2. 妊娠中晚期

西医学认为，妊娠中后期是胎儿生长的快速阶段，孕妇的身体承受着更大的负担，在保持母体情绪状态稳定的基础上，同时须保证充足的营养摄入，以支持胎儿的各项发育，确保胎儿健康成长[18]。《胎产书》对于胎儿在妊娠中晚期的生长发育过程有独特的见解，虽未直接提及具体建议，但其强调营养摄入的重要性为孕妇保健提供了基本的指导原则。

《胎产书》中提出应随着胎儿的生长进程相应地更换食谱，充分体现了古人对妇人妊娠过程的深刻理解。"四月成血"，书中认为妊娠四月要"食稻麦，鳝鱼，清血而明目"，食用稻麦和鳝鱼等富含铁质和蛋白质的食物，以促进胎儿血液的形成和视力的发育。西医学表明，胎儿血液循环系统的形成需要大量铁质来合成血红蛋白，在妊娠中期孕妇容易出现贫血症状，因此应增加铁质摄入，多食红肉、绿叶蔬菜等[19]。虽然《胎产书》中提到的鳝鱼并非现代孕妇常见的食物选择，但其强调妊娠期注重营养饮食摄入的重要性与西医学理念相契合。"五月成气"，书中认为妊娠五月要"其羹牛羊"，即要增加肉类食物的摄入，以提供丰富的蛋白质和脂肪，支持胎儿的肺部发育，为将来的气体交换做准备。虽然《胎产书》中并未直接提及呼吸功能，但其强调肉类食物的摄入有助于孕妇维持良好的营养状态，为胎儿的肺部成熟发育提供必要的支持。"六月成筋"，认为妊娠六月，胎儿的筋骨开始形成。"七月成骨"，认为妊娠七月，胎儿的骨骼发育进入高峰期。"八月成肤革"，要"居燥处"，认为妊娠八月，胎儿的皮肤开始形成，要继续选择干燥通风的居住环境，以避免潮湿环境对胎儿发育产生不利影响。"九月成毫毛"，认为妊娠九月，胎儿的毛发开始形成。另外，书中还将"血、气、筋、骨、肤革、毫毛"分别以"水、火、金、木、土、石"进行配属。尽管《胎产书》中记载对胎儿发育的认知和理解，与现代科学所揭示的胎儿发育特征存在一些出入，但古人对胎儿发育的观察和研究仍然具有重要的历史和文化价值，体现了古人对生命现象的好奇心和探索精神。

四、产后保健

女性在分娩后，可以通过一系列的科学措施和适当的护理，帮助身体恢复和保持健康。良好的产后保健不仅关乎母亲的身体恢复，也有利于新生儿的健康[20]。《胎产书》中也记载了产后相关母婴保健，这些古代智慧虽然与西医学理念存在一定差异，但其中蕴含的合理性和科学性不容忽视。

书中记载了"土浴法"和"药洗法"两种方式。"土浴法"的具体方法为"既产，置土上，勿庸口，令婴儿口上，其身尽得土，乃浴之"，达到"为劲有力"的目的，即增强新生儿的体质和免疫力。然而，西医学对这一方法存在争议，有学者认为不可取，土壤中存在大量的细菌和微生物，可能会增加新生儿感染的风险[21]。但是也有研究指出[22]，适量的微生物暴露对于婴幼儿的免疫系统发育是有益的，故对于"土浴法"的合理性，我们需要从多个角度进行审视。从西医学角度来看，虽然土壤中的微生物可能会对婴幼儿造成一定的感染风险，但适量的微生物暴露可以刺激婴幼儿的免疫系统发育，提高其抵抗力。因而，在严格控制感染风险的前提下，我们可以适量增加婴幼儿的微生物暴露来保健。当然，这需要进一步的科学研究和临床试验来验证。"药洗法"的具体方法为"字者已，即燔其蓐，置水中，（以浴）婴儿"，使之"不疕骚（瘙）"，即防止皮肤瘙痒。与"土浴法"相比，"药洗法"更受西医学的认可，目前在临床上运用比较广泛。有研究表明[23]，通过新生儿药浴的中药外治法，可以预防和减轻新生儿红斑、脓疱疮、湿疹、胎毒的发生，提高新生儿的免疫力，增强抵抗力。然而，需要注意的是，中药外治法也并非万能之策，在使用中药外治法时，需要严格掌握药物的剂量和用法，避免过量使用或不当使用导致的不良反应。此外，还需要根据新生儿和产妇的具体情况选择合适的中药方剂和治疗方法。对于产后母体的保健，书中认为，产妇"取婴儿所已浴者水"，可以"毋（无）余病"，通过饮用新生儿已经沐浴过的水来治疗某些产后疾病，这一方法在西医学中也并未得到认可。值得注意的是，虽然《胎产书》中的某些具体做法可能因缺乏现代科学验证而不宜直接应用，但其背后的整体保健理念和原则，对于现代产妇保健仍具有重要的参考价值。因此，在探索妇儿保健的最佳实践时，我们可以将古代智慧与西医学理念相结合，取其精华，去其糟粕，为妇儿提供更加全面、科学的保健指导。

五、小结

《胎产书》记录了古人对孕育过程的认识，包括求子、成胎、养胎、埋胞和产后保健等内容。这些思想不仅反映了古人对妊娠生理的理解，也为现代孕期保健提供了重要的理论基础。首先，《胎产书》强调选择合适的时机进行交合以提高受孕概率，这与西医学中对排卵期的重视相呼应。书中提到，女性在月经结束后的特定日子交合可能会影响婴儿的性别，显示出古人对生育时机的敏感性，虽然带有一定的迷信思想。古人还认为不孕的因素可能与男女双方有关，显示了对夫妻健康的关注。其次，《胎产书》强调妊娠初期的母体健康和良好情绪对胎儿的重要性，书中提出的"逐月养胎"法，表明古人已意识到胎儿发育的规律，特别是在饮食和生活环境方面的调节。最后，《胎产书》记录了古人对产妇和新生儿健康的关注，尽管某些方法与西医学存在差异，但仍反映了当时对母婴健康的重视。书中提到的土浴法和药洗法虽然有争议，但展示了古人对新生儿护理的独特理解。尽管书中存在一定的封建迷信、落后思想，有悖于西医学认识和见解，但是总体而言，《胎产书》中的"孕育"思想为我们提供了关于古代妊娠观念的深刻洞见，也为西医学的研究发展提供了宝贵的参考。这些传统理念与西医学在许多方面存在相通之处，体现了古人对母婴健康的重视和探索，为当代孕期保健提供了重要的理论支持。

（陈瑶）

参考文献

［1］何介钧.长沙马王堆二、三号汉墓（第一卷 田野考古发掘报告）［M］.北京：文物出版社，2004.

［2］周一谋.马王堆出土的医书和各种文献［J］.图书馆，1987（02）：21-24+58.

［3］王一花，张如青.《胎产书》研究现状刍议［J］.中国中医基础医学杂志，2023，29（06）：1032-1035.

［4］喻燕姣.马王堆汉墓的历史文化价值［J］.文物天地，2017（12）：23-30.

［5］魏一苇，葛晓舒，陈小平，等.马王堆医书中灸法学术特色探析［J］.中医杂志，2024，65（16）：1639-1645.

［6］葛晓舒，魏一苇，何清湖.马王堆医书46年来研究成果与进一步发掘思路［J］.湖南中医药大学学报，2019，39（11）：1412-1416.

［7］陈小平，何清湖.让马王堆传统医学焕发时代价值［J］.新湘评论，2024（06）：45.

［8］王卉.马王堆汉墓帛书《胎产书》研究综述［J］.湖南省博物馆馆刊，2012，9：55-63.

［9］谢幸，孔北华，段涛.妇产科学［M］.9版.北京：人民卫生出版社，

2018.

［10］袁静，蔡伟兰，杨聪慧，等.早发性胎儿宫内生长受限的相关因素分析及对妊娠结局的影响［J］.齐齐哈尔医学院学报，2024，45（17）：1615-1620.

［11］陈农.《马王堆帛医书》的胎产生育观［J］.上海中医药杂志，1993（08）：37-38.

［12］杨晓宇.夫妻双方生活习惯及环境因素与稽留流产关系的研究［D］.桂林：桂林医学院，2020.

［13］刘思琪，桂顺平.英国皇家妇产科医师学会《妊娠期恶心呕吐及妊娠剧吐管理指南（2024年）》解读［J］.实用妇产科杂志，2024，40（09）：704-708.

［14］赵硕琪，朱雅文，许博文，等.张景岳《妇人规》论治滑胎特色探析［J］.中医药信息，2021，38（05）：62-64.

［15］王尽轶，马春星，高月月，等.叶酸补充持续时间与妊娠期糖尿病及不良围产结局的关系［J］.实用妇产科杂志，2024，40（08）：664-669.

［16］旷惠桃.马王堆帛书《胎产书》对优生学的贡献［J］.湖南中医学院学报，1987（03）：41-42.

［17］周一谋，萧佐桃.马王堆医书考注［M］.天津：天津科学技术出版社，1988.

［18］林羿.中国高危妊娠研究的现状、问题和方向［J］.上海交通大学学报（医学版），2022，42（04）：403-408.

［19］王志芳.妊娠合并缺铁性贫血孕产妇护理策略［N］.山西科技报，2024-07-18（A03）.

［20］王学玲，李红梅.产后保健对产妇产后恢复及新生儿健康状况的影响［J］.中国妇幼保健，2012，27（21）：3241-3243.

［21］李欢玉，雷磊.浅析《胎产书》的胎孕胎育理论［J］.湖南中医药大学学报，2013，33（05）：13-15.

［22］谢建华.妊娠期糖尿病糖脂代谢变化与新生儿胎便菌群及其免疫功能的关系研究［J］.中国微生态学杂志，2024，36（04）：467-472.

［23］周娟，何丽亚，何志群.新生儿药浴在临床产科应用556例结果分析［J］.实用中西医结合临床，2013，13（03）：39-40.

马王堆导引术对脑卒中偏瘫患者平衡及运动能力的影响

　　脑卒中是我国导致患者残疾、死亡的首要病因，严重危害着人们的生命健康。患者患病后，由于康复时间长，医疗资源耗费多，往往会给患者家庭以及社会带来沉重的经济负担[1]。随着我国经济的增长，饮食结构发生变化，国民的生活压力增大以及人口老龄化加速，脑血管疾病发病率日益上升，因此造成了脑血管患者数量在近些年急剧增加。据最新全球疾病负担研究[2]显示，我国脑卒中患者发病率已经高达 39.9%，位居全球首位。卒中后大部分患者往往伴有神经功能不同程度的缺损，因而常常遗留肢体功能的偏瘫障碍，严重影响了患者的生活质量[3]。平衡及运动能力是脑卒中偏瘫患者丧失的关键功能，也是制约患者日常生活能力的重要因素，因此改善脑卒中偏瘫患者的平衡以及运动功能，对于提高患者生活质量、实现自我人生价值，都具有十分重要的意义。据大量研究[4-6]表明，早期功能训练可以促使脑卒中偏瘫患者损伤的中枢神经系统出现可塑性改变和功能性重组，提高患者的平衡以及运动功能，从而加强患者日常生活自理能力，提高患者的生活信心。马王堆导引术作为一种中医传统导引术，主要通过上下肢、躯干形体活动配合神形调节、呼吸吐纳，从而发挥调阴阳、理气血、通经络作用[7]。目前，关于将马王堆导引术用于脑卒中偏瘫患者护理康复训练的研究鲜有报道，有鉴于此，本研究将马王堆导引术在临床上应用于脑卒中偏瘫患者护理康复训练之中，以期提高患者平衡功能与运动能力，改善患者的生活质量，现报道如下。

一、资料与方法

1. 一般资料

病例来源于 2021 年 1 月～ 2021 年 12 月在湖南中医药大学第二附属医院神经内科住院的患者，依据脑卒中偏瘫的纳入标准，从中筛选符合要求的 80 例，在获得患者或者其直系亲属同意后进入临床试验，并依照随机数字表，随机均分为观察组和对照组，每组 40 例。本研究经医院伦理委员会批准，两组患者在年龄、性别、病因、病位一般资料上比较均无明显差异（$P > 0.05$），具有可比性，具体情况见表 2。

表 2　患者的一般资料比较（$x \pm s$）

组别	例数	年龄（岁）	性别（例）		病因（例）		病位（例）	
			男	女	脑出血	脑梗死	左侧	右侧
观察组	40	57.36 ± 8.69	26	14	22	18	23	17
对照组	40	59.28 ± 9.58	24	16	21	19	22	18

纳入标准：①经颅脑 CT 或磁共振成像证实为脑卒中；②均为单侧偏瘫且站立平衡 ≥ 2 级；③年龄为 50~70 岁；④沟通交流正常；⑤获得知情同意，意识清醒，情绪稳定，能与护师以及医生沟通，配合良好。

排除标准：①恶性肿瘤患者；②重要脏器严重异常者；③精神疾病患者或沟通交流障碍者；④病情在 48h 后进展者。

2. 治疗方法

两组入院均采取常规治疗以及神经内科常规护理，包括抗凝、抗血小板聚集、脑卒中饮食、日常居住环境、生活起居等治疗。对照组：常规康复锻炼，包括肩胛带的活动，健患侧翻身连续，对患者腕关节和踝关节进行背伸牵张练习，健卧坐起循环，且对患者髋膝踝关节及躯干肌进行控制训练，同时指导患者进行坐位站位平衡训练及步行训练等。观察组：在对照组基础上结合马王堆导引术[8]训练（具体训练步骤参考图1），每天训练3次，每组动作间隔1min，结束后休息5min，每周5d，锻炼中按照患者具体情况调整锻炼强度和速度，以耐受为宜。两组干预疗程为8w。

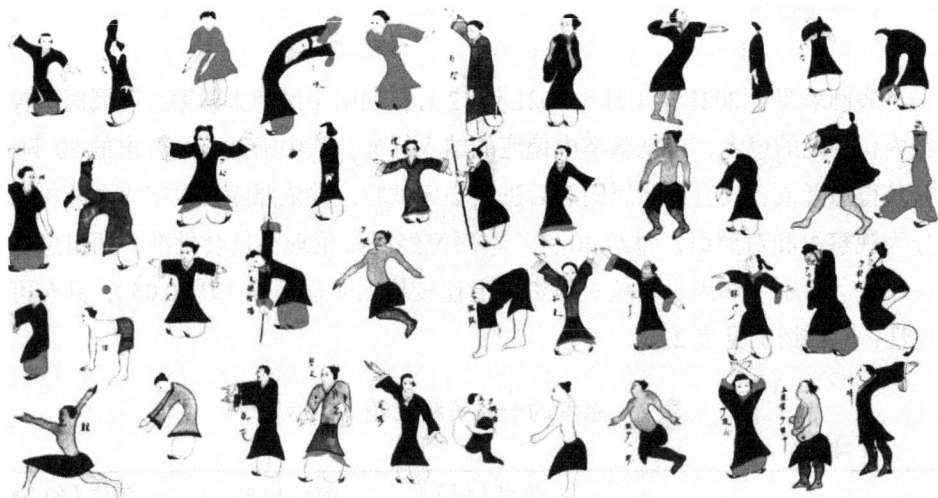

图1　马王堆《导引图》帛画复原图[9]

3. 观察指标

经过8周的康复护理干预后，由同一组康复治疗师对观察组与对照组进行测试与评价，其中包括躯干功能、平衡能力、运动能力以及步行能力。①采用躯干功能量表（TIS）[10]评定躯干功能，共计23分，分别从躯干坐位的静动态平衡、协同性多维度进行评价，得分越高表示躯干功能越好。②采用Berg平衡量表（BBS）[11]评定患者的平衡功能，最高56分，得分越高表明患者的平衡功能越好。③采用Holden步行功能分级（FAC）[12]评定患者运动功能，共分为5级，级别越高，表明患者的运动能力越好。④采用10m最大步行速度（MWS）[13]进行测定，取得步行速度（m/min）。评定人员为不知情的非本课题组康复治疗师，并且采用双盲法进行评定。

4. 疗效评定标准

经过8周的康复护理干预后，参照《脑卒中的康复评定与治疗》对患者的恢复情况进行评定。

（1）采用 Barthel 指数[14]对患者日常生活活动能力进行评定。

（2）采用 Fugl–Meyer 法[15]对患者的肢关节运动功能进行评分。

（3）康复护理疗效分为显效、有效以及无效。①显效：患者临床症状、日常生活能力明显改善，肢关节运动功能明显好转；②有效：患者临床症状、日常生活能力有所好转，肢关节运动功能有所改善；③无效：患者临床症状、日常生活能力等未见好转，甚至加重，肢关节运动功能无改善甚至加重。有效率 =（显效人数 + 有效人数）/ 总人数。

5. IBS 生活质量量表评分

经过 8 周的康复护理干预后，采用 Patrick D L 等人编制的生活质量量表（IBS quality of life，IBS–QOL）[16]对患者生活质量进行评分，将症状分为无、轻、中、重、很重，分别记 5、4、3、2、1 分，涉及范围包括患者心境恶劣、行为障碍、自体意象、健康担忧、进食逃避、社会功能、性行为及关系拓展 8个方面，共计 34 个条目组成，患者 IBS 得分越高，表明患者的生活质量越高。

6. 统计方法

收集试验数据后，采用 SPSS 26.0 统计学软件对数据进行统计分析。其中，计量资料以（$x\pm s$）表示，组间比较采用独立样本 t 检验，组内比较采用配对样本 t 检验，若数据不符合正态分布或方差齐性，则采用 Wilcoxon 秩和检验；计数资料以例和率表示，其中等级资料采用 χ^2 检验，当 $P<0.05$ 时，表示差异具有统计学意义。

二、结果

1. 两组患者治疗前后 TIS、BBS、FAC、10m MWS 评分比较

两组患者护理治疗前，观察组与对照组 TIS 值相比较，$t=0.149$，$P=0.882$，两组患者具有可比性，不具有统计学意义（$P>0.05$）；观察组治疗后与治疗前相比较，TIS 值升高，$t=8.537$，$P=0.000$，具有统计学意义（$P<0.05$）；对照组治疗后与治疗前相比较，TIS 值升高，$t=6.262$，$P=0.000$，具有统计学意

义（$P<0.05$）；观察组治疗后与对照组治疗后相比较，TIS 值升高，$t=2.863$，$P=0.005$，具有统计学意义（$P<0.05$）。

两组患者护理治疗前，观察组与对照组 BBS 评分相比较，$t=0.058$，$P=0.954$，两组患者具有可比性，不具有统计学意义（$P>0.05$）；观察组治疗后与治疗前相比较，BBS 分值升高，$t=14.701$，$P=0.000$，具有统计学意义（$P<0.05$）；对照组治疗后与治疗前相比较，BBS 分值升高，$t=9.706$，$P=0.000$，具有统计学意义（$P<0.05$）；观察组治疗后与对照组治疗后相比较，BBS 分值升高，$t=3.624$，$P=0.001$，具有统计学意义（$P<0.05$）。

两组患者护理治疗前，观察组与对照组 FAC 评分相比较，$t=0.110$，$P=0.912$ 两组患者具有可比性，不具有统计学意义（$P>0.05$）；观察组治疗后与治疗前相比较，FAC 分值升高，$t=4.906$，$P=0.000$，具有统计学意义（$P<0.05$）；对照组治疗后与治疗前相比较，FAC 分值升高，$t=3.427$，$P=0.001$，具有统计学意义（$P<0.05$）；观察组治疗后与对照组治疗后相比较，FAC 分值升高，$t=2.076$，$P=0.041$，具有统计学意义（$P<0.05$）。

两组患者护理治疗前，观察组与对照组 10m MWS 评分相比较，$t=0.023$，$P=0.982$，两组患者具有可比性，不具有统计学意义（$P>0.05$）；观察组治疗后与治疗前相比较，10m MWS 分值升高，$t=16.924$，$P=0.000$，具有统计学意义（$P<0.05$）；对照组治疗后与治疗前相比较，10m MWS 分值升高，$t=11.245$，$P=0.000$，具有统计学意义（$P<0.05$）；观察组治疗后与对照组治疗后相比较，10m MWS 分值升高，$t=6.055$，$P=0.000$，具有统计学意义（$P<0.05$）。

以上结果见表3。

表3 两组患者治疗前后 TIS、BBS、FAC、10m MWS 评分比较（$\bar{x}\pm s$）

项目	例数	TIS（分）	BBS（分）	FAC（分）	10m MWS（m/min）
观察组	40				
治疗前		13.46±2.38	24.78±5.27	2.34±0.84	20.58±3.78
治疗后		19.24±3.56△*	46.43±7.68△*	3.58±1.36△*	40.24±6.30△*
对照组	40				
治疗前		13.38±2.42	24.86±6.95	2.32±0.78	20.56±4.03
治疗后		17.15±2.94△	40.35±7.32△	3.02±1.03△	32.37±5.28△

注：与治疗前相比，△$P<0.05$；与对照组相比，*$P<0.05$。

2. 两组患者临床疗效的比较

两组患者临床疗效比较，观察组总有效率为 97.5%（39/40），对照组总有效率为 68.57%（24/35），观察组疗效优于对照组，差异有统计学意义（$P<0.05$）（表4）。

表4 两组临床疗效（例）

组别	例数	显效	有效	无效	有效率
观察组	40	10	29	1	97.5%
对照组	40	4	33	3	92.5%

3. 两组患者治疗前后生活质量积分比较

护理治疗前两组患者生活质量积分相比，$t=1.235$，$P=0.220$，两组患者具有可比性，不具有统计学意义（$P>0.05$）；观察组治疗后与治疗前相比较，生活质量积分升高，$t=11.402$，$P=0.000$，具有统计学意义（$P<0.05$）；对照组治疗后与治疗前相比较，生活质量积分升高，$t=3.858$，$P=0.000$，具有统计学意义（$P<0.05$）；观察组治疗后与对照组治疗后相比较，生活质量积分升高，$t=6.814$，$P=0.000$，具有统计学意义（$P<0.05$）（表5）。

表5 两组患者治疗前后生活质量积分（$x \pm s$）

组别	例数	治疗前（分）	治疗后（分）
观察组	40	122.64±7.26	142.52±8.30$^{\triangle *}$
对照组	40	124.58±6.78	130.64±7.26$^{\triangle}$

注：与治疗前相比，$^{\triangle}P<0.05$；与对照组相比，$*P<0.05$。

三、讨论

脑血管病是严重危害国人健康的主要疾病之一，虽然我国一直以来高度重视防控工作，但是近年来仍然呈现逐年上升的趋势[17]。其中，脑卒中就是脑血管病中一种重要疾病。据《中国脑卒中防治报告2018》[18]显示，就我国首次脑卒中发病率而言，从2002年到2013年，每年的增长率高达8.3%。随着医疗科学技术的发展，虽然临床上对脑卒中的诊疗技术有了明显提高，但是脑卒中后遗症仍困扰着大部分患者。脑卒中后造成中枢神经功能损伤，因而常常遗留偏瘫后遗症。脑卒中偏瘫患者常常因平衡与运动功能受限，而造成生活自理能力低下，深深地影响患者的生活质量[19]。有研究表明[20]，对于脑卒中偏瘫患者而言，康复运动是促进其恢复的最有力辅助方式之一。笔者从事神经内科护理工作多年，对脑卒中偏瘫患者的康复与护理有着深刻的体会。结合临床实际情况而言，能够在脑卒中偏瘫患者身体条件允许的情况下，早期进行有效的功能康复运动，可以明显促进患者肢体功能恢复，提高患者日常生活自理能力，减轻家庭以及社会负担，增强患者的康复信心。

马王堆导引术是一种传统导引方式，该导引以"循经运动、形神一体"作为主要特点，在外强调运动须配合经脉气血流注方向，逐步进行肢体开合、旋转、屈伸，并配合气息吐纳畅达，在内强调精神内守，形随意动，身心一体的运动平衡观，从而达到四肢肢体柔韧结实、精神平和的目的[21-22]。王震等人[23]通过进行为期1年的马王堆导引术练习，发现马王堆导引术能够减轻患者的肥胖程度，增强患者的敏捷程度，并有助于经络气血循环，提升患者的心理状态和适应能力。许明等人[24]通过指导患者进行马王堆导引术训练，发现马王堆导引术能够增强患者盆底肌等肌群的自主收缩能力，从而改善尿失禁状况。然而将马王堆导引术运用于脑卒中偏瘫患者的康复护理之中，目前报道甚少。

本研究显示，两组患者康复护理8周后，TIS、BBS、FAC、10m MWS评分较治疗前均有所上升，观察组较对照组上升幅度更大，效果更明显，并且差异具有统计学意义（$P<0.05$）。康复护理8周后，两组患者的临床症状均有所改善，并且观察组改善程度较对照组更为明显，差异具有统计学意义（$P<0.05$）。此外，康复护理8周后，两组患者生活质量较治疗前也有所提高，观察组提高程度较对照组更为明显，差异具有统计学意义（$P<0.05$）。可见，马王堆导引术对于脑卒中后偏瘫患者的治疗具有明确疗效，可明显改善患者临床症状，提高患者的日常生活能力，改善患者运动能力，减少卧床时间以及致残率，是辅助治疗的有效方式，值得临床深入推广运用。马王堆导引术护理康复治疗脑卒中偏瘫患者，实践了"体护结合"的理念，为康复护理治疗脑卒中偏瘫提供了新途径和依据，但是对于马王堆导引术具体哪些动作对脑卒中偏瘫

患者具有康复疗效，由于本课题组别数量、研究时间、病源数量等限制，未有进一步深入探讨，还需要进一步进行试验证实。

（姚金龙）

参考文献

［1］王陇德，刘建民，杨弋，等.我国脑卒中防治仍面临巨大挑战——《中国脑卒中防治报告2018》概要［J］.中国循环杂志，2019，34（02）：105-119.

［2］国家卫生健康委员会.2018中国卫生健康统计提要［M］.北京：中国协和医科大学出版社，2018.

［3］庞晨晨，李瑞玲，冯英璞.康复机器人在脑卒中偏瘫康复中的应用研究进展［J］.护理研究，2019，33（21）：3715-3719.

［4］郝照辉.探究下肢康复机器人联合肌电生物反馈治疗脑卒中偏瘫患者对其下肢运动功能的影响［J］.当代医学，2022，28（04）：133-135.

［5］王艳芸，常乐，武佳丽，等.脑卒中偏瘫病人运动功能康复训练最佳证据的应用研究［J］.全科护理，2021，19（18）：2485-2487.

［6］权瑞，成翔，张锦，等.康复护理路径对脑卒中偏瘫患者肢体运动功能与神经功能缺损的影响［J］.护理实践与研究，2019，16（15）：153-155.

［7］丁慧鑫，于春光，张春花，等.健身气功马王堆导引术在康复护理的应用及展望［J］.护理学报，2019，26（08）：19-22.

［8］陈晶钰.《导引图》与运动健身［J］.中国医学人文，2018，4（02）：2.

［9］朱奕.马王堆"导引术"与舞蹈的中医养生价值探析［J］.广州体育学院学报，2017，37（05）：80-83.

［10］Verheyden Geert，Kersten Paula. Investigating the internal validity of the Trunk Impairment Scale（TIS）using Rasch analysis：the TIS 2.0［J］. Disability and Rehabilitation，2010，32（25）：2127-2137.

［11］Conradsson Mia，Lundin-Olsson Lillemor，Lindel of Nina，et al.Berg Balance Scale：Intrarater Test-Retest Reliability Among Older People Dependent in Activities of Daily Living and Living in Residential Care Facilities［J］.Physical

Therapy, 2016, 87 (09): 1155-1163.

[12] Holden M K, Gill K M, Magliozzi M R, et al.Clinical gait assessment in the neurologically impaired, Reliability and meaningfulness [J].Phys Ther, 1984, 64: 35-40.

[13] 陈丽娜, 陆艳芳, 周焕芳, 等.全科理念下基于Barthel指数评定量表在中老年高血压合并脑卒中患者康复护理中的应用 [J].国际护理学杂志, 2021, 40 (01): 94-97.

[14] 瓮长水, 王娜, 刘立明, 等.三种功能性移动能力测试工具对预测老年人跌倒危险有效性的比较 [J].中国康复医学杂志, 2013, 28 (02): 109-113.

[15] Page S J, Levine P, Hade E.Psychometric properties and administration of the wrist/hand subscales of the Fugl-Meyer assessment in minimally impaired upper extremity hemiparesis in stroke [J].Arch Phys Med Rehabil, 2012, 93 (12): 2373-2376.

[16] Patrick D L, Drossman D A, Frederick I O, et al.Quality of Life in Persons with Irritable Bowel Syndrome: Development and Validation of a New Measure [J].Digestive Diseases and Sciences, 1998, 43 (02): 400-411.

[17] 倪小佳, 陈耀龙, 蔡业峰.中西医结合脑卒中循证实践指南 (2019) [J].中国循证医学杂志, 2020, 20 (08): 901-912.

[18] 王陇德, 刘建民, 杨弋, 等.我国脑卒中防治仍面临巨大挑战《中国脑卒中防治报告2018》概要 [J].中国循环杂志, 2019, 34 (02): 105-119.

[19] 邹银波.中医综合护理措施对脑卒中偏瘫患者的临床疗效观察 [J].国际护理学杂志, 2014, 33 (10): 2751-2754.

[20] 卢英, 廖炼炼, 梁辉.针药并用联合康复训练对脑卒中后运动性失语患者语言功能、神经功能及血液流变学的影响 [J].湖南中医药大学学报, 2019, 39 (09): 1138-1142.

[21] 马振磊, 王宾, 席饼嗣.健身气功·马王堆导引术锻炼对中老年女性心境状态及焦虑水平的影响 [J].中国老年学杂志, 2016, 36 (13): 3248-3249.

[22] 魏一苇, 何清湖, 刘禹希.马王堆养生理论研究的现状与展望 [J].

湖南中医药大学学报，2014，34（09）：62-65.

　　[23] 成玮，王震，赵田田，等.健身气功——马王堆导引术辅助治疗 2 型糖尿病疗效观察 [J]. 现代中西医结合杂志，2013，22（09）：913-915.

　　[24] 许明，龙专，邬婉蓉，等.马王堆导引术对女性压力性尿失禁的作用探讨与相关动作剖析 [J]. 湖南中医药大学学报，2019，39（12）：1533-1537.

马王堆医学文化与现代医疗体系的融合与创新研究

1973 年，在湖南长沙马王堆三号墓的考古发掘中，发现了《五十二病方》《十问》等多部医学文献，显著揭示了我国先秦至西汉时期医学领域的重大成就[1]。这些医书与一号墓中出土的众多医药相关文物，如香囊、药枕、熏炉及10 余种中草药，共同构成了马王堆医学文化的主要内容[2-3]。马王堆医学文化是指源自汉代长沙马王堆汉墓的传统医学体系，涵盖古代医学理论、实践以及与之相关的物质文化遗存[4]。作为中国古代医学的璀璨明珠，马王堆医学以其丰富的医学帛书和两卷医简而闻名[3]，研究者们将这些医书分为 16 种，从而形成一个独特的医学体系[5]。该体系在丰富的医学文献基础上，蕴含着深邃的理论基础，尤其是整体观念、个体化治疗及外治法等方面，为中医学的发展奠定了坚实的基础，并对后世产生了深远影响。

当前全球医疗体系面临着多方面挑战，譬如人口老龄化的加剧、慢性病管理复杂性的增加以及医疗资源分配的不均等问题。这些挑战迫切地需要创新性的解决方案来应对。尽管西医学技术取得了显著进展，但在满足人们不断增长的健康需求方面，仍展现出一定的局限性。所以，针对以上情况，将中医学文化与西医学技术相结合，一方面能够丰富医学研究的学术内容和文化底蕴，另一方面可能对提升医疗服务质量产生重要影响。西医学已经从生物医学模式转变为生物－心理－社会医学模式[6]，而马王堆医学文化，最真实、最直接地保留和重现了我国古代早期医学发展水平，具有里程碑式的医学价值和文化传承意义[4]。其中所蕴含的医学理念与治疗方法，为现代医疗体系提供了一个宝贵的参考框架，有助于为其注入新的活力，促进医疗解决方案更全面、更有效地发展。

综合来看，马王堆医学文化与现代医疗体系的融合与创新研究，不仅在学术领域具有重要价值，更在推动医疗实践与服务提升方面展现出深远的现实意义。通过挖掘马王堆医学文化中的理论精髓和实践经验，将其与西医学有机结合，有助于中医药与西医学的相互补充与共同发展，进一步促进医学学科体系的完善与创新。

一、马王堆医学文化的历史与特色

马王堆医学文化源自汉代长沙马王堆汉墓，其不仅揭示了汉代先进的医学知识，还反映了古代中国对健康和疾病理解的深刻洞察。据研究，马王堆部分医书成书年代似较《黄帝内经》为早，应在先秦、秦汉之间[7]，其内容丰富多样，涵盖中医基础理论、临床诊疗、药物学、导引术等多个方面，同时，其中医书记录了丰富的医疗经验和治疗方法，共涵盖406种药物，涉及内、外、妇、儿等学科，具有里程碑意义[8]，它们共同展示了草药、针灸和养生等多种中医诊疗方式。在基础理论方面，其理论核心包括阴阳五行、脏腑经络和病因病机等。这些理论构成了马王堆医学文化的基石，并对中医学的发展产生了深远的影响。

随着历史的演进，马王堆医学成为中医学术史上不可或缺的部分。马王堆医学不仅继承了先秦时期的医学理论，还在汉代及以后不断发展和创新，形成了自己的独特体系。马王堆医学文化在中医学术史上占据了举足轻重的地位，其不仅以深厚的理论底蕴和丰富的实践经验为后世提供了指导，也为中医学的整体观念和个体化治疗原则奠定了基础[4]。

1. 理论与实践的融合

马王堆医学文献向世人展示了汉代医学理论与临床实践的高度发展，尤其体现在阴阳五行理论与脏腑学说的深度运用上。以《五十二病方》为例，该医书共载方剂300首，通过"篇－段－药"三层框架，展示了辨病＋辨证＋方药，或辨病＋方药的编写模式，体现了古代中医药在病症分类和治疗方案中的科学性与系统性[7]。诊断方面，《阴阳脉死候》则记载了三阴三阳脉疾病危重症呈现的各种濒死时的证候表现，既有原则性的总体概括，又有关于望诊的具体内容[9]。此外，帛书《足臂十一脉灸经》在"三阴之病乱，不过十日死"后言"循脉如三人参春，不过三日死"[10]，比西方Traube氏早2000年发现了

"三联音律的奔马律"的疾病现象，并有文字记载[11]。治疗方面，在灸法相关的古籍中，对涉病候进行了详细分类，展现了马王堆医书中灸法在不同疾病中的广泛实践[12]，这种系统分类方法预示了现代精准医学中个性化治疗策略的重要性，突显了古代中医在现代医学发展中的前瞻性作用。此外，在马王堆医学文献中，还强调了疾病预防和健康维护的重要性，与现代公共卫生的推广及慢性病管理的核心理念高度一致。我们在下文中将进一步讨论。

2. 预防为主的医学理念

《黄帝内经》被视为中医养生学的起源，其"治未病"理念为当前国家推行的以预防为主的全民健康战略提供了重要的理论支持。但研究表明，马王堆医学的养生思想出现时间更早，两者的主要区别在于，《黄帝内经》侧重于理论体系的构建，奠定了中医养生学的理论基础，为后世提供了全面的养生理论框架，而马王堆医学则更加注重具体的养生实践，涵盖饮食调理、体质养护、精神调节以及生理保健等多个领域，涉及百姓日常生活的各个方面，具有极强的操作性和实用性，展示了更贴近生活的养生理念[13]。饮食健康方面，《五十二病方》中记载的食物数约占总药数的四分之一，《养生方》《杂疗方》《十问》等书中皆有饮食物的详尽记载，如："酒食五味，以志其气，目明耳葱（聪），被（皮）革有光，百脉充盈，阴乃（复）生。"强调正常的饮食能充养气血，滋灌清窍，濡润皮肤，使人体百脉充盈，体质强健[14]，这表明古人早已认识到饮食与健康的密切关系。中医学中，气被视为维持生命活动的根本动力[15]，养气与养生有着密不可分的联系，《十问》帛书中有四问专门探讨了养气之法，并详细描述了具体的操作方法及相关禁忌，充分体现了古代中医学对气的调养的重视。此外，《脉法》中提出通过保持头面部清凉而使足部温暖的方式，进而达到保护阳气、促进身体健康的"寒头暖足"的顾护阳气策略，乃是首次。这一养生方法延续至今，广为流传，成为现代人们日常养生保健理念，进一步展现了马王堆医学文化对现代医学和健康观念的深远影响[13]。在运动引导健康方面，导引术作为马王堆医学文化中的重要组成部分，是一种以调身、调息、调心为核心的综合性运动疗法，通过模仿动物的动作，调节呼吸与身体的动态协调，导引术能够强身健体、防病治病[13]。再比如，《足臂十一脉灸经》中对于不同体质和季节变化进行了详细描述，指导人们如何根据季节变化调整生活和饮食习惯，以达到预防疾病的目的。同时，马王堆医书中对灸法的应用尤为突出，灸法覆盖了经络肢体病、心脑病等多种病候，强调通过调节人体内外环境以维持健康。这种疗法不仅用于治疗各种疾病，还作为预防手段，体现了"未病先防、既病防变"的预防医学思想[16]。

3. 个体化治疗方法

三因制宜是中医诊治的特色之一，马王堆医书中的治疗方法强调根据个人、地域差异进行诊断和治疗，这一观点与西医学中的个性化医疗契合。比如，为了应对楚地的湿寒气候，马王堆医学特别重视灸法的应用，作为主要治疗手段之一，用以抵御寒湿环境[12]。《五十二病方》中曰："脉者，取野（兽）肉食者五物之毛等，燔冶，合挠，□。每（每）旦，先食取三（指）大（撮）三，以温酒一杯和，（饮）之。到莫（暮），有（又）先食（饮）如前数。"这是中医时间医学应用于治疗的最早记载[17]。《却谷食气》强调导引行气应注意季节因素，四时导引行气要有所禁忌[18]，如云"春食，一去浊阳"，"夏食，一去汤风"，"秋食，一去（清风）、霜雾"，"冬食，一去凌阴"[19]。这些文献不仅提供了详尽的疾病治疗方案，还展示了早期中国人对人体与自然关系的理解，形成了"天人合一"的整体观念。这种方法在西医学中通过遗传学、表型和个人健康记录的分析得以实现，显示了马王堆医学文化与现代医疗实践之间的契合度。

4. 草药和自然疗法的应用

马王堆汉墓中出土的药物种类繁多，如高良姜、桂皮等植物药，以及朱砂等矿物药，这些药物具有芳香祛湿、通气健脾等功效，被广泛用于各种疾病的治疗和预防[20-21]。此外，马王堆汉墓中出土的药具，如香囊、药袋和熏炉等，也展示了当时人们如何将药物融入日常生活，以达到防病治病的目的。例如，香囊中盛放的药物不仅能芳香祛湿，还具有防腐杀菌的作用。马王堆医书中广泛记载的草药使用方法，不仅展示了古代人对植物药物的深入研究，也反映了一种可持续的医疗实践方式。这些自然疗法因成本低廉且不良反应小，适合在资源受限的环境中推广使用。现代草药学和马王堆草药疗法的结合，可以为解决全球不断增长的药品费用和药物耐药性问题提供新思路。

综上所述，马王堆医学文化不仅是中国古代医学的重要组成部分，其丰富的内容和独特的特色为西医学提供了宝贵的启示。通过深入挖掘和研究马王堆医学文化的精髓，我们可以为中医学的现代化发展、促进中医学与西医学的融合与创新提供重要的理论支持和实践路径。

二、现代医疗体系的特点与挑战

在探讨马王堆医学文化与现代医疗体系的融合之前，有必要深入分析现代医疗体系的现状及其面临的挑战。虽然现代医疗体系在疾病治疗和预防方面取得了显著进展，但在面对日益复杂的疾病管理和多样化的健康需求时，仍然存在局限性。故要解决这些问题，需要将传统智慧与现代技术相结合，而这恰好是马王堆医学文化能够发挥作用的潜在领域。

1. 现代医疗体系的发展现状

现代医疗体系是一个多元化且高度复杂的系统，其核心构成包括医疗机构（如医院、诊所等）、医疗人员（如医生、护士、药师等）、先进的医疗设备与技术支撑，以及以科学和技术为基础的管理与政策体系[22]。这一体系旨在通过规范化的服务流程，为患者提供全方位、高效、安全的医疗保障。循证医学的引入，使得现代医疗在确保诊疗科学性和疗效的同时，实现了急救服务和诊断技术的显著提升。现代化医疗设备的广泛应用，不仅提高了疾病的精确诊断能力，还为患者提供了个性化的治疗方案，有效提升了医疗服务质量与效率。

此外，预防保健作为现代医疗体系的重要组成部分，亦发挥着不可或缺的作用。通过疫苗接种、定期体检和健康教育等措施，现代医疗体系致力于提高公众健康意识，积极预防疾病的发生与传播。在大数据时代，健康数据监测设备的普及应用，使慢性病管理日趋系统化和精准化。实时追踪患者健康状况的能力，不仅有助于延长个体健康寿命，还显著改善了生活质量，为现代医疗体系提供了更为有效的长期健康管理手段。

2. 现代医疗体系面临的挑战

尽管现代医疗体系在多个方面取得了显著进展，然而在应对多样化医疗需求、资源分配不均、科技伦理以及患者个性化需求等方面，依然面临诸多挑战。这些问题不仅限制了医疗服务的公平性和广泛性，还对医疗效果的持续性和系统的运行效率产生了深远影响。

（1）医疗资源分配不均与健康需求日益增长的矛盾：医疗资源在不同区域、城乡之间的分配不平衡，已成为现代医疗体系面临的最为显著的挑战之一。优质的医疗资源多集中于大城市的大型综合医院，尤其是三甲医院，而农村及偏远地区的医疗条件相对薄弱。这种不平衡进一步加剧了医疗服务的可及性问题，导致城乡居民的健康水平差距不断扩大。为解决这一问题，国家已采取了一系列措施，例如推进分级诊疗制度、加强基层医疗机构建设、增加乡村医生培训等。这些举措在一定程度上改善了基层医疗条件，缓解了大城市医院的资源压力。然而，如何真正"打通最后一公里"，实现优质医疗资源在城乡的均衡分布，仍须进一步探讨。特别是针对如何提升基层医疗机构的服务能力，优化资源配置，以及通过技术手段（如远程医疗）弥合城乡差距，仍是当前医疗改革亟待解决的关键问题。

（2）科学技术迅猛发展与医学伦理挑战并存的现状：随着现代医学技术的快速进步，在基因编辑、干细胞疗法、人工智能及大数据应用等前沿领域，带来了新的伦理挑战。虽然这些技术的应用在诊断和治疗效果上取得了显著提升，但同时也引发了隐私保护、技术滥用及公平性等方面的重大伦理问题。例如，如何在最大化利用健康数据的同时确保患者隐私安全？如何确保这些先进技术能够惠及更多人群，而不仅限于特定群体？这些问题要求现代医疗体系在追求技术进步的同时，必须高度重视伦理建设和人文关怀，确保技术的应用符合社会道德准则，兼顾公平性和普遍性。

（3）多样化的健康需求与医疗服务供给层次的冲突：随着全球人口老龄化进程的加快，医疗需求逐渐呈现出多样化和复杂化的趋势，尤其是老年人和慢性病患者的健康管理需求愈发突出。这些人群不仅需要治疗，还需要长期的康复和护理服务。然而，现有医疗体系的资源供给层次尚未完全匹配这一多样化需求，特别是在康复护理、慢性病管理等领域存在明显的供需矛盾。国家近年来在推动医养结合、加强社区健康管理等方面已取得了一定成效，但如何进一步提升医疗服务的层次性与精细化，仍是亟待解决的问题。在此背景下，探索更多适应多样化需求的服务模式与资源分配机制将成为关键，这也为后续研究和实践提供了广阔的空间。

（4）"以人民为中心"理念与实践落实中存在的差距：尽管现代医疗体系在政策层面积极倡导"以人民为中心"的服务理念，并且在国家政策的推动下，例如《"健康中国2030"规划纲要》等一系列政策强调了以患者为中心的健康服务体系构建，实际执行过程中仍然存在一些问题。个性化需求和全面健康服务尚未得到有效满足，部分医疗机构依赖标准化流程，忽视了患者的个体差异和整体健康的照护需求。这种现象导致部分患者只能在疾病发生后获得治疗，而缺乏系统性的健康维护与预防支持。尽管分级诊疗制度、家庭医生签约服务等政策措施在一定程度上解决了部分问题，但在具体实施中，如何进一步精细化政策落地仍然是个挑战。

现代医疗体系虽然在技术进步、管理优化以及服务效率提升等方面取得了显著成就，但在应对资源分配不均衡、科技发展带来的伦理问题以及日益多样化的患者需求和资源供给不足等方面，仍然面临诸多挑战。在此背景下，中医学，尤其是马王堆医学文化，以其整体健康观念、个体化诊疗方式和预防为主的理念，能够为现代医疗体系提供有益的补充与创新途径。

要真正实现"以人民为中心"的高质量医疗服务，现代医疗体系不仅需要继续在技术和管理方面不断创新，还须融合传统医学的智慧，通过多学科、多方法的结合来弥补现有体系的不足。马王堆医学文化的综合治疗体系，尤其是其对整体健康的关注与预防保健的强调，为当前医疗服务提供了一种新的视角和可能性。它所倡导的个体化治疗和预防为主的理念，能够为解决现代医疗体系中的问题提供切实的路径，这将在第四部分中进一步探讨。

三、现代医疗体系面临的具体问题与基于马王堆医学文化的解决方案

在现代医疗体系中，资源分配不均、科技发展所引发的伦理问题、患者需求的多样化与医疗资源有限性之间的矛盾，以及"以人民为中心"理念的实践落实不足，已经成为限制其进一步发展的关键瓶颈。在这一背景下，马王堆医学文化凭借其独特的理论体系和丰富的实践经验，能够为现代医疗体系提供有效的补充和解决方案。以下将针对这些问题进行逐一探讨，并分析马王堆医学

文化在其中的具体贡献。

1. 简便疗法融入基层医疗：缓解医疗资源分配不均的有效途径

马王堆医学文化中的简便疗法为现代医疗体系应对资源分配不均问题提供了有效的解决途径。马王堆医书记载了大量利用本地自然资源的简便治疗方法，如草药疗法和灸法，这些方法操作简单、成本低廉，适合在基层医疗和资源匮乏的地区广泛推广。例如，《五十二病方》中的灸法和草药疗法依赖于易于获取的本地资源，不需要高端设备即可操作，能够为基层医疗服务体系提供重要支持。此类疗法的低成本和高效性，能够有效缓解基层医疗资源的压力，拓展医疗服务的覆盖面，提升医疗服务的公平性与可及性。

此外，马王堆导引术作为一种结合调身、调息、调心的综合性养生术，不仅适合在资源有限的环境中推广，还能对慢性病的预防与康复起到显著效果。导引术通过身体姿势的调整、呼吸的调控和经络疏通，能够有效改善慢性病患者的健康状况。这种简便且无须高端设备支持的治疗方法，特别适合在基层医疗机构或社区医疗中心作为康复训练手段使用，尤其是在老年人和慢性病患者群体中推广。

实际应用：马王堆医学中的导引术不仅可以用于慢性疾病的预防，还可作为康复和恢复治疗的一部分，在社区医疗中得到广泛应用[23-25]。通过结合马王堆医学中的导引术、药物配伍和简单理疗方法，能够帮助资源匮乏地区实现有效的健康管理，并在慢性病的早期干预方面发挥积极作用，提升整体健康水平。

2. 古人智慧应对伦理困境：马王堆医学与现代科技的平衡之道

随着现代医学技术的迅猛发展，尤其是在基因编辑、人工智能和干细胞治疗等领域，伦理问题日益凸显。马王堆医学文化所倡导的"天人合一"的整体观念以及对人与自然和谐的重视，能够为现代医学科技应用提供重要的伦理反思与人文关怀视角。古代医学不仅注重病症的治疗，还强调通过调节生活方式、心理状态进行整体健康的全面调理，这种整体性和人文关怀理念为现代高科技手段的应用边界提供了启示，引导科技发展中更审慎地考虑伦理风险和社会影响。

现代技术在研究马王堆医学文化方面取得了许多成果，例如人工智能技术对马王堆医书的文本分析，进一步揭示了其中的治疗逻辑和理论体系[24, 26, 27]。此外，3D 技术和现代影像学用于马王堆遗址的医学研究，帮助重建古代医学操作的场景与流程，进一步验证了马王堆医学疗法的有效性。这些技术不仅促进了古代医学的保护与研究，也为现代医学提供了新的启示，尤其是在结合自然疗法和现代高科技手段的领域。

马王堆医学中的自然疗法，特别是低干预、高安全性的治疗方式，能够与现代医学的高科技手段形成有效互补。个体化的调理与自然疗法，如草药、针灸等，特别适用于慢性病管理和康复领域。这些疗法通过现代技术得到了更为科学的验证，为现代医学提供了兼具个体需求与人文关怀的治疗选择。

实际应用：马王堆医学中低成本、低不良反应的自然疗法，可以为现代医学中过度依赖高科技的治疗方式提供一种温和的替代选择[28]。这些自然疗法符合患者对安全性和个性化医疗的需求，尤其在高科技干预带来伦理争议的背景下，提供了更具人性化的治疗方案。结合现代技术对马王堆医学疗法的研究成果，未来可以更好地将传统医学中的人文关怀与现代科技相结合，为患者提供更全面、个体化的治疗方案，提升整体医疗效果[29]。

3. 辨证论治与多样化需求：中医经典与个体化医疗的创新融合

马王堆医学文化中的"辨证论治"理念，强调根据患者的体质、病症、病程和外界环境等多方面因素，制定个性化的治疗方案。这种个体化治疗的理念与现代医学中所推崇的精准医疗策略高度契合。马王堆医学文献中提到的治疗方法特别重视个体差异，通过辨证施治，能够有效应对老年人和慢性病患者的复杂健康状况。此外，马王堆文献中关于季节和环境变化对健康影响的分析，为现代医学应对气候变化和环境污染带来的健康问题提供了有价值的参考。这种"因时制宜""因地制宜"的调理思路，不仅可以增强现代医疗的个性化水平，还能为慢性病管理和长期健康管理提供理论支持。

在马王堆医学的框架下，个性化治疗不仅限于药物疗法，还结合了导引术、针灸、饮食调理等多种干预手段，从而形成了全方位的健康管理方案。这种多层次的健康干预模式，可以弥补现代标准化医疗服务中对个体需求关注不足的缺陷，使医疗服务更加灵活、个性化。

实际应用：例如，马王堆医学中的导引术[23, 30]、药物调理和生活方式调整相结合的方式，已被证明在慢性病管理中具有显著效果。这种综合性的健康管理方案，不仅能改善慢性病患者的健康状况，还能帮助他们应对疾病复发和症状波动[25]。通过将个体化治疗与预防、康复相结合，马王堆医学为现代医疗体系中的个性化健康管理提供了一条有效途径，特别是在资源有限的情况下，能够填补标准化医疗难以顾及的个性化需求。

4. 整体健康与以人民为中心：马王堆医学理念助力医疗服务优化

马王堆医学文化中的整体观和"治未病"理念强调预防为主，主张通过长期调理维护健康。这种观念与现代公共卫生和预防医学的核心理念高度契合。马王堆医学不仅关注疾病的治疗，更强调通过调节生活方式、饮食和精神状态来维护个体的整体健康。这种以整体健康为核心的理念能够为现代医疗体系中的健康管理提供有效补充，特别是在慢性病防治和老年护理领域。通过促进个体长期健康的维护，马王堆医学文化为现代医疗的"以人民为中心"服务理念提供了更加全面的实现路径。

马王堆医学的整体健康理念，结合饮食调理、精神调摄和身体锻炼，不仅为个体提供全方位的健康保障，还能帮助患者在日常生活中有效预防疾病。这种健康管理方法注重个体差异，强调个性化干预措施，通过调节患者的生活方式和日常行为，能够有效防止疾病的发生或恶化，尤其适用于慢性病管理和老年人健康护理。

实际应用：在实际应用中，马王堆医学文化中的健康管理理念可以通过社区卫生服务系统广泛推广。例如，马王堆文献中提出的饮食调理、精神调摄与身体锻炼相结合的健康维护方法，可以用于现代社区健康教育和生活方式干预[24]。在社区卫生服务中推广这一方法，能够帮助患者在日常生活中保持健康，降低疾病发生的风险，进一步完善现代医疗服务"以人民为中心"理念的落实。通过将这种预防为主、长期调理的理念纳入现代医疗实践，马王堆医学文化为改善现代医疗服务的全面性与个性化提供了创新路径。

通过上述讨论，可以清晰地看出，马王堆医学文化在应对现代医疗体系的关键挑战方面展现了独特的优势。无论是在简便易行的治疗方法，还是在应对科技发展带来的伦理困境、满足患者个性化需求，以及推动"以人民为中心"

医疗理念的落实方面，马王堆医学文化都为现代医疗提供了深厚的资源和宝贵的智慧。这一文化体系不仅为资源匮乏的基层医疗提供了可行的解决方案，也通过其"治未病"理念和整体健康观念，为现代医学中的预防与健康维护提供了新的思路。在接下来的部分中，将进一步深入探讨马王堆医学文化在现代医疗体系中的创新应用及其现实意义。

四、马王堆医学文化在现代医疗体系中的创新

在现代医疗体系日益复杂和需求多样化的背景下，马王堆医学文化凭借其深厚的理论资源和丰富的实践经验，为当代医疗领域的创新提供了新的视角。通过借鉴马王堆医学的传统智慧，现代医学不仅能够更有效应对现阶段的挑战，还能在技术与服务模式的创新中实现突破。以下从不同角度探讨马王堆医学文化在现代医疗体系中的创新应用。

1. 简便疗法与基层医疗的创新性结合

马王堆医学文化中蕴含的大量简便疗法（如草药疗法、灸法、导引术等）为资源有限的地区和基层医疗体系提供了低成本、高效的解决方案。草药和灸法在治疗和预防疾病方面都具有显著作用，且不依赖于高端医疗设备，操作简便，易于推广，尤其适合缓解现代医疗体系中资源分配不均的问题。灸法不仅能够用于常见病和慢性病的治疗，还可以在疾病预防中发挥重要作用，这使得它在基层医疗推广中极具潜力。

通过将这些简便疗法引入现代医疗体系，尤其是社区医疗和基层医疗机构，不仅能够增强这些机构的服务能力，缓解大城市医疗资源的压力，还能够使农村和偏远地区的患者获得更高质量的医疗服务。此外，借助现代数字化健康监测工具，可以科学地评估和量化这些传统疗法的效果，进一步提升它们在现代医疗中的应用价值。这种结合将有助于构建一个更公平且高效的医疗体系，提升医疗服务的可及性。

2. 科技进步与伦理挑战的深入性反思

随着现代医学科技的迅速发展，尤其是基因编辑、人工智能和大数据应用

等高科技手段的普及，虽然极大地推动了医疗诊疗的效率和精准度，但同时也引发了关于隐私保护、技术公平性和伦理边界的诸多争议。马王堆医学文化强调"天人合一"的整体观，推崇自然疗法与低干预治疗，体现了对个体尊严和自然平衡的重视。这种思想为现代医学中的科技伦理问题提供了有益的反思与补充。

马王堆医学中的传统疗法，在提供有效治疗的同时，能够减少对高科技干预的依赖，进而降低对患者隐私和安全的潜在风险。在基因治疗、人工智能辅助诊疗等领域，患者对安全性和伦理问题的关注不断增加，而马王堆医学的低干预疗法则为患者提供了温和且尊重自然的治疗方式。通过将这些自然疗法与高科技手段相结合，现代医学不仅能够保持技术进步，还能在诊疗过程中体现人文关怀，兼顾疗效与伦理考量。

3. 个体化治疗与精准医疗的双向融合

马王堆医学文化中的"辨证论治""三因制宜"理念与现代精准医疗的核心思想高度契合。通过详细分析患者的体质、病情、季节变化等因素，制定个性化的治疗方案，体现了对患者个体差异的重视。这种理念在现代精准医疗中也得到了充分发展，通过基因测序、大数据分析等技术，现代医学能够对患者进行更加个性化的治疗规划。

将马王堆的个体化诊疗理念与现代精准医疗技术结合，不仅能够提高治疗的精准性，还能降低过度治疗和不良反应风险。例如，基因测序技术可以为患者提供详细的体质分析，结合马王堆医学的辨证施治原则，能够为患者制定个性化的治疗方案，减少不良反应，提升疗效。

4. 预防医学与慢性病管理的创新路径

马王堆医学中的"治未病"理念与现代预防医学思想遥相呼应，尤其在慢性病管理和老年护理领域，预防为主的策略显得尤为重要。现代医疗越来越关注疾病的早期干预和生活方式的改善，而马王堆的预防理念则提供了宝贵的智慧支持。通过生活方式调理、早期干预和健康管理，可以有效延缓疾病的发展，减少对医疗资源的过度消耗，提升患者的生活质量。

现代医疗可以借鉴马王堆的预防医学理念，特别是在慢性病和老年护理的长期管理中，通过结合导引术、食疗和调理方法，开发出新的健康管理模式。现代技术，如智能穿戴设备和健康管理平台，也可以帮助量化这些传统方法的效果，从而为患者提供更加全面的个性化健康管理方案。这样一来，不仅可以有效预防疾病，还能减轻医疗系统的负担，延长患者的健康寿命。

5. 整体健康理念的传承性创新与实践

马王堆医学文化强调"天人合一"的整体观，主张对患者进行全方位的健康调理，而不仅仅局限于疾病治疗。相比现代医疗中主要集中在治疗疾病的局面，马王堆医学更加关注患者的整体健康状态，从精神、饮食、生活方式等多方面进行综合调节。这一系统性的健康观为现代医疗体系补充了全新的健康管理理念[24]。

通过深挖马王堆医学文化，将整体健康管理理念引入现代医疗服务，特别是在社区医疗中应用，可以帮助患者更好地维护健康。这种以"治未病"和"整体健康"为核心的管理模式，不仅能够改善患者的健康状况，还能显著提升其生活质量。

通过探索马王堆医学文化与现代医疗体系的创新性结合，可以明确，马王堆医学为现代医疗的创新实践提供了许多具有重要价值的思路和应用。无论是简便疗法与基层医疗的融合，还是个体化治疗与精准医疗的结合，马王堆医学文化都为现代医疗体系的完善和进步注入了新的活力[4]。

五、结论与展望

1. 研究总结

本文通过对马王堆医学文化与现代医疗体系进行探讨，揭示了两者在应对当代医疗体系核心问题上的高度互补性。马王堆医学文化以简便的治疗手段、预防为主的健康理念、个体化的诊疗方式及其深厚的人文关怀，为现代医疗体系提供了重要借鉴。通过本文的分析可见，马王堆医学文化不仅具有重要的历史学术价值，在当代医学中同样能够为提升医疗服务质量、改善公共健康水平及构建以人为本的医疗服务体系提供重要的理论与实践依据。

2. 研究局限与未来展望

尽管本文对马王堆医学文化与现代医疗体系的融合进行了详细探讨，但在实践应用层面仍有诸多问题有待进一步研究与验证。例如，如何通过现代技术手段进一步验证马王堆医学中的传统疗法，并探讨这些疗法如何在现代临床中的大范围应用。这些问题将在未来研究中予以深入解决。

未来的研究方向应集中在以下几个方面：①跨学科融合，进一步加强中医学、西医学、公共卫生和伦理学等领域的交叉研究，特别是在慢性病管理、社区健康服务和老年护理方面，推动马王堆医学文化的现代化转化。②科学化验证，运用现代科研手段对马王堆医学疗法进行科学验证，结合循证医学方法，增强其在现代医疗中的可信度。例如，临床试验可以验证导引术和灸法等疗法对特定疾病的疗效。③技术与传统结合，利用现代科技手段，如数字健康、人工智能和生物技术，结合马王堆医学文化，创新健康管理模式，提升传统疗法的精准化与个性化。④国际化推广与合作，将马王堆医学文化的优势与全球健康需求相结合，推进中医药的国际化推广，促进国际合作。

"知难而进，穷理尽性以至命。"深入研究马王堆医学文化，虽然任务艰巨，但在全球健康挑战和我国医疗需求日益增长的背景下，这一探索将为医疗服务模式的优化和我国健康事业的可持续发展提供新的方向。尽管前路漫长，未来却充满希望。

（赵茜）

参考文献

［1］杨勇.马王堆汉墓医书研究综述［J］.人文论丛，2011：367-382.

［2］葛晓舒，魏一苇，何清湖.马王堆医书46年来研究成果与进一步发掘思路［J］.湖南中医药大学学报，2019，39（11）：1412-1416.

［3］何介钧.长沙马王堆二、三号汉墓（第一卷 田野考古发掘报告）［M］.北京：文物出版社，2004.

［4］陈小平，何清湖.让马王堆传统医学焕发时代价值［J］.新湘评论，2024（06）：45.

[5] 周一谋，萧佐桃. 马王堆医书考注 [M]. 天津：天津科学技术出版社，1988.

[6] 贾钧捷，徐群. 中华优秀传统文化融入医学生医德教育的路径研究 [J]. 中国医学伦理学，2024，37（10）：1229-1234.

[7] 刘立安，孙永章，汤立新，等. 马王堆帛书灸疗学术通考及成就探析 [J]. 湖南中医药大学学报，2023，43（05）：912-916.

[8] 陈小平，王歆妍，江娜. 马王堆医书的生态思想及当代价值研究 [J]. 湖南中医药大学学报，2016，36（02）：9-12.

[9] 周一谋. 马王堆医学文化 [M]. 上海：文汇出版社，1994.

[10] 周一谋，肖佐桃. 马王堆医书考注 [M]. 天津：天津科学技术出版社，1988.

[11] 戴子凌，雷霆，赵群菊，等. 马王堆医书内容特色及其背景研究 [J]. 中医药信息，2020，37（02）：69-75.

[12] 魏一苇，葛晓舒，陈小平，等. 马王堆医书中灸法学术特色探析 [J]. 中医杂志，2024，65（16）：1639-1645.

[13] 肖丹，孙贵香，张婷，等. 浅论马王堆养生文化在亚健康防治中的意义 [J]. 江西中医药大学学报，2020，32（06）：6-8.

[14] 喻燕姣. 马王堆医书与饮食疗法 [J]. 华夏文化，1994（Z1）：110-111.

[15] 徐慧超，武荣林，蒋子文，等. 基于中医气学理论探讨自噬在炎症性肠病中的作用 [J]. 中华中医药杂志，2024，39（07）：3363-3367.

[16] 闫鹏轩. 马王堆医书《五十二病方》灸方文献研究 [D]. 合肥：安徽中医药大学，2023.

[17] 周德生，卢圣花，周达宇，等.《五十二病方》的临床思维探讨 [J]. 湖南中医药大学学报，2023，43（07）：1245-1252.

[18] 葛晓舒，魏一苇，周曦，等. 马王堆医书中的地域文化特色 [J]. 中医药导报，2022，28（02）：219-222.

[19] 马继兴. 中国出土古医书考释与研究：下卷 [M]. 上海：科学技术出版社，2015.

[20] 张尚华，谭英，刘珍，等. 马王堆医书方药研究述评 [J]. 湖南中医

杂志，2022，38（08）：191-196.

　　［21］夏洽思，李美红，邱林，等.马王堆医书的药物学研究概况［J］.湖南中医杂志，2016，32（03）：155-157.

　　［22］袁和静.构建和完善以人民为中心的现代医疗卫生服务体系［J］.理论视野，2023（10）：50-55.

　　［23］刘卓，唐华.马王堆导引术治疗肩周炎恢复期30例临床观察［J］.湖南中医杂志，2024，40（05）：54-57.

　　［24］吕玥，许盈，戴安银.中医视域下马王堆导引术的研究现状与未来研究创新点探讨［J］.黑龙江科学，2024，15（16）：129-133.

　　［25］杨天赐.24式太极拳与健身气功·马王堆导引术对2型糖尿病患者病情干预效果的对比研究［D］.大连：辽宁师范大学，2023.

　　［26］卢彦杰，盛威，刘伟.马王堆医书信息化和智能化研究展望［J］.医学信息学杂志，2024，45（03）：96-101.

　　［27］张玲.五十载成果丰硕马王堆研究再出发［N］.中国文化报，2024-08-22（001）.

　　［28］顾羽，何清湖，陈小平，等.马王堆医书中酒剂的医学应用［J］.湖南中医药大学学报，2023，43（07）：1268-1272.

　　［29］张千旭，孙贵香，孙豪娴，等.基于红外热成像技术探讨阴虚体质大学生腧穴温度特点及马王堆导引术的干预作用［J］.中医药导报，2023，29（05）：107-111.

　　［30］罗敏，龙专.马王堆导引术对城市社区老年人生活质量的影响研究［J］.武术研究，2024，9（10）：104-106+110.

历史文化遗产视角下马王堆医学文化的价值重构与传承路径研究

一、引言

马王堆医学文化作为我国古代医学思想与地域文化融合的重要遗产，具有不可替代的历史价值和当代意义。这一重大遗产的发现不仅揭示了古代医学的精湛技艺，更蕴含了伟大的民族精神和深厚的健康理念，是中华民族不可多得的历史文化遗产[1]。然而，当前马王堆医学文化研究多数局限于文本考释与历史考古范畴，缺乏对马王堆医学文化作为历史文化遗产整体价值的系统性思考。在新时代语境下，马王堆医学文化仍存在深化空间。事实上，马王堆医学文化不仅是考古发现的史料库，更是中医药文化守正创新的基因库，亟须通过当代价值重构，以回应守正创新的战略需求。

鉴于此，本研究立足历史文化遗产视角，通过价值重构对马王堆医学文化再挖掘，即在继承前辈学者的文本考释、历史考古等研究成果的基础上，对其进行再认识与思考，使之适应新的文化背景、社会环境和发展需求，让其与当代价值更为适配。本研究还着重探讨在现代社会背景下，剖析马王堆医学文化的传承路径，为非物质文化遗产视域下的传统医学文化传承提供理论参考和实践指导。

二、马王堆医学文化特点

1. 历史悠久，底蕴深厚

马王堆医学文化，其历史渊源可追溯至西汉时期，在中国医学史上占据着举足轻重的地位。发掘出土的实物资料，如《脉法》《胎产书》以及《导引图》等，为研究古代医学提供了宝贵的线索。例如，《足臂十一脉灸经》（甲、乙本）和《阴阳十一脉灸经》是我国目前发现最早专门论述经络学说的文献，完整记载了人体经络的名称、分布、主治病症及治法，尽管与后世的经络理论相比略显质朴，但却为经络学说的发展奠定了基石，构成了独特的"马王堆十一脉灸经"体系。而《五十二病方》的出土，更是展现了马王堆医学文化在治疗方面的卓越成就，为后世提供了早期的方剂学实践经验和理论雏形[2]。这些珍贵的文献资料，不仅彰显了西汉医学的辉煌成就，更为探索古代医学的奥秘提供了实物依据[3]。

据《史记》《汉书》记载，西汉时期的长沙已初现文化底蕴，交通贸易活跃，独特的湖湘文化为其形成与发展创造了有利条件。南方属火，楚人自视为火神后裔，这一身份认同不仅赋予了人们对天文历法的特殊关注，且在《五星占》及《天文气象杂占》中得以确证，与湖湘文化中"尊天重时"的传统观念遥相呼应[4]。《养生方》《杂禁方》所记载的祝由法是当时医疗体系重要的组成元素，生动展现了湖湘文化对自然、神灵的尊崇以及对生命的探索精神。此外，马王堆医书中关于自然草药治疗疾病的记载，无疑与楚地丘陵密布、雨水丰沛、植被繁茂的地理环境密切相关。马王堆医书不仅是解开古代医学之谜的钥匙，更是研究湖湘文化不可或缺的重要视角[4]。

2. 内涵深邃，广博精湛

马王堆医学文化蕴含深厚的文化内涵，其理论体系深受阴阳、五行、精气等哲学思想的浸润，为理解古代医学的思想体系提供了窗口[5]。在这一宏大的哲学框架下，有着大量关于天人相应、阴阳平衡的论述，如《导引图》倡导练习者心境平和、精神修养，实现形神交融，尽显阴阳平衡与身心协调的理念；《十问》记载："尔察天地之情，阴阳为正，万物失之而不继，得之而赢。"强调了阴阳对万物发展的作用，并为后世阴阳学说奠定了早期思想基础；《足臂十一脉灸经》等文献中"足泰阴脉""足太阳脉"等脉名的出现，证实了阴阳学说在医学实践中的深刻影响；精、气、神三位一体的生命观贯穿马王堆医学文化始终，《养生方》等文献载有诸多保养精气神之法，以期延年益寿。此外，帛书《五行》中"德之行五，和谓之德"的伦理观，将"仁、义、礼、智、圣"

五德与人体健康紧密关联，"身—心—德"三位一体的观念彰显了医学与道德哲学的高度统一，也为理解中华文化的社会主义核心价值观提供了线索。

3.潜力深厚，价值无垠

马王堆医学文化，作为中国古代医学的瑰宝，在现代社会正焕发出新的活力与价值。在中医药领域，其丰富的中草药应用经验为天然药物研发提供了宝贵资源。经现代科技的精细剖析与活性筛选，再佐以先进制药工艺，新型药物的研发前景广阔。屠呦呦团队从古籍中汲取经验，成功提取出青蒿素，便是这一价值的生动体现。其中的药物配伍智慧，为复方药物研发点亮了新思路，"古汉养生精"便是借鉴《养生方》精气神理念的结晶，历经多年打磨而成，年销售额近3亿元，已成为湖南省中医药现代化的标志性产品。在经济产业层面，马王堆医学文化成为推动创新的重要力量。与旅游的深度融合，打造了特色体验中心与旅游线路，促进了相关产业的协同发展，已在"马王堆文化主题展"中得到了验证。此外，它还激发了文艺创作的灵感，绘画、雕塑、音乐等多元作品层出不穷，从《五十二病方》到"杏林香草"油画展便是其中代表，让中草药文化在画布上焕发光彩。在文创和商业方面，马王堆医学文化元素被巧妙融入产品设计之中，湖南博物馆通过建立主题商店、电商平台等，成功提升了品牌的知名度和商业价值。当养生智慧转化为消费符号，这一源自西汉的医学文化正通过市场化与国际化路径，为传统文化的创造性转化提供了系统方案。

综上所述，马王堆医学文化作为中华优秀传统文化的重要组成部分，其在现代社会中的价值与意义不可估量，通过深入挖掘其在中医药推广和经济产业方面的潜力，有望实现其现代传承与创新发展。

三、历史文化遗产的认识和构成

随着时代演进与认知深化，历史文化遗产的概念已发生了显著的演变与拓宽。从最初仅关注可触摸、可迁移的物质实体，到如今广泛包容不可移动的物质文化遗产，以及非物质文化遗产如民俗风情、方言俚语，文化遗产的范畴日益丰富多元。这一概念的拓宽，体现了对文化遗产多维度、多层次的认识，强调了其作为连接过去与现在、沟通不同文化与文明的桥梁作用[6]。

在文化遗产的丰富构成中，价值无疑占据核心地位，且呈现出多元而复杂的面貌[7]。约翰·罗斯金（JOHN RUSKIN）将文化遗产视为历史的见证，它承载记忆，兼具艺术审美、道德精神价值，成为民族或社区的身份标志和情感联结，为文化遗产价值研究奠定了基础。随着 1972 年《保护世界文化和自然遗产公约》的颁布，文化遗产被赋予了更为深远的"突出的普遍价值"，这一价值跨越艺术、历史、文化乃至经济等多个维度，成为全人类共同的宝贵财富。此后，学者们对文化遗产价值的探讨也愈发深入和细致。伯纳德·费尔顿（BERNARD FEILDEN）将文化遗产的价值划分为文化价值与经济价值两大类，并强调经济价值应涵盖使用价值、非使用价值及存在价值，以全面重构对文化遗产功能的认知。罗伯特·休伊森（ROBERT HEWISON）和约翰·霍尔顿（JOHN HOLDEN）则引入了公共价值学说，将文化遗产价值归纳为内在价值、工具性价值和组织性价值三个维度，为管理者提供了新的视角和政策制定依据[6]。单霁翔则进一步指出，应将文化遗产的价值解读置于更广阔的文化语境中，从微观的民族视角到宏观的地方乃至全球层面，深入挖掘其背后的深层意义与关联[8]。

在理解文化遗产价值的过程中，存在价值与使用价值的二元结构为我们提供了重要的分析框架[9]。存在价值，是文化遗产内在固有的、不可量化的精髓。以马王堆医学文化为例，其深厚的历史底蕴、独特的科学价值等，共同构成了其存在价值的核心。而使用价值，则包括直接使用价值和间接使用价值等，是文化遗产在开发利用过程中产生的、可量化的社会效益。马王堆医学文化在医疗实践中的直接应用，体现了其直接使用价值；而对现代医学的启示和影响，则进一步拓展了应用范围和价值空间，体现了其间接使用价值。这一系列对文化遗产价值的深刻剖析，不仅丰富了对文化遗产本质的认识，也为文化遗产的保护、传承与利用提供了更为坚实的理论基础。详见下表（表6）。

表6　马王堆医学文化的价值构成

价值类型	价值定义	价值构成	价值说明	价值举例
存在价值	事物因其存在而具有的价值，是事物本身所固有的、不随外界条件变化而变化的属性	历史价值	马王堆医学文献是研究早期医学发展的重要史料，对于了解中国古代医学史与湖湘文化具有重要意义	《五十二病方》的出土，不仅填补了《黄帝内经》成书前我国临床医学著作的空缺，更为西汉医学研究提供了极为宝贵的原始资料
		科学价值	马王堆医学文化中蕴含的医学知识、治疗方法和养生理念，对中医药的传承创新具有深远影响	《阴阳十一脉灸经》中"臂泰阴脉"的循行路径与现代肱动脉走向高度吻合，其"循脉诊病"通过触诊体表动脉搏动总结病理规律，更被现代研究证实（如刺激太渊穴调节迷走神经活性）
		文化审美价值	马王堆医学文献不仅是医学资料，也是古代书法艺术和文物制作的珍贵实例，展现了古代文化的艺术魅力	马王堆出土的帛书采用朱丝栏墨书、竹简以隶书书写，深刻体现了古代中国在书法艺术、材料选用及工艺技巧等方面的审美追求
		情感价值	马王堆医学文化作为中华民族的文化遗产，通过医学遗产的物质载体与历史记忆触发文化认同	在湖南博物院（原湖南博物馆）举办的马王堆汉墓陈列展览中，马王堆医学文献展区吸引了众多游客驻足，引发了公众对中医药文化的情感认同
		科研教育价值	马王堆医学文化为传统医学、生命科学等多个学科的研究提供了重要素材，对中医药教育具有重要意义	湖南中医药大学将马王堆导引术融入体育课程，每年有超过4000名学生深入研习这项历史悠久的健身技法

续表

价值类型	价值定义	价值构成	价值说明	价值举例
使用价值	能够满足人们健康养生、文化认知等需求的价值，也包括在物质和精神领域产生外溢效应的属性	直接使用价值	马王堆医学文献所记载的方剂与治疗方法，在现代医疗实践中依然展现出一定的应用潜力和价值	湖南中医界名家李聪甫、刘炳凡、欧阳锜等人，依据马王堆汉墓出土的《养生方》，历时多年精心研制而成"古汉养生精"
		间接使用价值	通过其研究成果、理论和实践对医学、文化、经济等领域产生的积极影响和贡献，并非直接用于临床治疗或直接产生经济效益	学者们在剖析《养生方》文本的基础上，提炼出"合阴阳""调气血"及"和五脏"三大养生法则，为中医药学的养生理论体系增添了新的视角与实践方法 "马王堆汉墓考古50周年国际论坛"成为展示医学文化魅力的重要窗口，加强公众健康素养的文化传播，吸引更多国际友人了解和认识中医药 湖南博物馆以马王堆汉墓文物展陈为依托，不仅开发了中医药体验馆，还构建了门票与文创产品相结合的文旅经济链，实现了文化与经济的双重价值转化

四、历史文化遗产视角下的价值重构

1. 重构原则

（1）原真性：在重构过程中，要求秉持对原文献的敬意，通过精确翻译与注释，维护其原始风貌和文化内涵[10]。探究原文的书写形式、结构布局以及符号标记，并结合当时的度量衡制度和制药工艺，对其进行综合解读，从而确保从文字到文化背景全面理解。

（2）系统性：马王堆医书并非孤立的医学典籍，而是与当时的社会文化体系紧密相连的有机整体，其涵盖的医学理论、临床实践以及药学知识相互关联。以养生理念为例，将养生理念置于当时的社会生活模式、劳作规律等背景下进行系统考量，与古代农业社会人们对自然节律的重视相契合，从而全面展现出其在古代文化生态网络中的地位与价值。

（3）创新性：在智能化时代，搭建完整且立体的虚拟数字文化遗产空间，使马王堆医学文化的存在价值与使用价值在全新的时代背景下得以充分释放。此外，可突破医学史或文化遗产的单维审视，构建融合多学科与现代社会需求的综合视角。如借文化人类学理论，探究马王堆医学文化在历史与现代社会转型中的适应演变，探讨其如何在保持核心文化特质的同时，与现代多元文化环境相互交融与创新，从而为马王堆医学文化价值重构提供新框架，超越文献解读和技术应用层面。

（4）活态传承性：支持传统医药技艺的传承者、学者及医疗机构将医书理论转化为实际的医疗服务与养生产品，并积极探索与西医学的融合之道。同时，高校与学术协会也承担起培养新一代研究者的重任，通过设立专门的研究方向或课程，确保对马王堆医书的研究不断深入。此外，将医书的文化精髓融入教育体系，从基础教育阶段开始渗透相关知识，也是实现代际传承的重要途径。

（5）开放性：马王堆医书的文化价值重构需要在开放包容的环境中进行。研究者应以开放的心态，接纳不同学科和领域的观点和方法，促进马王堆医学文化的多元化发展。一方面，尊重不同文化背景下的医学传统，借鉴国外历史文化遗产价值重构的先进经验；另一方面，加强与国际历史文化研究机构的交流合作，通过联合研究、成果共享等方式，让马王堆医学文化研究成果走向世界。

2.重构方法

（1）文献研究与系统梳理　奠定马王堆医学文化价值重构基础：医学文献是研究古代医学的珍贵资料，能够还原其历史本真。众多学者的整理工作以及

《马王堆汉墓出土医书十六种》《马王堆医书译注》等著作的出版，为学术研究提供了坚实支撑。而由湖南医药学院、湖南博物院、湖南教育电视台联合出品的《马王堆里的"精气神"》等马王堆医学文化短剧，则让马王堆医学文化走向大众。通过历史学、文献学、古文字学等多学科的交融与碰撞，不仅能够对文献进行细致入微的解读，还能深入挖掘其中蕴含的医学知识与理论，从而勾勒出中国古代医学的发展历程[11]。例如，《足臂十一脉灸经》所述："臂泰阳脉，起于手小指……至目锐眦"，可清晰地梳理早期经络循行路线的认知体系[12]。

（2）跨学科研究　拓宽马王堆医学文化价值视野：马王堆医学文化，这一深邃而广博的医学体系，不仅深深植根于医学领域，更与历史学、文献学及哲学等多个学科相互交织。因此，对其研究必须打破单一学科的壁垒，实现跨学科的融合与创新。在考古学维度，了解医书的物质载体，如竹简制作工艺、书写材料来源等，反映当时的科技水平和文化交流情况；在哲学层面，探讨不同流派思想在马王堆医学文化中的渗透，解析其蕴含的"天人合一"生态哲学如何成为中医整体思维模式的理论基础[13]；从社会学视角，考察医书反映的社会阶层对医学资源的分配与利用，进而探讨马王堆医学文化在社会中的传播与传承机制。通过跨学科的综合研究，方能全面且系统地揭示马王堆医学文化所蕴含的存在价值与深刻意义[14]。

（3）数字化技术应用　赋能马王堆医学文化价值的传承与创新：将文化遗产资源以数字藏品、游戏模型、智慧平台等新颖形式进行呈现，已成为文化遗产保护与传承的新趋势。这一理念在龙门石窟、敦煌莫高窟等文化遗产的保护与虚拟展览中已得到成功实践[6]。数字化技术不仅能够实现非接触式的保护，确保医学文献的完整性与永久性，避免传统保护方式可能带来的损害，还能通过数字化展示手段，让文物焕发新生。例如，利用VR与AR技术，使观众身临其境地感受马王堆医学文化的博大精深。此外，数字化研究还为深入挖掘马王堆医学文献提供了精准全面的数据支持，有助于把握中医传承的精髓，科学探索中医发展的内在规律，从而推动马王堆医学文化的传承与创新发展。

（4）文化传承与创新　焕发马王堆医学文化价值新活力：通过专题展览、数字浏览及文创联名等多元方式，马王堆医学文化的价值与意义得以广泛传播。故宫博物院以专题展览和文创产品为纽带，不仅提高了公众文化自信，还成功地将传统文化融入大众生活，为马王堆医学文化的传承提供了宝贵借鉴。

此外，文化创新成为推动其迈向新时代的核心动力，将传统医学智慧与西医学、传播学、教育学等多领域紧密结合。在教育中构建系统知识体系，在现代医学中挖掘古方药理，在文创开发中拓展文化影响，多层面协同发力，实现马王堆医学文化在当代社会的创新性传承与持续发展。

3. 重构内容

（1）医学理论与实践经验的深度整合：在深度整合马王堆医学理论与实践经验的探索中，关键是对出土的医学文献进行系统梳理与现代化阐释[15]。这要求深入挖掘理论，梳理发展脉络，并借助现代科技成果，科学阐释中医理论的应用原理，以提升其科学性和实用性。马王堆医书中的阴阳理论，既与《黄帝内经》等经典相承，又保留了原始古朴的特色，与西医学的稳态平衡概念不谋而合，提供了阴阳平衡的现代诠释。

其实践经验同样宝贵，涵盖多领域治疗方法。《五十二病方》对外伤等病症治疗记载详尽，药物贴敷、手术等疗法及药物配伍精准记录，如书中"白蔹""芍药"等配伍治疗"疽病"，为疑难病症治疗提供新思路。此外，马王堆医书中的望、闻、问、切诊断手段也独具特色，如《五十二病方》中曰："牡高肤，牝有孔。"通过面色分析、图像识别等现代技术，对这些经验进行量化，构建更完善的诊断体系。这一整合不仅能发掘古代医学的宝贵财富，还能为西医学注入新的活力，实现传统与现代的互补共赢。

（2）养生智慧与现代健康需求的精准对接：马王堆医学文献中蕴含的养生理念，如《十问》所探讨的身心调养，对现代人追求健康具有积极指导意义。通过媒体宣传、健康讲座、养生书籍等多种渠道，设立马王堆医学养生体验馆，让大众了解并认同马王堆医学的养生观念。在此基础上，紧密结合现代人的健康需求，如疾病预防、身心管理等，运用智能穿戴、养生 APP 等科技手段，创新应用形式，使养生更便捷高效。此外，对马王堆医学的养生智慧进行科学化、规范化的改造，打造马王堆医学主题健康管理平台，将传统医学与现代医疗体系有机结合，真正实现养生智慧与现代健康需求的精准对接与完美融合。

（3）文化内涵与时代精神的深度融合与创新：马王堆医书在多维度实现文化内涵与时代精神的融合创新。在哲学维度，对阴阳五行的全新阐释，为生态规划开拓方向，其身心平衡疗法有益于健康管理，整体观念在医学及健康产业的延伸，助力全生命周期管理与社会公共事务。而文化方面，凭借数字艺术与新媒体，使医书元素化身动画等融入生活，成为文艺创作的灵感之源。从价值观角度，以《五十二病方》所体现出"勿使复起"的责任意识出发，通过重新思考当代医学职业道德建设和规范，保障医疗质量与伦理道德稳步前行，达成与现代社会的深度交融与创新发展。

五、传承路径研究

1. 传统传承路径的剖析

在马王堆医学文化价值重构进程里，文献抄录与整理、传承教育、民间传承构成关键支撑，保障其传承创新。文献抄录与整理不仅促进了个体感悟与知识内化，还体现了版本差异与文化演变，丰富了医书内涵并展现了多元思考角度。历代医家通过整理分类，构建了清晰系统的知识体系，将零散医学知识系统整合，奠定了医学教育与临床实践基础。同时，校勘纠正传抄错误，恢复医书原貌；注释解释生僻字词，跨越历史文化障碍。传承教育在中国传统医学传承居核心，马王堆医书知识或于医学世家内部传承，具保密性与延续性，然范围窄，易中断；师徒传承亦重要，徒弟跟师学知识品德与经验，借实践悟精髓，却受限于师且规模小。民间传承作为重要补充，以口口相传、习俗传承等方式，使医学文化生动直观地深入人心，虽缺乏系统整理，却丰富了文化内涵，体现了广泛的群众基础与深厚的文化底蕴。三大路径的协同作用，既维系了医学传统的本真性，又为其现代转化提供了丰富资源。

2. 现代传承路径的探讨

在现代对马王堆医学文化传承路径的深入探寻中，数字化传承、国际化传承与教育化传承成为推动其传承与发展的核心驱动力。数字化传承借助数字博物馆、在线展览等平台，使公众可便捷地线上探索学习，还通过在线课程等融入现代教育体系，部分高校与研究机构已开设相关课程，同时健康类 APP 推出的马王堆导引术课程也大受欢迎[16]。国际化传承则搭建起国际交流与海外推广的桥梁，通过展览、讲座等活动在海外传播，如"马王堆汉墓考古发掘50周年国际学术研讨会"为传承和弘扬马王堆文化提供了契机与平台。教育化传承方面，高校开设古籍研读跨学科课程，职业院校将养生法融入康复治疗实训，科研院所建立出土医书数据库支持循证研究，共同推动其学术研究与文化传承。

为了更有效地提升马王堆医学文化的价值重塑，提出以下核心策略。其一，关于马王堆医学的研究论文众多，然而"博而不精，广而不深"，研究视角多局限于医药一隅，未能充分发掘马王堆医书所蕴含的多元研究价值[6]。诚如朱熹在《朱子全书》所训："泛观博取，不若熟读而精思。"因此，亟须以更加系统、深入的态度，去挖掘马王堆医学文化的浩瀚文献资料。同时，强化对其语言文字研究，力求复原古文化的真谛。其二，深化数字化与国际化传承至关重要。"工欲善其事，必先利其器"，继续加大数字化投入，提升用户体验与互动性。乘"一带一路"东风，依托湖南博物馆之深厚底蕴与广泛影响，共同推动马王堆医学文化走向世界[17]。在此过程中，实现从文物复原的初步传播，逐步过渡到内容考释的深入传播，最终实现面向大众的文化普及[18]。其三，强化人才培养与队伍建设。强化人才培养与队伍建设，创建"产学研用"协同机制。组建跨学科研究联盟，整合多领域资源，设立"马王堆医学文化综合开发与利用"等专项课题，通过学术共同体建设推动文化解码与技术转化。

六、总结

本研究揭示了马王堆医学文化作为中国古代医学瑰宝的显赫地位及现代潜在价值。在新时代背景下，马王堆医学被重塑为融合传统医学智慧与现代科技文明的活态文化生态系统，既为探索中医基础理论提供宝贵资源，也助力中医药的现代化与国际化进程。尽管面临数字转化深度不足、跨文化阐释体系待完善等挑战，但随着跨学科研究的深入与数字人文技术的突破，马王堆医学文化必将焕发新生机，为人类健康治理贡献跨越时空的东方智慧。

（赵磊）

参考文献

［1］陈洪，何清湖，陈小平.论马王堆养生文化的历史地位［J］.中华中医药杂志，2014（11）：3368-3370.

［2］赵翀.马王堆出土医方主治疾病分类研究［D］.上海：上海中医药大学，2024.

［3］陈小平，何清湖.让马王堆传统医学焕发时代价值［J］.新湘评论，2024（06）：45.

［4］葛晓舒，魏一苇，周曦，等.马王堆医书中的地域文化特色［J］.中医药导报，2022（02）：219-222.

［5］卢彦杰，盛威，廉坤，等.马王堆医书研究现状可视化分析［J］.中国中医药图书情报杂志，2024（03）：76-80.

［6］祝蕊，刘炜，付雅明.Web 3.0环境下文化遗产价值重构研究［J］.中国图书馆学报，2024，50（02）：42-55.

［7］王心源.论世界文化遗产价值实在性与评价标准真理性［J］.旅游学刊，2023（07）：17-25.

［8］单霁翔，周剑虹.丝绸之路中国段遗产整体价值阐释策略研究［J］.浙江大学学报（人文社会科学版），2024，54（12）：5-16.

［9］余佳.文化遗产价值探讨［J］.科协论坛（下半月），2011（03）：185-186.

［10］卢彦杰，盛威，刘伟.马王堆医书信息化和智能化研究展望［J］.医学信息学杂志，2024（03）：96-101.

［11］陈松长.马王堆学浅论［J］.江汉论坛，2006（11）：100-103.

［12］魏一苇，葛晓舒，陈小平，等.马王堆医书中灸法学术特色探析［J］.中医杂志，2024（16）：1639-1645.

［13］陈小平，王歆妍，江娜.马王堆医书的生态思想及当代价值研究［J］.湖南中医药大学学报，2016（02）：9-12.

［14］肖丹，孙贵香，张婷，等.浅论马王堆养生文化在亚健康防治中的意义［J］.江西中医药大学学报，2020（06）：6-8.

［15］戴子凌，雷霆，赵群菊，等.马王堆医书方剂用方特色及其价值研究［J］.中医药学报，2019（06）：13-17.

［16］龙专，李叶梓.马王堆导引术的社会价值及推广策略研究［J］.体育风尚，2020（10）：110-111.

［17］葛晓舒，魏一苇，何清湖.马王堆医书46年来研究成果与进一步发掘思路［J］.湖南中医药大学学报，2019（11）：1412-1416.

［18］邓婧溪，何清湖，刘朝圣.马王堆医学传播方式的思考［J］.中医药导报，2016（06）：10-11+14.

马王堆医书对中医儿科学的学术价值探索

一、引言：马王堆医书——照亮中医儿科学历史长河的瑰宝

马王堆汉代墓葬中发掘的医学典籍即马王堆医书，犹如历史长河中的璀璨明珠，照亮了中华医学的悠久历程，它们的出现极大地丰富了我国医学历史的研究空白，构成了我国现存古老的医学文献体系。而马王堆医书中的《胎产书》与《五十二病方》，在儿科领域展现出独特而深远的价值：前者详述胎教、胎儿及婴儿保健，为现代儿科保健提供思路；后者初步论述小儿惊风、疳证等。这不仅为现代儿科保健提供了宝贵思路，更为中医儿科理论体系的构建奠定了坚实基础，充分彰显了古代儿科医学的智慧与成就。以下是对马王堆医书中与儿科相关内容的概述。

二、《胎产书》中儿科内容的学术精髓与价值探寻

1. 胎儿期保健思想的萌芽：古代智慧照耀现代儿科保健之路

《胎产书》描述了逐月胎形的变化，首次系统性提出逐月养胎的理论及具体方法与内容，包括饮食宜忌、生活起居宜忌等，是现代儿科学中儿童保健有关胎儿期保健的重要内容。如："一月名曰留（流）刑，食饮必精，酸羹必熟……二月始膏，毋食辛臊，居处必静……三月始脂，果隋（蓏）宵效……四月而水受（授）之，乃始成血……五月而火受（授）之，乃始成气，晏起口沐……六月而金受（授）之，乃始成筋……七月而木受（授）之，乃始成骨，居燥处……八月而土受（授）之……九月而石受（授）之，乃始成豪（毫）

毛……十月气陈□□，以为□。"[1]其内容提到在孕期第一个月，孕妇的饮食应该精细，对于某些食物（如"酸羹"），必须确保其煮熟后食用，以避免对孕妇和胎儿造成不良影响，这体现了当时人们注重孕期饮食卫生和营养摄入；孕二月，胎儿开始形成脂肪（膏），此时孕妇应避免食用辛辣、有异味的食物，以免对胎儿产生刺激，并强调孕妇的居住环境应保持安静，有利于胎儿的生长发育；孕三月时，胎儿的脂肪继续形成，孕妇可以适量食用水果，但须注意食用时间和方式（如"宵效"可能指的是夜间食用效果更佳）；对四月以后的描述涉及五行理论，将中医学五行理论与孕期保健深度融合。然而，在此论述中的五行与生理元素的配对表现为水对应血液、火关联气息、金与筋相联系、木象征骨骼、土则与皮肤及肌肉相匹配，这一配对方式揭示了当时医学在五行与五脏、五体对应规范上尚未达到统一与成熟[2]。

其中关于孕三月注意事项与禁忌的论述，更是充分体现了最早的胎教思想。"三月始脂，果隋（蔬）宵效，当是之时，未有定义（仪），见物而化，是故君公大人。毋使朱（侏）儒，木（沐）候（猴），不食（葱）姜，不食兔羹。"[1]文中提到，此阶段胎儿开始形成脂肪，孕妇宜适量摄入水果和蔬菜，并强调此时胎儿易受外界影响，形态性格尚未定型，建议孕妇应避免接触身材矮小者（如侏儒），以免对胎儿产生不良影响。同时，孕妇还应避免观看沐浴的猴子等不适宜的场景。在饮食方面，提出禁食葱姜及兔肉羹，葱姜因具刺激性可能不利于孕妇及胎儿健康，而禁食兔肉则源于古代关于食兔致胎儿唇裂的迷信观念。尽管部分建议在现代看来带着古代医学与迷信色彩，缺乏科学依据，不可否认的是在当时人们已经意识到了胎教理念，认为孕妇的精神状态会影响胎儿，并积极倡导为孕妇营造一个优越的环境，着重于优化孕妇的心理状态来提升胎儿的整体素质。这种胎教思想对于儿科保健具有极为重要的启示意义。

2. 婴儿期保健理念与实践：传承千年的育儿智慧

《胎产书》中言："字者，且垂字，先取市土濡请（清）者，□之方三四尺，高三四寸。子既产，置土上，勿庸□，令婴儿□上，其身尽得土，乃浴之，为劲有力。"提到孕妇即将临产需要准备湿润、清洁的泥土。这里的"市土"可能指的是草木茂盛之处的泥土，因土指大地，具有承载和化生的意义，象征土壤能够赋予生命力量,从而使得婴幼儿得以汲取土壤中的精华,促进健康成长与体魄强健。婴儿出生后,让婴儿躺在土台上,全身接触泥土后进行洗浴。"为劲有力"描述了土浴后的效果,即婴儿经过土浴后会变得强健有力。这反映了古人对泥土的崇拜和信仰,认为泥土具有滋养生命、强健体魄的神奇力量。后世研究者认为这种方法属于迷信,且从西医学的角度来看,土浴可能增加婴儿感染疾病的风险,不足取法[3]。

此外,书中还记载了另一种洗浴法预防疾病:"字者已,即燔其蓐,置水中,(以浴)婴儿,不疕骚(瘙)。及取婴儿所已浴者水半桮(杯)饮母,母亦毋(无)余病。"即婴儿出生后,将产妇分娩时所卧之席(即"蓐")焚烧,并将焚烧后的蓐灰置于水中用于婴儿洗浴,经过这种药浴后,婴儿皮肤便不会生疮疡或瘙痒。这种用洗浴方法来预防疾病的观点为后世药浴法奠定了基础,有学者指出现今仍有多地保留用枫球、艾叶煎水或猪胆汁兑水洗浴婴儿的习俗[4],体现了古代保健理念的传承与演变。

关于产妇饮用婴儿洗浴过的水,古人言饮用这种水后,产妇身体内的疾病或不适会得到缓解或消除。这种做法可能是为了将婴儿身上的某些"福气"或"健康之气"传递给产妇,是当时人们对产妇的一种保健措施。此种做法带有浓重的迷信色彩,且从安全卫生层面考虑实不可取。

3.《胎产书》的学术贡献与现实启示:中医儿科保健理论的宝贵财富

《胎产书》是马王堆三号汉墓发掘所得的16部古典医著之一,是迄今为止所探明的妇产科领域最为古老的文献记录,对后世医学发展产生了深远且重要的影响[5]。书中所载的胎教理念及婴幼儿保健方法,极大地充实了中医儿科学在保健领域的理论体系,其对于孕期母体身心调适、日常饮食与生活起居的详尽阐述,展现出一定的科学依据与实用价值,为现代儿科保健提供了宝贵的参考和借鉴[6]。书中提到的产后即婴儿期保健措施,有助于预防儿科疾病的发生,为现代儿科疾病预防提供了重要的思路和方法。

中医儿童保健学历史悠久,源远流长,首先强调的就是先天。生命的原始根基,即先天之本,构成了个体一生的基础。在中医基础理论指导下,"养胎护胎""胎养胎教"等关于胎儿期的保健理论,历来被视为儿童保健的首要环节,通过出生前的有效干预措施,能够促使儿童先天素质得到充分增强与充盛。有学者认为《胎产书》中"未有定义（仪），见物而化"的理论就是建立在传统的"外象而内感"胎教观念之上，"盖母所动，胎必感之。动、静、听、闻莫不随母。"[7]古人认识到胎儿的外貌、才智水平、体质状况乃至性别特征等方面均会受到孕妇所接触的外界种种信息的影响，这与现代儿童保健学中的理念有着异曲同工之效，现代研究认为胎儿的强弱禀受于父母，特别是胎儿在母腹中，与孕母同呼吸，共安危，孕母的体质、营养、用药、起居、环境、情绪等因素，均会影响胎儿的生长发育。

三、《五十二病方》中儿科疾病的论述与学术价值

1. 小儿惊风的早期探索与论述：惊厥之症，古今同鉴

小儿惊风是指小儿由多种原因及多种疾病所引起，临床以颈项强直、四肢抽搐，甚则角弓反张或意识不清为特征的疾病[8]，相当于西医所说的小儿惊厥，是儿科常见急重症，好发于 1 ～ 5 岁儿童。《五十二病方》中《婴儿索痉》篇所述"婴儿索痉"，虽有文献学家认为此为西医学中的"子痫"，但根据其描述"其肖直而口钳，筋挛难以信（伸）。取封殖（埴）土冶之，封埴二，盐一，合挠而蒸（蒸），以扁（遍）爽直肖挛筋所。道头始，稍熨手足而已。熨寒去土复蒸（蒸），熨干更为。令"，可见条文所述症状有口部肌肉痉挛、颈项僵直难以屈伸，与西医对脐风的认识有一致性，如症见患儿唇青口撮、牙关紧闭、苦笑面容、全身强直性痉挛抽搐。再结合帛书下文中的"婴儿病痫""婴儿瘛"来看，指代小儿疾病更确切，即小儿脐带风，系由于婴儿降生时断脐不洁，感染外邪所致，属于现代中医儿科学的"新生儿破伤风"范畴[9]。该篇又提到："索痉者，如产时居湿地久。"[10]证明当时人们已经认识到分娩条件不佳，感染湿邪易致小儿脐风，这或与荆楚先民所处自然环境恶劣、外伤性疾病众多有关。关于该疾病中医古籍文献中较早的记载见于晋代皇甫谧《针灸甲乙经》，称为"小儿脐风"。

对于"婴儿病间（痫）"，学者亦有不同看法，通常将其看作"病痫"，指代小儿癫痫，然也有学者指出，由于在宋以前的中医文献中，小儿惊风尚未与痫病区别开来，多称之为"痫"，名"惊痫""风痫"或"阴痫""阳痫"等，

而原文中所描述的"痫者，身热而数惊，颈脊强而腹大"，此处应当作婴儿高热所引发的惊厥，归属于"小儿惊风"一类[11]。书中所指出的这些症状，都和后世医书中所见的小儿急惊风具有壮热、搐搦、角弓反张、饮冷、便结等症状如出一辙。

对于"婴儿瘛"，书中描述："婴儿瘛者，目繲（目邪）然，胁痛，息瘿（嘤）瘿（嘤）然，矢不化而青。"其症状即手足瘛疭、眼球外翻、胸胁疼痛、惊惧貌、大便青黑、完谷不化，与后世关于慢惊风的论述基本相符。明代虞抟《医学正传》中云："慢惊之证……搐发则无休止时，其身冷，面黄不渴，口鼻中气寒，大小便青白，昏睡露睛，目上视，手足瘛疭，筋脉拘挛。盖虚则生风，风盛则筋急。"

2. 小儿疳证的初步认识与记载：魅鬼之说，病机初探

小儿疳证是由饮食失调、哺育不当、营养失衡、病邪侵袭及先天体弱等诱因引发，致脾胃受损，气血耗散，无法滋养脏腑经络及形体，形成慢性虚损病。临床特征包括消瘦、面色暗淡、毛发干枯、精神不振或烦躁、食欲异常及排便紊乱[12]。本病多见于5岁以下儿童群体，其发病过程通常较为隐匿且病程持久，会对儿童的正常生长发育造成不同程度的干扰，病情严重时甚至可能演变为阴阳离决的危急重症，故而被历代医家视为一种恶候。

《五十二病方》中有关于驱"魅"的部分，并列有两个祝由方[13]。《说文解字》对"魅"字的训释有两个义项：一个是"鬼服"，另一个是"小儿鬼"。但从历代典籍中"魅"字的用法来看，"魅"字以"小儿鬼"这一种用法占绝大多数[14]。《诸病源候论·小儿杂病诸候》中提到的"被魅候"，其症状为"寒热有去来，毫毛发辈辈不悦"，从西医学的角度来看，"被魅候"所描述可能与小儿疾病相关，出现体温异常和毛发状态不佳等症状。从书中记载的"魅"病症状表现上来看，似为后世儿科常见病"疳证"，主要表现为形体消瘦、面色无华、毛发干枯等。古人不明该病病因，治疗又较困难，因此认为是魅鬼作祟。

3.《五十二病方》的儿科贡献与现实启示：中医儿科疾病理论的无价瑰宝

《五十二病方》涵盖了多种疾病、病种及方剂，该书在疾病的辨识诊断、治疗原则与方法以及药物配伍应用等方面均有详尽论述，初步展现了中医早期诊断学、治疗原则学及方剂配伍学的框架，真实映照了西汉以前临床医学与药物学发展的实际状况。谈宇文总结《五十二病方》方书特点为：随证合方，其法自见；以病列方，分类简朴；制方规矩，变方灵巧；制剂赋形，精巧实用；煎服讲究，理法内寓[15]。在《五十二病方》的记载中，首要提及的是针对"外伤性疾患"的治疗方案，紧随其后的是针对"小儿惊风"及"小儿疳积"等儿科病症的医方，这一编排顺序凸显了该书对小儿疾病治疗的高度重视。虽尚未形成对"儿科四大证"的共识统称，但对相应疾病包括惊风和疳积的相关论述也反映了当时社会对儿童重症与难证有一定的认识，是中国中医学迈向更高发展阶段的一个重要学术标志之一。

《五十二病方》中对于儿科的初步认识和探索为儿科医学发展奠定了一定的理论基础，为中医儿科学领域的研究提供了疾病记载和宝贵的经验治疗方法，展示了古代儿科医学的发展水平和特点。一方面，从对疾病的病名记载及症状描述来看，《五十二病方》中的疾病命名与后世的医学典籍之间存在着一种明确的承袭与演变模式，其中部分病名历经世代沿用，至今仍对医学领域产生着深远的影响。另一方面，还有关于病因的零星记载和认识，体现了当时人们对疾病的初探索，也反映了疾病的发生有一定的区域性和时代性。《五十二病方》有助于我们挖掘和传承中医儿科学的宝贵遗产，推动中医儿科学事业的持续进步和发展。

四、结语：马王堆医书——中医儿科传承与创新的古代医学宝库与智慧源泉

马王堆医书中的医学资料及伴随出土的医药相关文物，直观且真实地反映了我国古代医学早期发展面貌，不仅为我们提供了深入了解古代医学发展的重要窗口，具有深远的医学研究价值，还承载着重要的文化继承与发扬意义。在儿科领域，虽然马王堆医书中直接关于儿科的记载和论述相对较少，但医书中涉及的养生理念、疾病预防以及药物使用等内容，仍然对现代儿科学研究具有深远的学术价值和现实意义。

正如习近平总书记曾对中医药作出的重要指示中指出："中医药学包含着中

华民族几千年的健康养生理念及其实践经验，是中华文明的一个瑰宝，凝聚着中国人民和中华民族的博大智慧。"马王堆医书作为中医药学的重要组成部分，其学术价值和实践意义不容忽视。通过系统挖掘和研究马王堆医书的学术价值，我们能够更好地将传统文化与现代科学相结合，推动中医儿科学的传承与创新。

（贺思雨）

参考文献

[1] 周一谋，萧佐桃.马王堆医书考注 [M].天津：天津科学技术出版社，1988.

[2] 陈吉全，黎敬波.五行与五脏配属史的再研究 [J].光明中医，2010，25（11）：1986-1988.

[3] 李欢玉，雷磊.浅析《胎产书》的胎孕胎育理论 [J].湖南中医药大学学报，2013，33（05）：15-17.

[4] 旷惠桃.马王堆帛书《胎产书》对优生学的贡献 [J].湖南中医学院学报，1987（03）：41-42.

[5] 陈农.《马王堆帛医书》的胎产生育观 [J].上海中医药杂志，1993，8（08）：37-38.

[6] 王卉.马王堆汉墓帛书《胎产书》研究综述 [J].湖南省博物馆馆刊，2012，9：55-63.

[7] 林秋云.汉唐之间的胎教之道 [J].华中师范大学研究生学报，2013（03）：121-126.

[8] 汪受传.中医儿科学 [M].北京：中国中医药出版社，2002.

[9] 赵翀.马王堆出土医方主治疾病分类研究 [D].上海：上海中医药大学，2021.

[10] 马继兴.马王堆古医书考释 [M].长沙：湖南科学技术出版社，1992.

[11] 史焱.基于中医古代文献小儿惊风理论的研究 [D].沈阳：辽宁中医药大学，2016.

［12］马融.中医儿科学［M］.北京：中国中医药出版社，2016.

［13］浙江省中医药研究院整理.医方类聚第11分册［M］.北京：人民卫生出版社，2006.

［14］刘钊.说"魃"［J］.中国典籍与文化，2012（04）：122-128.

［15］谈宇文.《五十二病方》方剂学试探［J］.江苏中医杂志，1985（03）：17-20.

马王堆医学文化数字化保护传承策略探究

2022 年 3 月，中共中央办公厅、国务院办公厅印发《关于推进实施国家文化数字化战略的意见》，强调全方位加快文化大数据体系建设，发展文化数字生产力，让文化数字化成果实现全民共享。党的二十大报告指出，全力实施国家文化数字发展，健全现代公共文化服务体系，创新推动文化惠民工程的实施，为数字文化建设提供了根本遵循。在数字技术迅速发展的今天，马王堆医学文化遗产传承与传播方式发生了改变，平台建设智能化，文化传播活动多样化，带来了线上线下一体化的新型数字化文化体验。然而，受制于数字技术的实际特点和马王堆医学文化发展的客观条件，数字技术的融合应用仍面临着一些难题。基于此，本文旨在探索马王堆医学文化数字化传承的实践路径，实现文化遗产的有效保护和长久传承，不断丰富中华民族文化基因的时代表达，增强人们的文化认同感、获得感和自信心。

一、马王堆医学文化数字化保护传承发展现状

1973 年，马王堆三号墓出土了《十问》《足臂十一脉灸经》《脉法》《导引图》《养生方》等古医书，展现了秦汉时期的医学成果，是中华优秀传统文化的璀璨瑰宝，对现代医学的发展具有重大意义。文化遗产数字化传承是指利用数字技术如大数据、云计算、人工智能、物联网、区块链等，对文化遗产进行数字化建档[1]、存储、修复、展示和传播的过程，通过搭建数字交流信息平台、开发数字文化创意 IP、培育数字文化新样态等举措，推动马王堆医学文化遗产数字化建设。

1. 搭建数字化信息交流平台

现代数字科技的迅猛发展赋予了马王堆医学文化新内涵，湖南省马王堆医学研究中心联合各单位共同建立"马王堆医学网"线上网站，其中包含学术研究、产品展示、资料检索、交流互动、名医风采等功能，集中展现了马王堆医学文化的丰硕研究成果，服务人民群众生命健康。此外，湖南博物馆与湖南广播电视台联合推出数字文博大平台"山海"APP，利用高清的数字化采集技术，现已针对948件马王堆藏品进行采集，其中包括7779张图片、231组285件三维模型，初步构建马王堆汉墓文物知识库，让马王堆出土文物以崭新的姿态活跃在大众视野，科技与文物相融合的有效路径，有利于人们不断地坚定文化自信，实现文化传承。

2. 开发"数字汉生活"创意 IP

文化 IP 是塑造文化品牌形象的重要方式，丰富文化产品内涵和表达形式，具有强大的生命力和吸引力。湖南博物馆首次面向省内一二三四产业的头部企业免费开放"湖南博物院品牌""马王堆数字资源库"授权，并联合各单位共同推出"数字汉生活"文化 IP，以马王堆汉墓出土的文物资源为核心，运用数字技术展现汉服、汉乐、汉宴、汉礼、汉方等汉文化生活图景，将马王堆文化数据库资源转换成数字资产，推动文化数字化内容广泛传播，打通文博、文旅、文创产业链，为用户带来线上线下一体化的全景式马王堆文化数字场域。

3. 培育数字文化新样态

马王堆医学文化内涵丰富，现代化表现形式丰富多样，包括纪录片、展会、影视短剧等，其中《了不起的马王堆之最》运用数字化技术将古人生产生活实践成功以影视化的形式搬上荧幕，展现古人智慧，增强文化认同感、自豪感。《马王堆的光影之旅：西汉贵妇的十二时辰》通过现实与虚拟场景、元素交互，展示辛追夫人的生活原貌，感受当时的社会风貌、文化礼仪等。推出"生命艺术——马王堆汉代沉浸式数字大展"，集合时空、阴阳、生命三个板块，以数字多媒体形式解读马王堆汉墓医书，传达了墓室、器物、人文思想等内容，让文物真正实现"活起来"。

二、马王堆医学文化数字化保护传承现实困境

数字化保护集合计算机、虚拟现实、人工智能、智能通信等功能，为马王堆医学文化保护、开发、传承提供了技术支撑[2]，但仍面临着数字资源库建设不完善、活态性文化展现困难、技术应用规范不健全等难题。

1. 数字资源库建设亟待完善

数字化技术为马王堆医学文化的保护传承开辟了新路径，依托文字、照片、录音等载体，建立数字化资源库，实现对文化资源的记录和管理，全面记录马王堆医学文化的核心内容，促进文化活化利用和广泛传播[3]。在数据采集方面，马王堆医学文化内容流传深远，数据的真实性、完整性、准确性仍然需要完善，确保内容的真实再现。在数据整合方面，马王堆医学文化内容分散，资源利用效率下降，需要集中统一的数据平台，推动文化传播。在平台建设方面，马王堆医学文化传播平台广泛，建立马王堆医学网，形成了系统化、科学化、规范化的数字化应用成果，但由于各类软件平台运营厂商差异、技术自身限制等因素，文化信息共享面临障碍，不利于文化内容的广泛传承。由此可见，马王堆医学文化的传承发展亟须建设互联互通的数字资源库。

2. 活态性文化展现困难

马王堆医学文化的活化性表现在理论观念、辨证思维、导引术方法等方面都是动态的，离不开人的活动。数字化为马王堆医学文化保护传承提供了新的机遇，但却无法活态性展现其文化全貌。虽然现有的数字技术能够部分还原当时社会历史原貌，但其展现的仅仅只是特定时期的文化样态，文化背后的故事和关系并不能直接通过数字技术传达，文化创造力、生命力难以展现。实际上，数字空间的自身属性导致人们的交往是一种以符号为中介的互动，这种数字化的中介符号经过抽象和编码形成，是现实的文化符号。马王堆医学文化的活态性通过数字技术原貌展现仍面临着严峻挑战。

3. 技术应用规范不健全

技术应用是影响马王堆医学文化数字化发展的重要问题，不仅关系文化数字化的表现效果，而且对文化长期的保护传承也构成潜在风险。首先，文化遗产技术应用浅表化，数字技术在为文化保护传承带来便利的同时，也面临着技术选择、分析、应用范围乃至效果等方面的困境[4]，例如，马王堆医书的整理工作，可能需要文字记录、录音录像等方式，借助专业的技术设备，筛选整合数据资源，虽然数字技术应用带来了便利，但也影响了应用范围与实际效果。此外，数字技术蓬勃发展带来的版权保护问题也对马王堆医学文化数字化传承构成了挑战。在数字化应用过程中，文化资源数据发生泄漏或者滥用，将产生重大损失，为马王堆医学文化遗产的安全性和合法性带来潜在风险。

三、马王堆医学文化保护传承实践路径

马王堆医学文化的数字化保护传承是利用数字技术，通过保真方式去储存非物质文化遗产，借助虚拟技术加以呈现[5]，通过构建数据资源库、提高数字技术应用水平、加强技术应用管理等方式突破发展瓶颈，实现长效保护传承。

1. 完善数据资源库建设

随着各类新兴技术的不断涌现，时代发展和科技的力量深刻影响人们的行为选择，马王堆医学文化的保护传承面临新形势，建设系统规范的数字资源库成为重点方向。

第一，归档数据信息，传播文化经典。政府部门对马王堆医学文化保护传承的发展现状应及时予以调查并登记，组织技术力量建立档案，形成数字化的数据资源库，以数字化储存的方式规范管理，后续内容及时补充入库，以虚拟现实技术、特效技术等数字技术对文化内容进行加工整理，形成独具特色的传播平台[6]。同时，深入挖掘马王堆医学文化资源内容，借助静态、动态、三维等传播方式，整理、传播、展示马王堆医学文化内容，形成系统规范的数据化管理平台，人们自行检索查阅，大大提高了资源利用率，有效展现马王堆医学文化的核心内涵。第二，整合数据资源。湖南省马王堆医学研究中心是研究马

王堆医学的主体力量，积极联动博物馆、图书馆、高校、企事业单位等共同推动数据资源库建设，通过联合发文、签订合作协议、基地挂牌、研学活动等形式，打破各方文化数据壁垒，实现马王堆医学文化内容共建共享，促进马王堆医学文化资源的保护传承、传播普及。

2. 提高数字技术应用水平

数字时代下，马王堆医学文化内容的展示传播面临着新局面，数字资源展示平台兴起，如数字博物馆、数字科技馆、数字展览馆等，丰富文化传播形式，让马王堆医学文化以大众喜闻乐见的方式深入人心。

第一，丰富文化表现形式。现代数字技术为马王堆医学文化传播普及提供了发展契机，运用数字化采集记录、数字化处理储存、数字化展示传播、数字化保护修复等技术，变革传统静态展览的文物表现形式，为马王堆医学文化的数字化记录、处理、修复等提供参考，重现西汉时期中医药文化的生动图景，推动文化传承创新发展。第二，重构文化现实场景。利用数字技术精准还原马王堆医学文化内容，包括出土文物、医书古籍、马王堆导引术、中药材等，争取将每个细节高度还原。此外，可以结合人工智能、数字建模等技术，将传统的文物档案进行"活化"利用，湖南博物馆曾打造"辛追夫人"3D数字人形象，拥有多种不同的语言模型，具备讲解文物知识、实时互动对话等功能，让人们身临其境地感受传统文化的魅力，还原真实历史场景，加深对文化的认识[7]。

3. 规范技术应用管理

马王堆医学文化保护传承数字化的高效发展离不开数字技术，准确的技术选择有利于提高文化保护传承的效率，发挥文化特色优势，有利于实现创造性转化和创新性发展，让传统文化形态以数字化形式走进大众视野。

第一，创新数字技术。马王堆医学文化的保护、传播、发展等都需要借助数字技术的力量，数字技术、数字应用等对现代化文化环境产生了深刻影响。有关部门须密切关注技术研发创新，加大资金投入，培养专业人才。社会各界力量积极参与，为马王堆医学文化数字化项目的开发、应用、推广等提供资金支持。鼓励高校、企业、研发机构等形成发展合力，攻克技术难题，推动马王堆医学文化的创新性发展。第二，关注数据安全。版权保护是马王堆医学文化数字化保护传承的基本问题，一方面需要提高数据安全意识，数字技术的到来不仅带来了信息便利，也伴随着网络风险，在实际应用过程中，必须筑牢安全保护的屏障，提高防范意识，规范文化保护管理工作。另一方面，推动建立数据安全治理机制。数据是动态的、发展的，与其他数据形成密切的联系，在错综复杂的信息网络中，必须建立治理机制以应对发展变化的安全威胁。规范管理访问控制机制，设置访问权限，建立用户账户、角色和权限等，确保授权用户及团队安全访问[8]。

综合而言，马王堆医学文化数字化保护传承是新时代下实现创造性转化和创新性发展的必然要求，形成了马王堆数字化资源建设、马王堆汉墓数字资源授权利用、马王堆大型原创数字展等成果，然而，随着技术应用持续深入，表现出资源库建设不完善、活态性文化展现困难、技术应用风险等难题，为此，必须积极探索文化遗产数字化发展的发展路径，让马王堆医学文化焕发时代生机，为人类健康事业贡献力量。

（敖林笠）

参考文献

［1］边媛.参与式文化遗产数字化建档的理论基础、模式与路径探析［J］.档案学研究，2021（03）：90-96.

［2］李伯华，谭红日，杨馥端，等.红色旅游资源数字化保护：理论认知与技术路径［J］.资源开发与市场，2022，38（02）：135-141+256.

［3］谷宇.从记录到活化：非物质文化遗产艺术数字化资源库的构建与发扬路径［J］.鞋类工艺与设计，2024，4（17）：33-35.

［4］锅艳玲，司冬梅.京津冀非物质文化遗产档案资源整合的SWOT分析及优化策略［J］.北京档案，2024（02）：18-23.

［5］张璐.数字化让非物质文化遗产"活"起来［J］.文化产业，2024（18）：67-69.

［6］章立，朱蓉，牛超，等.非物质文化遗产三维数字化保护与传播研究——以惠山泥人为例［J］.装饰，2016（08）：126-127.

［7］秦芳丽.习近平文化思想视域下非物质文化遗产档案"活化"利用：生成逻辑、价值体现与路径选择［J］.档案，2023（11）：23-27.

［8］王西龙.档案数字化管理在文化遗产保护中的策略探讨［J］.黑龙江档案，2024（03）：154-156.

《五十二病方》中皮肤疾病及其治法与药物特点探究

　　《五十二病方》(以下简称《病方》)乃出土于湖南马王堆汉墓的珍贵医籍之一,是我国已知现存最早的医学方书,具有极高的学术价值。该书所录五十二类病症中,以外科疾患为主体,包括肛肠、男科、创伤等,其中有10余种为皮肤疾病。鉴于古代地理环境的独特性、文化背景的差异性以及科技发展的局限性,《病方》对于疾病的认知水平、治疗方法以及方剂配伍,均烙印着鲜明的时代特征和地域特色。本文旨在深入探讨《病方》中皮肤疾病的认知体系,总结其独特的治疗方法和用药特点。

一、《五十二病方》中对皮肤疾病的认识

　　《病方》中涉及多种皮肤疾病,绝大多数在篇次中直接提及,包括巢者、夕下、疣、白处、大带、□烂者、痂、痈、瘕、干骚、久疕、马疣、痔病等。书中对这些疾病并没有做出明确的定义,但通过深入挖掘古代医学文献寻找线索并进行推断,对上述疾病进行定义和描述如下。

　　巢者、夕下:《马王堆古医书考释》[1](下简称《考释》)认为"巢"疑假为"臊"。下文中"主冥冥人星"中"星"疑解读为"腥",故巢者应该是指体臭一类疾病。《长沙马王堆汉墓简帛集成》[2](下简称《集成》)中认为,"夕下"与"巢者"相似,但夕下中"夕"可能指"腋",故"夕下"可能指狐臭。而《考释》中也提出"夕"疑为"皮",可能指皮下。

　　疣、马疣:两病名均有"疣"字,均与体表赘生物疣相关。《说文解字·肉部》:"肬:赘也。"前者在原文中使用了烧灼、摩擦等方法进行治疗,而后者明确指出"其末大本小",故两者虽均为疣,但仍有一定的差别。前者疣的范围较大,可能包括马疣和一些凸出皮面的皮肤赘生物,马疣描述更具体,

为头大根小的皮肤赘生物或丝状疣等。

白处：原书中提到"白毋腠"，意思是皮肤变成白色，看不出纹理，故此病应指色素脱失性皮肤病，如白癜风、白斑等。《集成》根据后文推测，"处"字可能是指"虍"，与后文所见"施""癜"同音，这些病应当属于"白处"的范畴。

大带：古病名，现义不详，《集成》推测其为缠带风一类疾病。

□烂者：对于此病，一说为体表溃疡性疾病。《左传·定公三年》注："火伤曰烂"，故也有人认为，此病可能为烧伤一类的疾病。而根据其后文内容来看，此病过程中有发热、疼痛、瘢痕等症状体征，其治疗药物多在后世医书中有治疗烧伤的作用，故此病为烧伤的可能性大。

痂："痂"字在古代典籍中有双重含义，一指疥癣类皮肤病，《说文解字·疒部》大徐本记载："痂，疥也。"后文二十五方中多使用雄黄、水银、乌头、藜芦、苦瓠瓣等药物治疗，多有杀虫止痒的功效，均与此义相符，故本书中此病应引用此义。但书中根据其具体症状，又分为濡痂、产痂、干痂3种，此为"痂"的另一含义，即指疮面愈合过程中所形成的痂壳，其治疗使用动物油脂或蜂卵进行外敷，能保护疮面，促进修复，这一解释在后世医学实践中得到了广泛沿用。

痈：《说文解字·疒部》段注本曰："痈者，肿也。"现代中医学的痈，是指气血为邪毒壅塞不通而发生的化脓性疾病，与书中含义相近。《病方》中根据发病部位不同，分为"痈首""身有痈者""颐痈"，当指发于头面、发于躯干和发于颊腮或下颌部的痈肿。

漆：《说文解字·泰部》曰："漆，漆也。"《考释》认为该病指漆疮，为漆树、漆液过敏。《集成》认为此病是一种过敏性皮肤病。

干骚："瘙"字古义与"疥"相通，《说文解字·疒部》曰："疥，搔也。"此篇后文提到"以傅疥而炙之""疥已"。《诸病源候论》曰："干疥但痒，搔之皮起作干痂。"故干瘙即为干疥，为皮肤干痒，伴有脱屑一类的皮肤病。且此病诸方中，多掺和油脂，增强润泽、保湿的功效。后文干瘙方中提到"溃其灌，抚以布，令毋汁而傅之"，可知此病也可伴有溃烂、渗液等症状。

久疕："疕"泛指疮疡，此篇提及包括冻疮在内的5种疮疡。

痔病：《集成》认为痔病是指痤疽一类疾病，后文医方中指出，此病有痈肿、疼痛和溃烂的症状,龙荣芬[3]等认为疠病是指一种类似烂疮的皮肤疱性脓疮。

综上所述,古代医家对于皮肤疾病多依据其外在形态、颜色变化、病因特性及病位所在等方面进行命名,如"大带""白处""纍""夕下"。这些病名的背后,蕴含着当时医家对疾病的朴素认知。这些疾病的病因多涉及外感邪气、外来伤害、感受特殊毒气等因素,可能与人们的生产生活方式较为原始和艰苦,常需进行狩猎、农耕、战争等活动,极易受到外伤有关。且当时居住环境简陋,皮肤直接暴露在外,易受外界环境影响,如受寒气侵袭所致的冻疮、接触漆树导致皮肤过敏等。这些认知虽略显粗浅,提示当时医家对于疾病病因的认识还处于较为初级的阶段,其诊断手段主要依赖于直观的临床观察。但是,通过书中所记载的疾病及其治法可看出整体观念的雏形,如在治疗皮肤病时考虑患者的整体情况和内外环境因素等,这对现代皮肤科临床实践中的整体治疗观念具有一定的启示作用。

二、《五十二病方》中皮肤疾病的治法

1. 外治法

《病方》中记载了诸多外科疾病及其治疗方法,使用了大量外治法,不少治法历经千年,至今仍在外科,尤其是皮肤疾病的治疗中展现出显著疗效。书中针对皮肤疾病所采用的外治法涵盖了烟熏疗法、外敷法、摩擦法、热熨法、搔爬术、外洗法、结扎法、灸法等多种手段。

烟熏疗法,是将各类草药原药或研成粗末,利用其不完全燃烧产生的烟气对患病部位进行熏蒸,借助热力和药力的双重作用来治疗疾病的方法[4]。《病方》巢者中有云:"取牛胆、乌喙、桂,冶等,淯□,熏以□病。"张仲景在《金匮要略》中也记载了采用雄黄烟熏之法以疗狐蛊病之蚀于肛者。目前在临床使用烟熏疗法治疗湿疹、银屑病、荨麻疹、足癣、带状疱疹等多种皮肤病[5]。现代医家在此基础上不断精进,赵炳南先生设计了熏药椅,极大地提升了烟熏疗法的安全性与便捷性。

外敷法,也可称作贴敷法,书中"傅""封""涂"均可归为此法。如痂病

中"冶乌喙，炙羊脂弁，热敷之"，"膳以醯，封而炙之"，大带病中"以清煮胶，以涂之"，三者均指用药物进行外敷。此外，这些疗法还巧妙结合了加热等辅助手段，旨在促进局部血液循环与药物的透皮吸收，从而增强治疗效果。现代医学在充分吸取古代经验的基础上，使外敷疗法得到了更为广泛的应用，用于治疗湿疹、痤疮、溃疡、瘢痕等疾患。此外，穴位贴敷作为外敷法的重要分支，在现代中医临床实践中更是得到了广泛运用。

摩擦法，是指通过摩擦患处而达到治疗目的，《病方》中详细记载了多种运用药物或借助器物进行摩擦的方法。如夕下病中"即以汁□□揩夕下"就是借助药液在患处进行摩擦，在疣病中以"葵茎磨疣二七"，即以冬葵的枝干来摩擦，"磨疣内壁二七"，即借助寝室的后墙摩擦疣局部，这些均体现了摩擦疗法的灵活应用与独特疗效。

热熨法，是把加热后的药物外敷于患处，借助药物的温热之力以达到温经散寒、活血化瘀的治疗目的。《病方》中治疗冻疮多使用此法，如"蒸冻土，以熨之""若蒸葱熨之"。现代临床实践对热熨法的理解运用更加广泛，除了针对由寒邪引起的皮肤病外，其还被用于气滞血瘀所致的慢性、硬化性皮肤病的治疗中[6-7]。

搔爬术，是通过刮擦病变部位，从而清除病变组织，促进新生组织生长的一种外治法，有去腐生新之意。如白处病中提到"以搔契？令赤"，即是搔扒皮肤表面至其充血。西医学中，搔爬术多用于处理具有难以愈合的疮面、空腔或孔道阻塞的病例，诸如慢性溃疡、肉芽肿性乳腺炎、肛瘘等。

外洗法，又称浸渍法，是一种将温热药液、酒、水等液体直接淋洗、浸泡或湿敷于患处的方法，有宣通行表、发散邪气的功效。书中"洒"即为外洗之意，记载了用多种液体外洗皮肤的方法，印证了西医学中外洗法具有软化表皮角质层，增强药物的渗透性，同时促进局部血液循环的多重作用。

结扎法，是通过在病变部位与正常组织间用线结扎的方式，促使患部经络阻塞、气血不通，从而使结扎上部的病变组织失去营养并逐渐坏死脱落的一种治疗方式。此法操作简便，创伤微小，对于部分出血性疾病，还能有效达到止血的目的。马疣中"绳之以坚结□□手结□□□□疣去矣"就描述了运用结扎法进行治疗。现代中医外科运用结扎法治疗瘤、赘疣、息肉等多种疾病。

灸法，则是借助药物燃烧时释放的药力与热力，深入患处，发挥温阳祛寒、活血化瘀、疏通经络等功效。在《病方》疣、干骚、久疕等病中均有论述，且多采用直接灸法，并辅以饮酒以增强疗效。随着后世医家对灸法进行发展，衍生出了隔物灸等间接灸的方法，在临床多种疾病的治疗中得到广泛运用。

上述多种方法经过现代研究和改进，在临床实践中得到广泛使用。这不仅是对古代医家智慧与经验的传承，也是对当时科技与社会背景下疾病认识与治疗手段高度发达的有力证明。值得注意的是，这些方法中多数都具有温阳散寒、活血化瘀等功效，这或许与湘楚之地多阴雨寒湿的气候特征密切相关，反映了湖湘地区独特的地理气候对古代医学实践产生的深远影响，赋予了中医实践鲜明的地域特色与深厚的文化底蕴。

2. 内治法

内治法是中医治疗体系中不可缺少的部分，主要是通过内服药物的方式进行治疗。《病方》中针对皮肤病的内治方剂记载相对较少，且运用的药物种类也较为简单。然而，这已足以反映当时医家对于皮肤疾病的病因病机有了一定的认识，使其可以通过辨证论治选择合适的内服药物对表现于外的疾病进行干预[8]。尽管这些方剂没有具体名称，但其剂型丰富多样，包含汤剂、丸剂、散剂、酒剂等，进一步丰富了内治法的内涵。此外，对于药物的使用方法和注意事项，当时的医者也形成了一定的认识。例如，在治疗干骚时，药酒须在晚餐前饮用。这些用药细节的记载，无疑为后世医学实践提供了宝贵的指导与借鉴。

3. 祝由法

中医学的祝由术是古代朴素的精神疗法，而随着西方医学的传入，祝由术逐渐被归为巫术一类。马王堆医学根植于楚文化的沃土之中，不仅反映了楚地医学的独有特点，亦展现出秦楚文化交流融合的印迹[9]。楚越南方文化中，巫鬼信仰普遍盛行，楚国国君亦沉迷巫祝之事。先秦的巫风，以楚国最盛[10]。在这一背景下，《病方》记载了10余首祝由方应用于皮肤病的治疗，尤其在治疗疣病时，详细描述了6种不同的祝由法。但总体而言，祝由术所占比例相对较小。此亦从侧面印证了鬼神巫术在当时的医学实践中确曾产生过一定影响，但随着医学认知的不断深化与拓展，人们对疾病本质的理解已取得了显著进步，在临床实践中，治法方药的种类得到极大丰富，使得医学逐渐摆脱了过度依赖鬼神信仰的局限，而是更加侧重于对客观病因病机的把握与药物的精准治疗。

三、《五十二病方》中治疗皮肤疾病的药物

《病方》虽载方不多，但其使用的药物种类纷繁复杂，涉及植物、动物、金属矿物和器物等类。这些药物的功效特性、性味归经以及方剂配伍原则，反映出古代医家对于疾病病因病机的独到见解，充分展现了西汉以前的医学理论与实践的发展高度。通过对《病方》中药物运用进行研究，不仅能够窥探当时医家对于皮肤疾病本质的认识水平，还丰富了中医临床用药的理论体系，为后世中医临床用药提供了宝贵的参考和启示。部分书中所载的传统药物经过现代药理研究和制剂工艺改进后，仍有可能成为新型的皮肤科药物。

1. 植物药

《病方》中所载植物药种类不多，但治疗皮肤疾病的方中记载了大量辛温药物，如乌头、桂、姜、椒、茱萸、甘草、柴胡、葱、白附子等，主要用于治疗痈、痂、干瘙、久疕等病，间接体现了当时医者多将上述皮肤疾病病因归为寒邪侵袭与湿邪蕴结，从而强调以辛温之品发散寒湿的治疗策略。书中也记载了藜芦、黄芩、蛇床子等药物，其具有清热解毒、杀虫止痒及疗疮消肿等功效，在现代中医临床实践中，这些药物的功效依然得到广泛认可与应用，继续在治疗皮肤病方面发挥独特的治疗作用。值得一提的是，湖南三面环山，中部低平，适合农作物生长，有"鱼米之乡"之称，书中记载大量使用粮食入药，如菱角、茯苓、大豆、黍米、谷芽等，均有健运脾胃之功，亦大量使用醋、酒等粮食制品作为辅料，不仅体现了西汉初期当地的地理与物产特色，同时也从侧面反映出当时酿酒及粮食发酵技术已经达到了相对较高的工艺水平。

2. 动物药

除了运用多种植物入药，书中也记载了大量动物药，但多是作为辅料而使用。如在治疗痂病的方中提到"炙牛肉，以久脂涂其上"，是指烤炙牛肉，将

牛肉中烤化的油脂涂在疮面上；"取蜣螂一斗，去其甲足"，是指取蜣螂去甲壳和足部入药；"以兔产脑涂之"，是把新鲜的兔脑捣烂直接外敷治疗冻疮。亦有运用蜂卵、鸡血、动物毛、动物粪便等动物药治疗多种皮肤病的记载。虽然上述动物药的使用方法和适应证多样，但仍然较为原始，从西医学角度看，在治疗皮肤病时可能增加伤口感染的风险，从而加剧病情。然而，这些实践依然为我们提供了宝贵的线索，揭示了古代医家对动物药有着较为全面的认识和利用，反映了其在药物探索与应用方面的早期尝试与积累。

3. 金属矿石类

书中治疗皮肤病的金属矿石类药物主要包括朱砂、雄黄、水银、礜石。在治疗白处病时，使用朱砂在局部病灶上搔爬，但从西医学角度看，朱砂有较好的抑菌作用，但朱砂具有毒性，因此在外用时应避免将其敷在皮肤破损处。雄黄的使用见于干骚和痂病中，其辛、温，有毒，有杀虫解毒之功，多用于治疗痈疽疔疮、疥癣等疾病。水银的使用则更加广泛，见于溃烂、痂、痈、干骚等病，但书中所载多以外用为主，《神农本草经》认为其主疥、瘘、痂疡、白秃。礜石为硫砒化铁之矿石，有剧毒，其味辛，性大热，礜石具有消冷积、祛寒湿、蚀恶肉、杀虫的功效，见于干骚、痂、久疮等病。上述四种药物虽在古代医学中展现出一定的治疗效果，但鉴于其显著的毒性，现代医学已对其使用持谨慎态度，并倾向于采用更安全、有效的替代药物及治疗方法。

4. 器物类

在古代，由于医疗条件和科学知识的限制，人们尝试使用各种物品来治疗皮肤病，如女子月经布、簸箕、放置多年的稻草、牲畜圈里的泥土、旧蒲席等。《病方》中有7处以女子布入药，通过浸泡、燔烧等处理，将女子布化为治病药材，这种行为与当时楚人崇信巫鬼、注重养阴的文化观念相契合，也与同时期出土文物中将女体看作扶阳之物的观念相合[11]。然而从西医学角度看，虽然其有一定的依据，但却存在诸多卫生和安全隐患。古代医家在实践中不断摸索和创新，积累了一定的治疗经验，根据其特性和功效，目前已经有了更加先进和科学的替代品，恰恰说明了中医药在继承中不断发展与创新。

四、小结

《病方》记载了西汉以前医家对于皮肤疾病的认识，揭示了当时医家对皮肤疾病病因病机和治疗方法的初步探索与理解。然而，受限于历史条件、认知局限及科学发展的阶段性，其内容不可避免地存在一定的局限性。尽管如此，《病方》中关于皮肤病病因病机、治法和药物的记载仍具有不可忽视的历史价值与研究意义，是西医学研究皮肤病不可或缺的历史资源，对推动皮肤病学发展与临床进步具有深远影响。

（彭子怡）

参考文献

［1］马继兴.马王堆古医书考释［M］.长沙：湖南科学技术出版社，1992.

［2］裘锡圭主编.湖南省博物馆、复旦大学出土文献与古文字研究中心编纂.长沙马王堆汉墓简帛集成（伍）［M］.北京：中华书局，2014.

［3］龙荣芬，周祖亮，李娜娜.简帛医书所载皮肤病及治疗方法探略［J］.山东中医药大学学报，2024，48（01）：112-116.

［4］冯健清，茅贝珍.燕京赵氏烟熏疗法治疗皮肤病临床应用概述［J］.实用中医药杂志，2021，37（03）：481-483.

［5］白天森，罗小军.中医熏药疗法在皮肤病中临床应用概述［J］.新疆中医药，2019，37（06）：131-134.

［6］张榜，崔公让.崔公让治疗带状疱疹后遗神经痛经验介绍［J］.新中医，2021，53（06）：199-201.

［7］郑胜，陈若玺，黄蓉，等.蛇床汤热熨法治疗血虚风燥型慢性湿疹50例［J］.福建中医药，2020，51（02）：78-80.

［8］周德生，卢圣花，周达宇，等.《五十二病方》的临床思维探讨［J］.湖南中医药大学学报，2023，43（07）：1245-1252.

［9］高静.祝由术之沿革与应用探析［J］.中医文献杂志，2021，39（01）：29-30+53.

［10］葛晓舒，魏一苇，周曦，等．马王堆医书中的地域文化特色［J］．中医药导报，2022，28（02）：219-222.

［11］赵诗琪，陈芳．马王堆汉墓简帛文献所见"女子布"入药现象研究［J］．民俗研究，2023（05）：93-100+159.

"寒头暖足"的理论基础及对针灸治疗的启发

  "寒头暖足"最早记载在 1973 年湖南省长沙市马王堆三号汉墓中出土的《脉法》甲本中，随后，在湖北省江陵县张家山 M247 汉墓出土的竹简《脉书》中同样发现包含《脉法》内容的版本，被命名为《脉法》乙本。据考证，两部书籍应属于同一时期的著作，后者比前者保存更完整，因此，学术界通常倾向于以乙本为基准，借助甲本来进行相互校勘。"寒头暖足"这一理念深深植根于中医理论与实践的发展脉络之中，不仅反映了古人对人体生理和病理的深刻认识，而且对现代针灸治疗也有着重要的启示。本文旨在系统梳理"寒头暖足"的理论基础，并探讨其对针灸治疗的启发，以期为针灸临床实践提供理论支持。

一、"寒头暖足"含义浅析

  《脉法》甲本记载："聽（聖）人寒头而煖足，治病者取有余而益不足殹（也）。"《脉法》乙本云："夫脉者，圣人之所贵也。气者，利下而害上……故圣人寒头而暖足。治病者取有徐（余）而益不足。"尽管"寒头"与"暖足"的概念在古代医学文献中各有论述，但首次将"寒头暖足"这一理念作为一个整体提出是马王堆帛书的独特贡献，后续历代文献中关于此理念的内容均是在此基础上发展而来的。从《说文解字》来看四字单独释义，"寒"解释为"冻"也；"暖"字，写作"煖"，释为"温也。从火，爱声"，体现了与火有关的温暖之意；而对于"头、首、颠"（均指头部）、"足"与"脚"（均指足部）的解释，仅限于直接指出它们各自作为人体特定部位的身份，从释义并结合语法结构可推断"寒头暖足"字面意思为使头部保持寒冷，使足部保持温暖。学者认为中国古代医者通过深刻感知自然界的规律与现象，结合阴阳哲学思维，将头比作天，为阳，需要寒，将足比作地，需要阴，洞察了人体"脉"的流动规律与"气"的运行趋向，从而得到"寒头暖足"的思想，并引申出"治病者取有余而益不足"与"气利下而害上"的治疗方针[1]。

二、"寒头暖足"中医理论基础

1. 阴阳学说

阴阳是对自然界中相互关联事物及现象对立特性的总结。在人体系统内，阴阳两者既相互对立又相互依赖，并在一定条件下可相互转化，共同维系着人体的生理稳态。一般来说，上为阳，下为阴。头部位于人体上部，在阴阳学说中通常被视为阳的部位。《素问·生气通天论》云："阳气者，若天与日，失其所，则折寿而不彰……是故阳因而上，卫外者也。"说明了阳气在人体中的重要作用。头部为诸阳之会，阳气聚集，若阳气过度上亢致阳盛，则会阴阳失调导致疾病。因此头部的阳气需要保持适度，避免过度亢盛。足部在阴阳学说中通常被视为阴的部位，易受到寒邪的侵袭。寒为阴邪，易伤阳气。当足部受寒时，足部的阴气加重，打破了人体的阴阳平衡从而影响脏腑功能。"寒头暖足"体现了中医学对人体阴阳平衡的整体把握，人体作为一个有机整体，阴阳的平衡须各部位协调配合。头部阳气旺盛，通过"寒头"来调节阳气，使其不过于亢盛，足部阴气较重，通过"暖足"来补充阳气，防止阴气过盛。这样，头部和足部的阴阳得到调节，全身的阴阳进一步回归平衡，从而使人体的正常生理功能得到维系。

2. 经络学说

人体是一个高度整合的有机体系，五脏、六腑及四肢百骸均通过经络系统与穴位网络实现相互关联，气血在经络中循环贯注，维持着人体正常的生理功能[2]。头部是手三阳和足三阳的汇合处，此外，督脉也沿脊柱上行，入脑，上颠顶，这些阳经汇聚于头部，使得头部阳气旺盛。由于头部阳气易盛，根据经络气血"盛则泻之"的原则，"寒头"可通过调节头部的经络气血，防止阳气在头部过度聚集，维持头部经络气血的正常运行状态；足部则是三阴经（肝、

脾、肾）之始，三阳经（胃、胆、膀胱）之终，是人体阳气最弱的地方，足部
经络分布特点决定其易受寒袭。另外，早期经络学说认为人体经气的生发与自
然界的气机变化相呼应。四肢末端，特别是足部，被看作是经气生发的重要起
源点，也是阳气生发的重要部位。《素问·阳明脉解》言："四肢者，诸阳之本
也，阳盛则四肢实。"若足部受到外邪侵袭，尤其是寒邪，可能影响阳气的生
发，进而导致全身阳气不足。根据经络气血"寒则留之"的原则，"暖足"就
显得尤为重要。通过保暖、艾灸、按摩等方式温暖足部，可以促进足部经络气
血的运行。"寒头暖足"理念从经络学说角度看，是对人体上下经络气血平衡
的一种调节。头部阳气过盛可能会影响全身的气血平衡，通过"寒头"来调节
头部经络气血，避免阳气上冲；足部寒邪入侵会干扰三阴经和三阳经的气血运
行，影响脏腑功能，通过"暖足"来促进足部经络气血循环，防止寒邪内侵。
这样，从整体上维持了人体经络系统的平衡，保障气血的正常运行和维持脏腑
的正常功能。

3. 脏腑气血学说

脏腑是人体内脏器官的总称，气血是人体生命活动的基本物质，气具有推
动、温煦、防御、固摄等功能，血具有濡养和滋润作用。脏腑功能的正常发挥
依赖于气血的充足与调和，而气血的生成、运行和分布又与脏腑密切相关。头
部与脏腑气血具有密切联系，如心主血脉，心血通过经脉上荣于头，为头部提
供血液，维持头脑清醒。肝主藏血与疏泄，调节头部血量及气血运行，肝阳上
亢会致头部气血过盛而头痛。脾为气血生化之源，脾气升清，将精微输送至头，
脾虚则头部气血亏虚。肺主气，其宣发肃降助头部气血运行，肺气失常会影
响头部气血供应。肾藏精生髓，肾精充足则脑髓充盈，头部气血得养，反之则
气血失养，出现头晕耳鸣等症状。足部亦与脏腑气血关系密切，如足太阴脾经
起于足部内侧，联系脾胃，足部受寒会使寒邪沿脾经传入脾胃，致脾胃气血凝
滞，影响运化功能。足少阴肾经起于足心，与肾和膀胱相关，足部寒冷易伤肾
阳，使肾经气血虚寒，影响全身气血运行。足厥阴肝经起于足大趾，足部状态
影响肝经气血，寒邪入侵会致肝经气血不畅，影响肝脏疏泄功能，进而扰乱全
身气血。足部是三阴经起始点，其气血状况对脏腑功能和全身气血运行至关重
要。从脏腑气血角度来看，"寒头暖足"是一种维持人体整体平衡的策略。"寒

头"通过调节头部的温度和气血运行，防止头部阳气过盛和气血上逆，确保脏腑与头部之间气血交流的平衡，保护脏腑功能不受气血逆乱的损害。"暖足"则注重保护足部免受寒邪侵袭，促进足部气血运行，防止寒邪入侵气血并沿经络影响脏腑。两者相结合，从上下维护脏腑气血的平衡，保证人体内部气血的正常生成、运行和分布，促进脏腑功能协调统一。

三、对针灸治疗的启发

1. 选穴

（1）头部选穴与寒头理念：基于"寒头"理念，在针灸治疗一些阳亢之证、实证时须注意穴位的选择。对于肝阳上亢之证，如高血压引起的头晕、头痛、面红目赤等症状时，可选择督脉的百会穴和足厥阴肝经的原穴太冲穴。针刺百会穴用泻法，能够平肝潜阳、醒脑开窍，将头部过多的阳气疏散。而肝阳上亢多因肝经气血上逆所致，针刺太冲穴可以平肝降火，从源头上调节气血，抑制阳气上亢。二者配合，符合"寒头"理念，从上下调节人体阳气，达到平肝潜阳的效果。对于外感风热或内热上扰引起的头部实热症状，如发热、咽喉肿痛、目赤肿痛伴有头部胀痛等，可选取足少阳胆经的风池穴和手阳明大肠经的曲池穴，针刺风池穴以疏风清热、清利头目，针刺曲池穴达到清泄阳明经热邪之功。通过针刺这两个穴位，使头部的风热之邪得以疏散，调节头部因热邪导致的阳气过盛，可达到清热泻火的目的，符合"寒头"的治疗思路。

（2）足部选穴与暖足理念：基于"暖足"理念，在针灸治疗寒证、虚证时同样须注意穴位的选择。如对于肾阳虚引起的腰膝酸软、畏寒怕冷、夜尿频多等症状，可选用足少阴肾经的涌泉穴和复溜穴，艾灸涌泉穴以温补肾阳、引火归元，艾灸复溜穴以补肾益阴、温阳利水。两穴配合，从足部开始温养肾阳，促进肾的气化功能，驱散寒邪，增强人体的阳气；对于脾胃虚寒引起的胃脘痛、腹胀、腹泻等病症，可选用足阳明胃经的合穴足三里穴，同时配合足太阴脾经的公孙穴和太白穴，艾灸这些穴位可健脾和胃，温中散寒，通过"暖足"来调节脾胃的功能，改善脾胃虚寒的状态，符合"暖足"的治疗思路。

2. 刺灸法的选择

（1）头部刺灸方法的选择：在针法方面，基于"寒头"理念，头部阳气旺盛，为避免过度刺激导致阳气上亢，针刺头部穴位时常采用浅刺法，这种浅刺的方法可以调节头部气血，又不会过度扰动阳气，起到温和调节的作用。在得气后的行针手法上，多采用轻刺激的捻转、提插手法。比如针刺神庭穴治疗失眠、烦躁等神志病时，采用轻刺激的捻转补泻手法，以补法为主，能够调节头部阳气，使心神安宁，同时避免引起头部阳气过盛而加重病情。在灸法方面，由于头部阳气本就旺盛，一般情况下较少使用灸法来刺激头部穴位。但在某些特殊的虚寒性头部疾病中，若需要使用灸法，也多采用温和灸法。例如对于虚寒型头痛，可对百会穴进行温和灸，通过温和的热力来温通头部经络，驱散寒邪，同时避免因艾灸过度而导致头部阳气过亢。

（2）足部刺灸方法的选择：在针法方面，基于"暖足"理念，相对于头部而言，足部穴位可适当深刺。因为足部肌肉丰厚，需要较强的刺激来温通经络、驱散寒邪。例如针刺足三里穴，进针深度可以达到1~1.5寸，以充分刺激穴位，调节足部气血，增强脾胃功能。在足部穴位针刺得气后的行针手法上，对于虚寒证型，多采用补法。如在针刺三阴交穴治疗妇科宫寒疾病或脾胃虚寒等病症时，采用提插补法，重插轻提，使针下产生温热感，以达到温通经络、补养气血的目的，促进足部的阳气升发，符合"暖足"的理念。在灸法方面，足部穴位多采用灸法，且注重多种灸法的灵活运用，对于各种足部虚寒证，可选取直接灸、间接灸和悬灸等多种方法来温通足部经络，缓解足部的不适症状。

3. 治疗顺序

（1）上热下寒证的治疗顺序：基于人体整体气血运行和阴阳平衡的角度，当出现上热下寒的复杂证候时，头部阳气过盛是须先调节的，因为头部阳气过盛可能会引发一系列诸如头晕、头痛、烦躁等不适症状，且这种上热状态可能会进一步影响全身气血的顺畅运行。先进行"寒头"治疗能够快速疏散头部多余的阳气，使头部气血恢复至相对平稳的状态，之后再进行"暖足"治疗，有助于引导气血下行，温暖足部，促进全身的阴阳平衡。对于更年期女性出现的上热下寒症状，如面部潮热、心烦易怒，同时伴下肢怕冷、腰膝酸软时，应先针刺头部的穴位，疏散头部的郁热，缓解面部潮热、心烦等症状，待头部的热象得到缓解后，再对足部的穴位采用温和灸的方法，温通下肢和足部气血，改善下寒等症状，这种先针刺头部穴位泻热，后艾灸足部穴位温寒的治疗顺序，符合"寒头暖足"的理论，有助于调节人体的上下阴阳平衡。

（2）表里同病的治疗顺序：表证往往是疾病的外在表现，是外邪入侵人体的初期阶段。表邪不解，可能会进一步深入脏腑，加重病情。因此，在表里同病的情况下，可先疏解表邪，以防止疾病进一步发展，为后续治疗里证创造良好的条件。且解表之后，人体的气血运行和经络通畅程度会得到改善，有利于对里证的治疗。以太阳与少阴表里同病为例，当患者出现恶寒发热、头痛，同时伴有腰膝酸软、小便不利时，可采用泻法针刺委中穴，从而疏解表邪，缓解恶寒发热、头痛等症状，再艾灸足少阴肾经的大钟穴，温补肾阳，调节表里两经的气血，达到表里双解的目的，通过先解决头部可能因表证带来的不适，再进行"暖足"以调节里证，有助于引导气血运行，促进全身的阴阳平衡，实现对表里同病的有效治疗。

4. 配穴方法

（1）上下配穴法：上下配穴法是基于人体经络上下相通的原理，在"寒头暖足"的理念下，头部和足部穴位相互配合，可以更好地调节人体的阴阳平衡和气血运行。头部穴位主要用于调节阳气的亢盛或不足，足部穴位则侧重于温养阳气、驱散寒邪。通过上下配穴，能够使人体上下的气血相互沟通、相互调节，达到整体治疗效果。对于高血压属肝阳上亢型患者，可采用太冲穴和颔厌穴，针刺太冲穴可平肝潜阳，调节人体气血，针刺颔厌穴采用泻法，可疏散头部阳气，缓解因肝阳上亢导致的头部胀痛、眩晕等症状。这种上下配穴的方法，既调节了足部肝经的气血，又疏散了头部的阳气，符合"寒头暖足"理念，从上下调节人体阳气，达到平肝潜阳的效果。

（2）同名经配穴法：同名经配穴法是根据同名经络相互沟通、相互影响的特点，在"寒头暖足"的应用中，手足同名经配穴可以增强调节气血的效果。例如，手足阳明经均与人体的阳气和消化功能等有关，通过手足阳明经穴位配合，可以更好地调节阳气的分布和脾胃的功能。对于脾胃虚寒引起的胃脘痛、腹胀等症状，可选用足阳明胃经的足三里穴和手阳明大肠经的合谷穴相配。足三里穴艾灸可温中散寒、健脾和胃，合谷穴针刺可调节阳明经气血，增强脾胃的运化功能。同时，结合"寒头暖足"理念，足三里穴的"暖足"作用与合谷穴调节气血的作用相互配合，能够更好地改善脾胃虚寒状况，促进全身气血运行和阴阳平衡。

四、小结

"寒头暖足"理论有着深厚的中医理论渊源，贯穿于中医经典、基础理论和传统养生文化之中。这一理论对针灸治疗有着重要的启示，从选穴、针法灸法的选择到治疗顺序与配穴等方面都为针灸临床实践提供了指导。然而，在临床应用中，必须充分考虑个体差异和环境因素，确保针灸治疗的安全性和有效性。通过深入研究和合理应用"寒头暖足"理论，针灸治疗能够在维护人体健康、治疗疾病方面发挥更重要的作用，进一步拓展针灸疗法的应用范围和治疗效果。

（谢灿明）

参考文献

［1］林可，黄雪莲."寒头而暖足"考释［J］.中华中医药杂志，2023，38（06）：2803-2806.

［2］佘天薇，任继刚，申治富.论针灸的整体性治疗效应［J］.按摩与康复医学，2023，14（03）：84-86+89.

马王堆医学文化中的中医学瑰宝

　　随着马王堆汉墓出土的医学史料愈加丰富，使得马王堆医学文化近年来备受关注，其中出土的医学文献史料为研究古代医学提供了珍贵资料。

　　20 世纪 70 年代初，长沙马王堆汉墓的发掘震撼世界，出土了大量珍贵文物，为人们揭秘了西汉时期高超的医学成就与独特的生活风貌。马王堆墓葬时间确定为汉文帝十二年（公元前 168 年），由此推断，马王堆医书的成书时间更早[1-2]。这些医书为研究我国西汉时期医学发展提供了第一手资料。

　　马王堆医学文献的出土，不仅填补了中国古代医学史的空白，还丰富了医学知识库。例如，《五十二病方》的出土，填补了《黄帝内经》以来我国未有临床医学著作的空白，其中在《五十二病方》与《养生方》等帛书中，提到女子布能够成为"药"，女子布乃是女性月事期间用来吸收经血的贴身衣物，经过特殊制作流程后，可作为药物使用，以祛除其不洁之处。在古人的观念里，沾染了不同时期经血的女子布，既具有医学方面的功能，又蕴含特殊的文化意义[3]。《足臂十一脉灸经》和《阴阳十一脉灸经》等则是我国现存最早的有关经络学说和灸法的文献，经研究发现，灸法所涉及的病候多达 170 余种，包含经络肢体病类、肺系病类、心脑病类等十二个病候分类，呈现出原始朴素且巫医结合之态[4]。马王堆医书与相关文物相互印证，力证了中国古代医学理论有着深厚实践基础和悠久历史传承，更承载着中华民族的伟大民族精神与丰富医学智慧，是连接古今和中外的桥梁，对于传承和弘扬中华优秀传统文化、推动中医药事业的发展具有十分重大的意义。

一、马王堆出土医学文献分析

1. 方剂书籍《五十二病方》

《五十二病方》是我国现已发现最早的方剂书籍，具有重要的历史价值和医学意义，充分体现出我国西汉以前的方剂学成就和水平，丰富了方剂学的研究道路。其现存 10000 余字，全书分 52 题，实际上涵盖了 100 多种疾病。每题都是治疗一类疾病的方法，医方数量众多，现存总数达 283 个，原数应在 300 个左右。书中提到的病名有 103 个，所治疾病包括内、外、妇、儿、五官各科。

在药物学方面，《五十二病方》共收药物 247 种，其中有将近半数是《神农本草经》没有记载的，这为研究古代药物学提供了新的线索和资料。《五十二病方》中提到用"酸浆"治疗囊肿，乃目前使用该药最早的例子，也可能是古代酿造技术的渊源之处[5]。在处方用药方面，本书已初步运用了辨证论治的原则。例如，在治疗疽病时，根据不同的发病部位选择相应的药物及用量。一般疽病用白蔹[6]、黄芪[7]、芍药、桂、姜、椒、茱萸七味药物通治，但骨疽须倍用白蔹，肉疽倍用黄芪，肾疽倍用芍药。

此外，《五十二病方》记载了多种治疗方法，除了内服汤药之外，尤以外治法最为突出，有贴敷法、药浴法、烟熏或蒸气熏法、熨法[8]、砭法、灸法、按摩法、角法（火罐疗法）等。这些治疗手段的多样化，体现了当时较高的医疗水平。书中还记载了我国最早的治瘢方[9]和牙齿充填法，以及最早使用拔罐治疗和医学探针的记录。

2. 其他重要医书

《养生方》是马王堆出土的另一重要医书。该书残损相当严重，原书估计有 6000 字左右，现仅存 3000 余字。正文在前，目录在后。其内容主要包括两个方面：一类是健身补益方，用于强身健体、增强筋力、黑发益气美色等；另一类是补益性功能。且方剂根据用途、制备方式等方法进行命名，书中善用辛温、滋补类中药[10]。

《足臂十一脉灸经》[11] 和《阴阳十一脉灸经》是我国最早专论经络学说的文献，全面论述了人体十一条经脉的循行走向和所主治疾病。与《灵枢·经脉》相比，少了一条手厥阴经，且其循行走向较为古朴，缺乏规律，但为后者的发展奠定了基础。

帛画《导引图》是我国现存最早的医疗体操图。经复原后长约100cm，高约50cm，帛画中描绘了44个不同年龄、性别的人在做各种动作，可分为呼吸运动、活动四肢及躯干运动、持械运动三类。图中还标明了导引可以防治的某些疾病名称，对后世医疗体操康复的发展产生了深远影响[12]。

《却谷食气》是我国迄今发现最早的气功导引专著，主要记载导引行气的方法和四时食气的宜忌。

《胎产书》是一部重要的妇产科专著，内容涉及妇女孕育求子以及产后保健等，书中的"人字图"与"禹藏图"及相关药物更是现代一直研究的热点[13]。

这些医书从不同方面反映了西汉以前的医学水平，为研究古代医学提供了丰富的资料。它们在方剂学、经络学说、养生学、导引术等方面作出了贡献，对现代医学的发展也具有重要的启示意义。

二、医学文献的特点

1. 经脉学说的论述

马王堆出土的《足臂十一脉灸经》和《阴阳十一脉灸经》两部古脉灸经，全面论述了人体十一条经脉的循行走向和所主治疾病，是我国最早专论经络学说的文献。从内容上看，《足臂十一脉灸经》记载的十一条经脉皆从四肢末端走向躯体中心的胸腹部位或头面，几乎都是向心性的。有研究通过将古希腊医学中人体内管道——4对"phleps"与马王堆帛书十一脉进行比较，发现二者在循行、相关病证、诊治方法等方面具有相似性，二者都具有实体血管与抽象通道的二重性，都有取象比类、司外揣内、整体联系和自然平衡等特点[14]。《阴阳十一脉灸经》则对经脉的循行走向做了某些调整，在十一条经脉中，仍有九条是向心性的，另有两条即肩脉（相当于手太阳脉）和足太阴脉则相反，由躯体中心的胸腹部或头面部走向四肢末端，呈远心性，如肩脉起于耳后，抵于手背，足太阴脉则起自胃部，止于足内踝。

这两部脉灸经为后世《灵枢·经脉》的发展奠定了基础，其所记载经脉的循行走向尚无规律可循，而《灵枢·经脉》所载十二条经脉各经互相衔接，循行走向很有规律。同时，两部脉灸经看不出经络与脏腑有必然联系，对各条经脉的命名也尚不统一，较为原始。例如，《足臂十一脉灸经》称手太阳脉为臂太阳脉，手阳明脉为臂阳明脉，《阴阳十一脉灸经》则称太阳脉为巨阳脉，且没有手太阳、手少阳和手阳明三个脉名，分别称之为肩脉、耳脉和齿脉。然而在《黄帝内经》中，除个别篇章还保存着"臂太阴""臂阳明"及"巨阳"等名称之外，其余皆以太阳、少阳、太阴、少阴、厥阴等称呼为经脉命名，再以手足相别，则得十二经脉之名，完全摆脱了经脉命名尚未定型的原始状态[15]。

2. 治疗方法的多样性

马王堆出土医书展现出治疗方法的多样性。在治疗手段上，除了内服汤药外，尤以外治法最为突出。《五十二病方》中记载了多种外治法[16]，这些外治法在当时的医疗实践中发挥了重要作用，体现了古代医学的智慧。

如灸法是利用艾绒等燃烧产生的热量，刺激穴位，达到治疗疾病的目的。《五十二病方》里的疝气灸方治疗"股痈""鼠复"，且明确施灸部位为"足中指"，可能为后世奇穴"独阴"之雏形[17]。角法（火罐疗法）是利用罐内的负压，吸附在患处或特定部位，促进气血流通，以治疗疾病，是现代拔罐疗法的最早记载。《五十二病方》中曰："以小角角之，如熟二斗米顷，而张角。"从操作工具、操作部位、方法和时间等讲述角法的操作要点[18]。

这些外治法具有操作简便、疗效显著、不良反应小等优点，为现代医学提供了宝贵的借鉴。同时，这些外治法也体现了古代医学注重整体观念、强调个体化治疗的特点，对现代医学的综合治疗模式具有重要的参考意义。

三、马王堆医学文化的价值

1. 历史文献价值

马王堆医书为研究古代医学发展规律提供了珍贵的第一手资料[19]。马王堆墓葬时间确定为汉文帝十二年，即公元前 168 年，医书成书年代大致可追溯到西汉初期甚至更早的先秦时期。这些医书既没有传世文献屡经传抄刊刻造成的讹误，也没有后人有意增删改写之弊，比传世文献更真实可靠。通过对这些医学文献进行系统整理，人们可以清晰了解中国古代医学发展脉络。例如，从《足臂十一脉灸经》和《阴阳十一脉灸经》中可以看出我国早期经络学说的发展轨迹，它们记载了人体十一条经脉的循行走向和所主治疾病，为后世《灵枢·经脉》的发展奠定了基础。同时，马王堆医书与相关文物相互印证，为研究我国周、秦及西汉时期医学发展的历史与规律提供了有力依据，极大地增强了人们对古代医学发展历史的认知。

2. 文化价值

（1）反映西汉文明，展示地域文化：马王堆医学不仅记录了古代医家的医疗实践经验和理论思考，还深刻反映了西汉时期的社会文化、哲学、人文价值等多方面信息[20]。马王堆汉墓出土的医书及相关文物，如中草药、香囊、药枕、熏炉等，不仅展现了古代医学的实用性和普及性，还揭示了古代医学与社会生活的紧密联系。马王堆医学文化体现了天人相应的理念，这是中华民族早期认识生命、维护健康、防治疾病的思想和方法体系。它集中体现了中国传统文化和人文文化、科学精神和人文精神的高度统一。例如，在《五十二病方》中，丰富多样的治疗手段和方剂资源，既反映了当时医学在疾病治疗上的多样性和灵活性，也体现了古人对自然规律和人体生命的深刻理解。这种认识与当时的哲学思想相互交融，共同构成了西汉文明的重要组成部分。马王堆医学文化彰显了中华民族的智慧和精神，是西汉文明的生动缩影。

马王堆医学文化是楚地地域文化的生动典型[21]。楚国时期的长沙，水乡泽国，鱼稻之地，独特的自然环境孕育了马王堆医学独特的重阴养生思想。这种思想强调在生活中注重保养阴气，避免过度消耗。例如，在饮食方面，主张食用具有滋阴作用的食物，如莲藕、荸荠等；在生活习惯上，提倡早睡早起，避免熬夜。楚地的重阴养生思想还与当地的文化传统有关，楚文化中崇尚自然、追求和谐的观念，影响了人们对养生的认识。马王堆医学文化充分呈现了我国"文景盛世"时期楚地健康养生文化的真相，为中华文化研究提供了新资料，注入了新活力[22]。此外，通过系统整理和研究发现，马王堆医学杂糅了先秦道家、儒家等修身养性思想，这些思想协同具体的养生方法综合发展，共同促进了马王堆医学的繁荣。马王堆医学文化作为地域文化的典型代表，为我们了解古代楚地的社会生活和思想文化提供了重要窗口。

（2）学术价值：马王堆医学具有极高的学术价值，马王堆医书中阴阳五行学说和精气神学说均有所体现，为构建中医基础理论体系奠定了雏形。在阴阳五行学说方面，《十问》强调用阴阳学说解释宇宙间的自然规律，提出"尔察天地之情，阴阳为正，万物失之而不继，得之而赢。食阴拟阳，稽于神明"，人应该调体阴阳以修养身心[23]；《十一脉灸经》和《五十二病方》记载了"太阴""太阳"等脉名；《却谷食气》和《导引图》将阴、阳二词用于各种有益及有害空气的命名；《养生方》则提出了"合阴阳"的养生法则[24]。这充分说明在马王堆古医书中，阴阳学说已经有所体现。同时，在个别成书较晚的马王堆医书中，能看到和五行学说在医学领域充分结合的事例，如《十问》中的"五声""五味""五音"及"五脏""六腑"等，都是构筑在五行学说基础之上的产物。

在精气神学说方面，虽然马王堆医书中尚未形成完整的精气神系统理论，但各篇都涉及"精""气""神"，其中以《十问》的论述最为系统。这些内容为后世中医基础理论的发展提供了重要的思想源泉和理论基础。此外，《养生方》等医书也为养生学的发展提供了重要的参考依据[25]。

四、马王堆医学文化对现代中医学的影响

1. 养生理念的现代应用

（1）人与自然相统一：马王堆医学文化的养生理论强调人应顺应自然，注重天人同律[26]，根据季节、气候的变化调整饮食、起居，以达到养生目的。《十问》的养生理论以"贵生、贵精、贵阴"为主。"贵生"是生命价值论，"贵精"是生命起源和构成论，"贵阴"则是方法论[27]。饮食上可以多食用一些具有生发之性的食物，如韭菜、豆芽等。夏季气候炎热，人体阳气旺盛，容易出汗，此时应注意补充水分，避免过度劳累，饮食上可多吃一些清热解暑的食物，如西瓜、黄瓜等。秋季气候干燥，人体肺气易受损伤，此时应注意养肺

润燥，多吃一些润肺生津的食物，如梨、百合等。冬季气候寒冷，人体阳气内敛，应注意保暖，避免受寒，饮食上可多吃一些温热性的食物，如羊肉、核桃等。

顺应自然的养生观念还体现在起居方面[28]。例如，在春季，阳气上升，万物复苏，此时人们应适当增加户外活动，多晒太阳，以促进阳气的生发。现代社会，人们常常熬夜、过度劳累，这与自然的节律背道而驰。根据马王堆医学的养生理念，人们应遵循自然的节律，早睡早起，保证充足的睡眠。同时，在不同的季节，应适当调整作息时间，以适应自然的变化。例如，夏季可以适当晚睡早起，冬季则应早睡晚起。马王堆医学文化中有关房中理论包括天人相应、阴阳相济，七损八益、开阖有度，神形相安、身心同调，食养生精、药食合用，对现代男科疾病如少弱精子症、早泄、勃起功能障碍的治疗及病后调护均具有重要的指导意义[29]。

（2）形神兼养与个体差异：马王堆医学文化注重形体与精神的统一[27]，认为精神状态的平衡与形体的健康密切相关，提倡调神养形。同时，强调每个人的体质、年龄、性别等因素不同，养生方法应因人而异，辨证论治。

在现代社会，人们面临着各种压力和挑战，长期的精神紧张、焦虑、抑郁等不良情绪会对身体健康产生负面影响。因此，注重形神兼养，保持良好的精神状态，对于维护身体健康至关重要。例如，通过瑜伽、太极拳等运动方式，可以促进气血流通，强化身体素质和平衡身心状态，提高身体的免疫力[30]。

此外，因人而异的养生方法也符合现代医学的个体化治疗理念。每个人的体质、年龄、性别、生活习惯等都不同，因此养生方法也应有所差异。例如，体质虚弱的人可以适当食用一些具有滋补作用的食物，如人参、黄芪等；而体质偏热的人则应避免食用辛辣、温热性的食物。对于老年人来说，养生应注重补肾益精、延缓衰老；而对于年轻人来说，则应注重保持良好的生活习惯，避免过度劳累和不良的生活方式。

2. 中医治疗方法的借鉴

（1）药食同源理念：现代药食养生与马王堆药食同源理念的传承体现在多个方面。马王堆汉墓出土的医书中强调了药食同源的理念，认为许多食物具有药用价值，可以通过饮食达到治疗疾病和养生的目的。马王堆医学文化中大概有 90 个药膳方，包含食治和食养两类内容。其中《杂疗方》的药膳方有 8 个，《五十二病方》及《养生方》各提及 41 个。另外，《胎产书》将妇女妊娠期间调摄事项作了详细说明。药食所用材料朴素，从自然直接取材或经简单加工，如动物脂肪、动物肉、动物脏器、卵、蔬菜、酒、醋等，或是"井底泥"、动物粪便、树叶、杂草等，且单味方更多，制作方法更为原始[31]。现代饮食养生也倡导通过食物来预防和治疗疾病，如食疗、药膳等。例如，湖南谷医堂传承马王堆医学精华，以药食同源为立业之本。在冬季养生方面，湖南人更懂得药食养生。湖南地区有着悠久的"药食同源"理念传承，长沙马王堆汉墓中出土的两千多年前的草药，见证了湖南人食药采药的历史渊源。湖南的亚热带常绿阔叶林环境孕育了丰富的草药资源，药材和湘菜作为湖湘大地上的文化瑰宝，深受湖南人的喜爱与青睐。比如湘莲，可做羹粉糯，生吃脆甜，能生津解渴；黄精是药膳的宠儿，可做酒、制成蜜饯或煲鸡汤，滋阴补气，延年益寿，是药食同源的食疗佳品。这些都体现了现代饮食养生对马王堆药食同源理念的传承与发展。

（2）中医外治法的启示：马王堆外治法对现代中医外治法有着重要的影响。如马王堆出土帛书所载的熏法属灸类温热疗法，又分为煮药、蒸药以及气熏和燔熏[32-33]，烟熏或蒸气熏法在一些传统疗法中仍有应用，如中药熏蒸治疗某些皮肤病和关节疾病。熨法在现代演变为热敷疗法，将药物加热后敷在患处或特定部位，通过温热刺激和药物作用治疗疾病。砭法虽然在现代不常使用，但在一些传统医学领域仍有应用。药浴法在现代养生和治疗中占有一席之地，利用药物的煎汤浸泡身体，起到治疗和保健作用。灸法在现代更是广泛应用于中医治疗中，利用艾绒等燃烧产生的热量刺激穴位，达到治疗疾病的目的。《足臂十一脉灸经》中的灸法所主疾病以痛证、痹证、转筋为主，施灸的部位不在通常所认为的"经脉"上，而在"经筋"上，并根据其循行规律可以看出经筋规律与经脉学说的早期原型[34]。按摩法和角法（火罐疗法）在现代也是常见的治疗手段，按摩可以调节气血、缓解疼痛，火罐疗法能促进气血流通，治疗疾病。

这些马王堆外治法的启示，丰富了现代中医学的治疗手段，体现了古代医学智慧与现代医学的结合，为人们的健康提供了更多的治疗选择。

五、结论与展望

马王堆医学文化作为中华民族的瑰宝，具有不可磨灭的历史地位和重大价值，成书于西汉初期甚至更早的先秦时期，比传世文献更真实可靠，见证了我国古代中医学的悠久历史，填补了我国古代医学史的诸多空白，展示了我国古代医学的精华。

马王堆医学文化具有极高的历史文献价值、文化价值和学术价值。总之，马王堆医学文化是一座蕴含丰富宝藏的文化宝库，对推动中医药事业的发展、传承和弘扬中华优秀传统文化具有重大而深远的意义。我们应继续深入挖掘马王堆医学文化的价值，使其在现代医学和社会生活中发挥更大的作用。

（杨芳）

参考文献

［1］程鹏万.马王堆帛书抄写问题研究综述［J］.中国书法，2021（01）：85-115.

［2］卢进，陈艳焦，徐瑞琦，等.出土简帛文献中的经脉体系演进研究［J］.中华中医药杂志，2022，37（05）：2427-2431.

［3］赵诗琪，陈芳.马王堆汉墓简帛文献所见"女子布"入药现象研究［J］.民俗研究，2023（05）：93-100+159.

［4］魏一苇，葛晓舒，陈小平，等.马王堆医书中灸法学术特色探析［J］.中医杂志，2024，65（16）：1639-1645.

［5］刘思亮.马王堆汉墓帛书《五十二病方》校读拾遗［J］.自然科学史研究，2023，42（01）：23-33.

［6］戴子凌.马王堆医书方药证治规律研究［D］.长沙：湖南中医药大学，2020.

［7］梅剑，赵彦青，王伟民，等.黄芪的溯源与应用演变的文献考据［J］.环球中医药，2024，17（10）：2015-2018.

［8］许铃，赵艳.先秦两汉时期熨法研究［J］.中国中医基础医学杂志，

2023，29（11）：1786-1789.

［9］刘悦锋，周好田，刘福祥.中医药最早的治瘿方［J］.山东医药工业，1998（05）：62.

［10］戴子凌，雷霆，赵群菊，等.马王堆医书方剂用方特色及其价值研究［J］.中医药学报，2019，47（06）：13-17.

［11］王丽，赵京生.《足臂十一脉灸经》"灸某脉"探赜［J］.中国针灸，2020，40（11）：1251-1254.

［12］闫康，魏泽仁，张超阳，等.导引的起源及其秦汉分流［J］.北京中医药大学学报，2022，45（02）：148-151.

［13］王一花，张如青.《胎产书》研究现状刍议［J］.中国中医基础医学杂志，2023，29（06）：1032-1035.

［14］Yonglan M A，赵百孝.古希腊医学中的4对"phleps"与马王堆帛书十一脉比较研究［J］.针刺研究，2022，47（08）：738-743.

［15］冯伟.浅析《十一脉灸经》与《灵枢·经脉篇》［J］.安徽中医药大学学报，2015，34（06）：4-6.

［16］庞境怡，张如青.战国秦汉时期"中医外科"之成就——以出土涉医简帛为中心的探讨［J］.中国中医基础医学杂志，2018，24（08）：1031-1033.

［17］闫鹏轩，张雷.《五十二病方》"股痈鼠复"病释义及灸治部位研究［J］.中医药导报，2023，29（06）：216-218+224.

［18］陈泽林.中国罐疗法溯源——《五十二病方》角法研究［J］.天津中医药，2013，30（02）：87-89.

［19］卢彦杰，盛威，廉坤，等.马王堆医书研究现状可视化分析［J］.中国中医药图书情报杂志，2024，48（03）：76-80.

［20］陈小平，何清湖.让马王堆传统医学焕发时代价值［J］.新湘评论，2024（06）：45.

［21］葛晓舒，魏一苇，周曦，等.马王堆医书中的地域文化特色［J］.中医药导报，2022，28（02）：219-222.

［22］陈珮，吴寒.基于文化分层理论的马王堆养生文化创意产品设计［J］.湖南包装，2023，38（04）：145-149.

［23］周一谋.马王堆医学文化［M］.上海：文汇出版社，1994.

［24］李积镁.简帛医书养生文化研究［D］.南宁：广西中医药大学，2021.

［25］梁健康.身体观视角下的简帛医书养生思想和方法研究［D］.北京：北京中医药大学，2019.

［26］葛晓舒，魏一苇，谭玉美，等.马王堆汉墓医书对先秦秦汉养生思想的借鉴与创新［J］.湖南中医药大学学报，2020，40（12）：1576-1580.

［27］梁健康，程林碧，梁军，等.试析马王堆简书《十问》的养生理论及其思想渊源［J］.辽宁中医药大学学报，2019，21（08）：73-75.

［28］梁健康，张其成.《十问》"禹问于师癸"篇中的养生思想及方法探析［J］.中医药导报，2019，25（12）：19-22.

［29］李波男，何清湖，周兴，等.马王堆医书对当代男科疾病临床治疗及调护的影响［J］.中医杂志，2018，59（16）：1435-1437.

［30］陈艳，蒋泉宁.马王堆导引术功能分析［J］.当代体育科技，2024，14（07）：100-102+130.

［31］徐煌钰，孙灵芝，周立群，等.先秦两汉药膳简史［J］.中医学报，2020，35（05）：1120-1125.

［32］刘立安，等.马王堆帛书灸疗学术通考及成就探析［J］.湖南中医药大学学报，2023，43（05）：912-916.

［33］赵希睿，王群，孙天石，等.马王堆汉墓医书灸法文献研究与考证［J］.中医学报，2018，33（09）：1809-1814.

［34］陈维益，李瑞.从《足臂十一脉灸经》看经筋与经脉的关系［J］.中华中医药杂志，2019，34（06）：2748-2751.

马王堆医书对当代骨伤科疾病临床治疗的影响

一、引言

1. 马王堆医书概述

马王堆汉墓的发掘是 20 世纪中国考古史上的一件重要事件，尤其是其中出土的医书，揭示了中医学在汉代的繁荣与发展[1]。这些医书不仅为中医学的起源与发展提供了直接的文献依据，也为我们研究当时的医疗体系、诊疗思路和治疗方法提供了宝贵资源。马王堆汉墓出土了 16 种医书[2-3]，其中《足臂十一脉灸经》《阴阳脉死候》《五十二病方》《导引图》等对骨伤科的理论、诊疗技术作了深入而详细的阐述，揭示了当时骨伤科诊疗技术的进步[4]。

2. 马王堆医书中骨伤科相关内容

马王堆医书中关于骨伤科内容的记载包括对骨折、关节脱位、软组织损伤等外伤性疾病的处理原则，涉及内服外用药物的应用、手法治疗的操作步骤以及康复措施。这些治疗方法不仅强调了辨证施治的理念，还注重人体经络、气血的调和，反映了中医学整体观与辨证论治的特色。马王堆医书中的这些记载为骨伤科的理论体系奠定了坚实的基础，启发了后世中医骨伤科学的发展与应用。

如《足臂十一脉灸经》记载了"折骨绝筋"（即闭合性骨折）。《阴阳脉死候》记载了"折骨裂肤"（即开放性骨折），分为"不死"和"一死"，当时不仅将骨折进行了分类，而且还认识到了开放性骨折较闭合性骨折预后差。《五十二病方》载有 52 种疾病，共 103 个病名，其中有"诸伤""胻伤""骨疽""骨瘤"等骨伤科病症，同时描述了"伤痓"的临床表现："痓者，伤，风入伤，身信（伸）而不能诎（屈）。"这是对创伤后严重并发症——破伤风的最早记载。《五十二病方》还记载了止痛、止血、洗涤伤口、防止创伤瘢痕的治法与方药，其中水银膏治疗外伤感染是世界上应用水银治疗外伤科疾病的最早阐述[4]。帛画《导引图》绘有导引练功图谱与治疗骨伤科疾患的文字注释[5]。

二、马王堆医书中的骨伤科治疗原则

1. 治疗思路

在马王堆医书中，对骨折、关节脱位等外伤性疾病的治疗思路主要集中于"调和气血、正骨复位、固本培元"原则上，这些治疗思路注重整体观念，既关注局部骨骼损伤，又强调全身气血的调和。骨折的处理方法包括手法复位与固定，强调"筋骨并治"，即不仅要复位骨骼，还要注意调养损伤的筋脉，以促进伤口的愈合。例如，在骨折的治疗上，提出"以药调气血，复其形状"，这一治疗原则充分体现了中医学强调整体调理的思想，通过药物的使用，调和气血，帮助骨骼恢复正常形态。此外，在关节脱位的治疗中，马王堆医书中的正骨手法强调技巧，通过柔和的推、拉、按等手法，使脱位的关节复位，这些手法被后来的骨伤科所继承，并在现代临床治疗中继续应用。

2. 药物治疗

马王堆医书中对药物的使用同样具有深刻的理论价值。内服药物主要作用为调理气血、促进骨骼生长和恢复。医书中的方剂通常以补气活血、舒筋活络为主，能够帮助伤者调理体内的气血运行，促进伤处康复。例如，医书中提到的"内服活血化瘀汤"，其中包含一些活血通络中草药，如当归、川芎等，促进血液循环，减少瘀血形成。

外用药物则包括各种膏药、散剂等，直接作用于伤处，以减轻疼痛、消肿和促进愈合。比如，医书中提到的"接骨散"，包含了多种具有祛瘀止痛、接骨续筋作用的中草药，通过外敷患处，起到促进骨折愈合的作用。这种内外结合的治疗方法，体现了骨伤科综合治疗的思路，即内服外敷、标本兼治。

3. 手法治疗

马王堆医书中还详细记载了正骨手法，这些手法至今仍在骨伤科临床中广泛使用。正骨手法主要通过医生的手指推拿、牵引等技术，使错位的骨骼或关节恢复到正常位置[6]。医书中对这些手法的描述十分具体，要求操作时必须"柔和细致、调其筋脉"，避免粗暴操作以免进一步伤害患者。这些技术不仅反映了古代医家对解剖学的理解，还展示了手法治疗在外伤性疾病中的有效性。

在现代骨伤科中，正骨手法依然被视为重要的治疗方法之一，尤其是在骨折和关节脱位治疗中，通过精确的手法操作，能够帮助患者快速恢复关节功能，减轻功能障碍。手法治疗是骨伤科独特的技术之一，也是中医学对现代骨伤科的重要贡献。

三、马王堆医书对当代骨伤科临床治疗的影响

1. 传统骨伤科理论的传承与发展

马王堆医书对当代骨伤科的影响首先体现在理论的传承与发展上。医书中的治疗思路，如调和气血、正骨复位、内外结合等，为后来骨伤科治疗提供了理论依据。这种整体调理与局部治疗相结合的思路，至今仍然是骨伤科的核心理念。随着中医学的不断发展，马王堆医书中的许多理论经过历代医家的补充与完善，逐渐形成了系统的中医骨伤学体系。例如，唐代蔺道人等进一步发展了这些治疗思路，并结合临床经验总结出了一整套更加完善的骨伤治疗方法[7]。现代骨伤科在传承这些理论的基础上，结合现代医学技术与工具，进一步提升了临床治疗的效果。

2. 当代骨伤科疾病治疗中的创新应用

马王堆医书中的治疗方法不仅被传承下来，还在当代骨伤科的临床治疗中得到了创新应用。例如，在骨折治疗中，传统的中药调理和正骨手法与西医学的石膏固定、手术内固定等技术相结合，形成了中西医结合治疗的模式，这种

治疗模式不仅保留了中医调理气血、活血化瘀的优势，还结合了西医学的精准诊断与手术技术。例如，对于复杂性骨折，西医学的影像学技术可以提供精确的骨折部位信息，而中医学的药物调理和手法复位则可以在术后加速患者的康复。此外，马王堆医书中的一些经典方剂，如活血化瘀、舒筋活络的药方，外伤日久用续断、独活、黄芩、甘草、乌头、煎汁、陈布浸渍外敷[8]，在现代骨伤科治疗中依然广泛应用，这些方剂不仅在术后康复中起到了促进伤口愈合、缓解疼痛的作用，还帮助患者提高免疫力，预防并发症的发生。

四、马王堆医书中的经典疗法与现代应用对比

1. 特定骨折或外伤的处理方法

马王堆医书中对特定骨折或外伤的处理方法展现了早期骨伤科治疗的独特智慧，并且这些方法在现代骨伤科治疗中依然具有重要的借鉴意义。例如，针对四肢长骨骨折，马王堆医书强调通过正骨手法将断骨端复位，辅以外敷药物促进骨折愈合。具体来说，医书中提到的"接骨散"等外用药物主要由具有消肿、止痛、活血化瘀功效的中草药构成，应用于骨折部位，能够有效缓解骨折处的炎症和疼痛，同时加速血液循环，减少瘀血积聚，促进骨折愈合[9]。与之相对，现代临床中虽然普遍采用石膏或手术内固定等固定技术，但许多骨伤科医生仍然会在术后使用活血化瘀类中药或外用膏药来加速骨折的愈合过程。

此外，马王堆医书中还提到了针对关节脱位的处理方法，尤其是肩关节和髋关节脱位，医书中详细描述了如何通过推拉按压等手法，使脱位的关节恢复到正常的解剖位置，现代骨伤科在处理关节脱位时，仍然沿用了类似的正骨手法。虽然现代西医技术已经引入了麻醉下的复位手术，但中医学的正骨手法以其操作简便、复位后恢复较快的优势，依然受到许多医生和患者的青睐。

2. 针灸疗法的应用与现代解读

针灸疗法在马王堆医书中占有重要地位，尤其是在骨伤科治疗中，针灸被视为调理气血、疏通经络、缓解疼痛的重要手段。马王堆医书中提到的针灸应用，主要通过刺激特定的经络和穴位，调节全身气血，缓解骨伤部位的疼痛和

加速康复[10]。针灸的应用不仅仅局限于局部疼痛的缓解，更强调全身经络的调整，从而达到促进气血流通、消除瘀血和炎症的作用。

在现代骨伤科临床中，针灸依然是一种广泛使用的治疗方法，尤其是在骨伤康复阶段[11]。针灸通过刺激经络与穴位，能够显著缓解患者的局部疼痛，改善局部血液循环，加快愈合过程。现代医学研究也证实，针灸通过对神经系统的调节作用，可以有效缓解疼痛和促进组织修复。例如，针对骨折术后的疼痛管理，现代骨伤科医生经常采用针灸作为辅助治疗手段，减少患者对止痛药物的依赖[12-13]。此外，现代解剖学与神经生理学的研究也为针灸的应用提供了科学解释。研究表明，针灸能够通过刺激神经末梢，激活中枢神经系统，释放内源性镇痛物质，如内啡肽等，这解释了针灸在缓解疼痛中的作用机制[14]。这些现代科学的发现不仅验证了古代针灸疗法的有效性，也进一步推动了针灸在现代临床中的应用与发展。

五、小结与展望

马王堆医书对骨伤科的影响是深远且广泛的。首先，这些古代文献为我们揭示了汉代中医学在骨伤科方面的治疗理念和技术，其中许多原则和方法至今仍然在骨伤科中被沿用。无论是通过内服、外用药物调理气血，还是通过正骨手法复位骨折与脱位，马王堆医书中展示的治疗思路都深刻影响了后世的中医理论发展，并成为骨伤科的理论基石。马王堆医书不仅传承了古代中医学的治疗原则，还展示了当时医家对骨骼、筋络、气血调理的系统性认识，这种整体调理与局部治疗相结合的思路，贯穿于骨伤科的各个方面，并且在长期的医学实践中不断得以丰富和发展。

对于当代骨伤科临床而言，马王堆医书中的理论与方法仍然具有重要的参考价值。骨伤科在借鉴这些古代智慧的同时，通过结合西医学的技术手段，逐渐形成了中西医结合的治疗模式，这种模式不仅保留了中医学整体调理、辨证施治的优势，还融合了西医学的精确诊断与外科手术，为骨伤科疾病的治疗提供了更多的可能性。特别是在骨伤科的术后康复、慢性骨关节疾病的治疗等方面，如何更好地利用中医学的调理方法，配合西医学技术手段，仍然是未来研究的重要方向[15]。总之，马王堆医书不仅是古代中医智慧的结晶，也是现代骨伤科不断创新和发展的源泉，通过深入挖掘其丰富的治疗理念，并结合西医学的最新技术，骨伤科必将在未来的医学发展中展现出更为广阔的前景。

（吴成亮）

参考文献

[1] 喻燕姣.马王堆汉墓的历史文化价值 [J].文物天地，2017（12）：23-30.

[2] 裘锡圭主编.湖南省博物馆、复旦大学出土文献与古文字研究中心编纂.长沙马王堆汉墓简帛集成（伍）[M].北京：中华书局，2014.

[3] 戴子凌.马王堆医书方药证治规律研究 [D].长沙：湖南中医药大学，2020.

[4] 陶惠宁.马王堆医书的骨伤科成就 [J].中国骨伤科杂志，1991,7(01)：49-52.

[5] 陈晶钰.《导引图》与运动健身 [J].中国医学人文，2018,4（02）:2.

[6] 黄帆，林郁桐，李义凯.中医正骨与整骨的含义及发展脉络 [J].中医正骨，2024，36（06）：44-46.

[7] 张志斌.蔺道人的骨伤治疗思想 [J].浙江中医杂志，2000（11）:6-8.

[8] 周德生，颜思阳，周达宇，等.《五十二病方》方剂与病类及病症相对应的思维特征解析 [J].湖南中医药大学学报，2024，44（01）：148-152.

[9] 侯丽杰.接骨散外敷辅助治疗桡骨远端骨折患者的效果 [J].中国民康医学，2021，33（18）：104-106.

[10] 魏一苇，葛晓舒，陈小平，等.马王堆医书中灸法学术特色探析 [J].中医杂志，2024，65（16）：1639-1645.

[11] 瞿琪，姜瑞，陈祎洲，等.基于"寒者热之"探讨温针灸在膝骨关节炎治疗中的应用 [J].亚太传统医药，2024，20（10）：234-237.

[12] 王超士，王刚，叶梓安，等.针灸改善骨折术后不适症状的选穴规律 [J].按摩与康复医学，2023，14（07）：48-52+57.

[13] 张旭东，王喜臣，王明悦，等.针刺治疗骨质疏松椎体压缩性骨折术后疼痛的研究进展 [J].长春中医药大学学报，2023，39（12）：1390-1393.

［14］崔家铭.温针灸治疗腰椎间盘突出症疗效及对血清β-内啡肽与炎性因子的影响［J］.颈腰痛杂志,2019,40（02）:244-245.

［15］陈黎霖,叶琛,温爱华.中医疼痛控制护理干预对创伤性骨折术后患者的影响［J］.光明中医,2022,37（14）:2638-2640.

《却谷食气》与中医药视角下的糖尿病防治研究

由于人口老龄化、肥胖等危险因素增加，糖尿病已增长为全球第三大慢性疾病，仅次于心脑血管疾病和肿瘤疾病[1]。根据国际糖尿病联盟（IDF）发布的第10版《全球糖尿病地图》[2]，全球糖尿病患者已超过5亿，约占总人口的10%。预计到2030年，这一数字将增至6.43亿（占全球人口的11.3%），而到2045年将进一步上升至7.83亿（占全球人口的12.2%）。糖尿病患者常合并心、脑、肾、视网膜及外周等靶器官的血管损害，是加重疾病进程、经济负担和影响患者生活质量的主要原因。据报道[3]，国内糖尿病患者的经济负担预计将从2020年的平均231美元增加到2030年的414美元，年增长率约为6.02%。而饮食、运动、生活习惯干预是防治糖尿病发生、发展的关键。

糖尿病在中医古籍中归属于"消渴""脾瘅"或"消瘅"的范畴。两千多年来，祖先们积累了大量关于消渴病病因、病机及治则方药的宝贵经验。最早的病因病机分析见于《黄帝内经》，而"消渴病"这一病名首次出现在东汉张仲景的《金匮要略》中。《古今录验方》首次记录了消渴病患者小便味甜的现象，这与现代所认识糖尿病的症状高度吻合。古人对糖尿病的认识从病因病机到治疗原则和方药应用，形成了系统的理论体系，为现代医学提供了宝贵的参考资料，并为糖尿病的防治提供了新的思路和方法。而早在战国时期马王堆汉墓出土的《却谷食气》中，虽然未直接提及"消渴"，但该书包含了关于辟谷和呼吸吐纳的内容，对于指导现代糖尿病的防治研究具有重要参考价值。《却谷食气》短小精悍，现存文本约有270多个可辨识的文字，缺损字数为200余字，具有极高的研究价值。

一、《却谷食气》的发现与整理

《却谷食气》是一部出土于中国湖南省长沙市马王堆汉墓的古籍，该墓葬属于西汉初年的轪侯家族。1973 年，考古学家在马王堆三号墓中发现了大量简帛文献，其中包括《却谷食气》这部养生文献，与《阴阳十一脉灸法》《导引图》在同一绢帛上。却谷，又称"辟谷""绝谷""绝粒"，指不吃五谷杂粮，通过替代品来满足身体需求。食气是指呼吸吐纳，吞食宇宙大自然的天地真气、元气，属于古代气功的一种。该书侧重于养生保健，记录了古代人如何通过饮食结合呼吸、导引以求却病养生的方法。辟谷和食气之术，最早在秦汉方仙道中就有流传。如《楚辞·远游》就有相关记载："餐六气而饮沆瀣兮，漱正阳而含朝霞。"随后《抱朴子》《赤松子》和《圣济总录》等古籍，也记载有"断谷食气""咽气断谷""辟谷服气"或"蛰法"等。陶弘景在《养性延命录》中引《孔子家语》言："食肉者勇敢而悍，食气者神明而寿，食谷者智慧而夭，不食者不死而神。"而葛洪在《抱朴子内篇·杂应》认为："此乃行气者一家之偏说耳，不可便孤用也。"认为压抑食欲反而不利于身心健康，"无致自苦，不如莫断谷而节量饥饱。"可见，却谷食气在当时受到了广泛关注，并有争论。春秋战国时期"百家争鸣"的局面使道家中的神仙学派、方术人士十分活跃，他们开创了炼丹追求长生不老的热潮。长沙曾是楚国的领地，《却谷食气》在长沙发现有其历史的必然性。由于养生导引的传统功法也早在楚国流行，《史记·留侯世家》记载张良"乃学辟谷，导引轻身"，西汉名臣张良因身体抱恙，与赤松子交友却谷食气六年而体健的故事，这为研究中国古代医学、养生文化提供了极其珍贵的资料。

二、历代古籍对糖尿病病因病机的认识

最早在《黄帝内经》中有关于"消渴病""脾瘅""消瘅"的描述，与现代糖尿病症状极为相似。《素问·痹论》提到："消瘅、仆击、偏枯、痿厥，气满发逆，肥贵人，则高粱之疾也。"指出过食膏粱厚味、饮食不节为导致肥胖人群易发消渴病的主要原因，同时还可能出现卒中、半身不遂、四肢痿厥或厥

逆等表现。《灵枢·师传》也提到了"五味入口，藏于肠胃，味有所藏，以养五气，气和而生，津液相成，神乃自生"的观点，强调饮食不当可能引起体内阴阳失衡，进而引发疾病。《素问·气厥论》言："肺消者，饮一溲二。"《灵枢·大惑论》言："精气并于脾，热气留于胃，胃热则消谷，谷消故善饥。"《灵枢·邪气脏腑病形》言："肾脉急甚为骨癫疾……小甚为洞泄，微小为消瘅。"这是后世关于上消口渴多饮、中消消谷善饥、下消小便频数来源的最早记载，并指出病位涉及肺、脾和肾三脏。张志聪认为五脏虚弱均可导致津液竭而发展为消渴病："盖五脏主藏精者也，五脏皆柔弱，则津液竭而善病消瘅矣。"孙思邈在《备急千金要方》中表明："凡积久饮酒，未有不成消渴。"指出过度饮酒也是消渴病的病因之一。《伤寒杂病论》在《黄帝内经》基础上丰富了病名、脉象和临床表现的描述。如《金匮要略·消渴小便不利淋病脉证并治》曰："趺阳脉浮而数，浮即为气，数即消谷而大坚，气盛则溲数，溲数即坚，坚数相搏，即为消渴。"趺阳脉为足阳明胃脉，浮即为阳气之盛，数即为消谷而大便坚，指出胃中燥热是消渴病的主要病机之一。另有《伤寒论·辨厥阴病脉证并治》曰："厥阴之为病，消渴，气上撞心。"黄元御的《四圣心源》曰："消渴者，足厥阴之病也。"指出情志不畅影响肝之疏泄，气血津液失于疏布，形成消渴病。宋元时期，随着各家学说的发展，各医家对消渴病主要病机有不同认识，总体不离胃中燥热、相火妄动等，均强调了不良饮食、情志和生活习惯对消渴病形成的影响。

三、结合现代研究探讨《却谷食气》对糖尿病的防治思想

《却谷食气》中虽未有消渴病相关记载，但书中详细记录了却谷与食气的方法，这对糖尿病患者饮食调养、呼吸吐纳、运动调节以及心情调护等方面具有重要的指导作用。

1. 饮食调养

《却谷食气》曰："却谷者食石韦，朔日食质，日加一节，旬五而止；旬六始匡，日一节，至晦而复质，与月进退。"却谷意为不吃谷物，但这并不是简单的不吃谷物，蕴含着吃什么、何时吃、怎么增减等学问。据《云笈七签》

载："凡服气断谷者……大便苦难，小便赤黄。"故绝谷者可食石韦。《神农本草经》称石韦："主劳热邪气，五癃闭不通，利小便水道。"取其通利小便、导泻邪热之功，亦有使心静安宁、除去一切躁扰之意。而服用石韦也很有讲究，于阴历的每月初一开始服用石韦，至月中十五逐日增加一节，遵循月盈而亏的自然现象，月中第十六日开始每日减少服用石韦的数量[4]。《素问·宝命全形论》曰："人以天地之气生，四时之法成。"《素问·生气通天论》曰："平旦人气生，日中而阳气隆，日西而阳气已虚。"也明确指出人体阴阳或生理功能随日月星辰、四时节气的变化而变化。这种定时定量饮食的原则，也为糖尿病的饮食管理提供了参考价值。

糖尿病患者的饮食管理是调控血糖的一个关键因素。尽管辟谷法是早年创建的一种修仙方法，但与现代衍生的生酮饮食、间歇性禁食疗法颇为相似。不少研究证实[5-6]，间歇性禁食、低热量饮食或生酮饮食能有效改善 2 型糖尿病患者的胰岛素抵抗，恢复胰岛 β 细胞功能，降低患者身体质量指数（BMI）、糖化血红蛋白、空腹血糖水平。葛洪《抱朴子内篇·杂应》曰："余数见断谷人三年二年者多，皆身轻色好，堪风寒暑湿，大都无肥者耳。"说明断谷使人身体强健。一项真实世界研究表明，经过"服药 – 服气"辟谷限食或单纯辟谷限食先后各 10 天后，患者的体质量、BMI、收缩压、舒张压、空腹血糖均较辟谷开始前要低。《旧唐书·隐逸传》载唐道士潘师正居嵩山二十余年，"但服松叶饮水而已"，除了石韦外，松叶水、茯苓、松子、白术、灵芝都可以，现代理解多指高纤维膳食。石韦为水龙骨科植物，喜生长于温热潮湿的山林溪流地带，也是一味降血糖要药。现代药理学研究[7]发现，石韦能促进胰岛素的分泌并修复胰腺组织，上调腺苷酸激活蛋白激酶（AMPK）蛋白表达，调节糖脂代谢。古代罹患糖尿病的名人数不胜数，如司马相如、汉武帝、隋炀帝、韩愈、慈禧太后等，由于诊断受限，漏诊人数居多。《史记》记载："相如口吃而善著书，常有消渴疾。"司马相如是史书所载得糖尿病的第一人。因此，我们推测《却谷食气》的养生方法一部分可能是为了推广糖尿病防治方法而撰写。

2. 呼吸吐纳

《却谷食气》原文中另一重要组成部分是食气。若却谷者出现"为首重，足轻、体转则峋吹之，视利止"，峋吹指吐气法，指可配合呼吸吐纳法，通过调畅全身气机，改善头脑沉重、两脚无力等不适。又云："食气者为呴吹，则以始卧与始兴。凡呴中息（吸）而吹；年廿者朝廿暮廿，二日之暮二百，年扮者朝扮暮姗，三日之暮三百。以此数准之。"指出食气最佳时机应在睡前与晨起之时，并按年龄决定每日食气的次数。《十问·容成挬精之道》补充了食气的要点："故善治气挬精者，以无征为积，精神泉溢，吸甘露以为积，饮瑶泉灵尊以为经。""吸气之道，必致之末，精生而不厥。"指出食气者不仅要在晨间吸饮甘露，且吸气要深，使吸入之气到达四肢末端，配合经常饮用清泉和美酒，则九窍畅通、精神焕发。

呼吸吐纳法具有"气一元论""天人相应"等哲学思想[8]。古代认为气是一种生命元素，是气赋予了人类生命。《庄子·知北游》言："人之生，气之聚也；聚则为生，散则为死。"《素问·宝命全形论》言："人以天地之气生。"呼吸吐纳法在现代防治慢性疾病中也有很好的治疗和康复作用。在慢性阻塞性肺病研究中最为常见[9]，呼吸吐纳法可有效改善患者肺功能，减少呼吸肌疲劳。在肺部手术前进行呼吸训练[10]，也能有效防止肺泡萎缩塌陷。服气法联合辟谷法亦可显著降低2型糖尿病患者体内组织细胞中多余的脂类和糖类，减少对胰岛素的抵抗，并减少糖尿病并发症的发生。

3. 情志调适

《养性延命录·服气疗病》载《玄示》之言曰："行气之法……心意专一，固守中外，上下俱闭，神周形骸，调畅四溢。"指出在练习"呼吸吐纳"呼吸养生法时，应调畅情志，做到心无旁骛、心静如水，才能固守中外，调畅四溢。《素问·五脏生成论》言："诸气者，皆属于肺。"《医宗必读·改正内景脏腑图》道："肺者生气之原……司清浊之运化。"肺主气司呼吸，吸收自然界清气的这一过程主要由肺吸清吐浊完成，再通过肺之宣发肃降之功，以调畅全身气机。说明呼吸吐纳法对周身气机调节起到了重要作用。《医碥·郁》言："百病皆生于郁，人若气血流通，病安从作？"可见，情志调适不仅能条达周身气机防止气血不通，还能防止疾病的发生。

张子和《儒门事亲》云："消渴一症，如若不减嗜卧，或不节喜怒，病虽一时治愈，终必复作。"明确指出消渴病与情志刺激相关。肝内寄相火，肝郁而火灼，阴虚燥热发为消渴病[11]。近年来发现，糖尿病合并抑郁症的风险比普通人群要高[12]。而不良情绪会导致患者产生应激反应，释放出肾上腺素和皮质醇等激素，影响胰岛细胞功能水平，加重胰岛素抵抗。黎莹[13]等人研究发现通过健康饮食体验、运动锻炼体验、足部护理和药物管理等真实情境体验式健康教育，不仅能减轻2型糖尿病患者的心理负担，还能提升其自我管理行为，并改善血糖水平。研究表明，传统气功如八段锦、呼吸吐纳法六字诀、导引功法等通过调心、调身，在干预糖尿病、抑郁症、失眠障碍等慢性病、身心疾病中具有一定的优势。

4. 顺应自然

《却谷食气》与《十问》认为，食气应顺应自然界四季的变化，以维持身体的阴阳平衡。由于《却谷食气》脱字较多，结合李志庸先生在《中国气功史》一书中所作的考释和《十问》中的说法，认为食气有禁，春辟（避）浊阳、夏辟（避）汤风、秋辟（避）霜雾、冬辟（避）凌阴，而宜食六气（朝霞、铣光、端阳、输阳、输阴、沆瀣）。指食气应根据四季气候变化而选择合适的时机，如春天避免浊阳，选择朝阳初升、尚有甘露之际，夏天避免热风，宜在阳光和煦或日照正中之际，秋天避免霜露，宜在阳光温暖之际，冬天避免严峻冷冽的天气，宜在夜半水气方凝清雾之际，才能达到春生、夏长、秋收、冬藏阴阳调和的境界。《黄帝内经》也延续了顺应四时的养生思想，如《灵枢·本神》言："故智者之养生也，必顺四时而适寒暑，和喜怒而安居处，节阴阳而调刚柔，如是，则僻邪不至，长生久视。"《素问·四气调神大论》言："所以圣人春夏养阳，秋冬养阴。"认为顺应自然万物生长规律，遵循春夏养阳、秋冬养阴的法则，以生、长、收、藏的形式运转，协调机体与天地阴阳的平衡，才能阴阳平衡、不受虚邪贼风所侵袭而长生不老。四时养生法在宋元时期发展到了巅峰，各医家提出了四气摄生、四时养老、四时导引、四时饮食、四时用药等，丰富了四时养生法的内涵，为健康管理提供了参考价值[14]。

顺应四时和自然界变化规律的养生方法与现代营养学中的季节性饮食建议相吻合。中医学认为食物具有"四气""五味"和"升降沉浮"等属性，食物与人生活息息相关，通过正确选择食物能帮助人体达到阴平阳秘的状态。在2023年发布的《成人糖尿病食养指南》[15]中，根据东北、西北、华北、华东、华中、华南、西南地区的特色饮食，制定了不同地区适合糖尿病人群的四季食谱。2024 年发布的《成人高尿酸血症与痛风食养指南》[16] 中，提到春季养肝，膳食清淡爽口；夏季暑热，推荐吃丝瓜、冬瓜，少吃海鲜、生冷；秋季燥气当道，推荐吃莲子、百合，少吃鱼、虾、螃蟹；冬季温补，可食火锅、肉汤。另外，李卫红[17] 通过应用《黄帝内经》的养生指导原则对糖尿病前期患者进行干预，包括健康宣教、药食同源、生活起居、八段锦和情志调节等干预措施，发现能有效降低糖尿病前期人群的血糖、血脂和血压水平。

四、小结

《却谷食气》是我国现存最早的气功养生文献之一，源自汉初乃至先秦时期的宝贵遗产，对后世医家及现代养生观念产生了深远影响。作为马王堆医书中的一部分，《却谷食气》与《十问》等古籍不仅是中国中医古籍研究的瑰宝，也为糖尿病患者的饮食调理和运动处方提供了重要的历史参考。这些古籍中的养生理念和方法，如辟谷（却谷）与调息（食气），强调通过调节饮食和呼吸来维持健康，对于现代糖尿病管理具有启示意义。其倡导的自然疗法和预防为主的思想，与当代健康管理的理念不谋而合，为制定个性化的治疗方案提供了丰富的理论资源。作为中医学子，我们肩负着保护中医古籍、传承优秀中医文化的重任。我们应致力于深入研究这些珍贵文献，挖掘其科学价值，并将传统智慧与现代医学相结合，推动中医学的创新性发展。通过不断努力，我们希望能够促进中医文化的国际传播，让这一古老而智慧的医疗体系造福更多人群，走向世界各地。

（陶旺）

参考文献

［1］GBD 2021 Diabetes Collaborators. Global, regional, and national burden of diabetes from 1990 to 2021, with projections of prevalence to 2050: a systematic analysis for the Global Burden of Disease Study 2021 ［J］.Lancet,2023,402（10397）: 203-234.

［2］Saeedi P, Petersohn I, Salpea P, et al.IDF Diabetes Atlas Committee.

Global and regional diabetes prevalence estimates for 2019 and projections for 2030 and 2045：Results from the International Diabetes Federation Diabetes Atlas，9th edition［J］.Diabetes Res Clin Pract，2019，157：107843.

［3］Liu J，Liu M，Chai Z，et al.Projected rapid growth in diabetes disease burden and economic burden in China：a spatio-temporal study from 2020 to 2030［J］.Lancet Reg Health West Pac，2023，33：100700.

［4］魏启鹏.帛书《却谷食气》研究［J］.四川大学学报（哲学社会科学版），1990（02）：98-101.

［5］万来平，魏东，刘春招，等.生酮饮食膳食治疗 T2DM 合并肥胖症的临床研究［J］.实用中西医结合临床，2024，24（16）：98-100+104.

［6］蔡阳，时东凯，曹建民.2 型糖尿病患者间歇性禁食干预效果的 Meta 分析［J］.中国循证医学杂志，2022，22（11）：1249-1255.

［7］常姣，隋怡，孙文娟，等.苗药有柄石韦降血糖有效成分及机制研究［J］.中药药理与临床，2023，39（11）：75-81.

［8］冯奕超，鲁明源."吐故纳新"呼吸养生法探微［J］.山东中医杂志，2023，42（09）：932-937.

［9］冼俭伟.中医慢病管理对慢性阻塞性肺病肺康复的依从性及其临床疗效的影响［D］.广州：广州中医药大学，2014.

［10］王天骄.中美肺康复的研究及实践进展［J］.护理研究，2020，34（06）：1046-1051.

［11］焦开明，王莉.基于"木郁"理论探讨糖尿病的病机与治疗［J］.中医药临床杂志，2024，36（07）：1214-1217.

［12］Farooqi A，Gillies C，Sathanapally H，et al.A systematic review and meta-analysis to compare the prevalence of depression between people with and without Type 1 and Type 2 diabetes［J］.Prim Care Diabetes，2022，16（01）:1-10.

［13］黎莹，韦晓，张文洁，等.情境体验式健康教育对 2 型糖尿病病人心理健康状况及自我管理行为的影响［J］.循证护理，2024，10（15）：2826-2830.

［14］谢双峥.古代四时养生思想的历史发展及文献研究［D］.南昌：江西中医药大学，2020.

［15］中华人民共和国国家卫生健康委员会.成人糖尿病食养指南（2023年版）［J］.全科医学临床与教育，2023，21（05）：388-391.

［16］方海琴，姜萍，王永俊，等.成人高尿酸血症与痛风食养指南（2024年版）［J］.卫生研究，2024，53（03）：352-356.

［17］李卫红.基于《黄帝内经》养生思想探讨糖尿病前期人群生活方式干预模式［D］.南昌：江西中医药大学，2021.

下篇

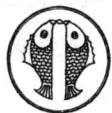

中医哲学启智成行

在人类浩瀚的历史长卷中，中国特色社会主义的征程犹如一部波澜壮阔、跌宕起伏的宏伟史诗。自启程以来，中华民族历经风雨洗礼，从往昔的动荡不安、贫弱不堪，稳步迈向伟大复兴的壮丽征程。这期间的每一步，都镌刻着先辈的智慧与汗水，见证着民族的坚韧与崛起。

如今，我们正处于一个百年未有之大变局的时代。在党的坚强领导下，中华民族正以前所未有的决心和勇气，高举中国特色社会主义伟大旗帜，坚定不移地走社会主义道路，向着中华民族伟大复兴的宏伟目标奋勇前进。"没有全民健康，就没有全面小康"，在新时代新征程中，中医药以其独特的价值与魅力，扮演着举足轻重、不可替代的关键角色。

作为中华传统医学的瑰宝，中医学的萌芽、发展及壮大之路始终与中华优秀传统文化血肉相依，深受古代哲学思想的熏陶与滋养。中医文化与千年传承的中华文化同出一脉，历代中医名师大家的经典专著犹如璀璨星辰，不仅为我们留下了宝贵的自然科学遗产，更是一座蕴含深厚文化精髓及哲学智慧的宝库。

在本篇"中医哲学启智成行"中，中医博士生们充分认识到，以中医哲学智慧推动中国特色社会主义建设的进程，不仅是对中国特色社会主义发展的灵机妙用，更是中医药事业永葆生机与活力的独特路径。同时，博士生们进一步提出，中医药服务的普及与发展，不仅为我们提供了多样化的医疗服务选择，更在提高人民健康素养、增强自我保健能力方面发挥着不可替代的作用。随着中医药现代化进程的加速推进，传统治疗方法与现代科技手段的结合，正为国民健康福祉注入新的活力与动力。而中医文化作为社会主义文化建设的重要组成部分，其独特的哲学思想与价值观念对于塑造中华民族的精神面貌、提升民族文化自信具有重要意义。中医哲学强调天人合一、阴阳平衡、五行相生相克等理念，这些思想不仅深刻影响了中国人的思维方式与世界观，更在中国社会的道德观念、行为方式与价值体系中留下了深刻的烙印。在社会主义文化建设的过程中，传承与发扬中医文化，不仅是对中华优秀传统文化的致敬与传承，更是推动社会主义文化繁荣兴盛的必然要求。此外，大家认为，中医哲学为社会主义党政建设提供了重要的指导思想。譬如，中医学注重整体性与平衡性的思想精髓，不仅在医学领域具有深远意义，更为党政建设提供了深刻的启示。在追求社会稳定与可持续发展的时代背景下，如何平衡人与人、人与社会、人与自然的关系，成为亟待解决的重大课题。而中医哲学中的"和谐"与"平衡"智慧，无疑为解决这些挑战提供了宝贵的思路与指引，为构建社会主义和谐社会提供了坚实的思想基础与实践指南。

展望未来，我们信心满满，坚信在中医哲学的智慧启迪下，中国特色社会主义事业定能绽放出更加璀璨的光芒，开创前所未有的辉煌篇章。让我们并肩同行，深入探索中医哲学智慧的精髓，不断开拓中国特色社会主义建设的新境界，共同书写属于我们的时代华章！

（赵远鹏　黄松艳）

"薪火相传，破茧成蝶"：中医哲学智慧与中医现代化

中医学是中国古代科学的宝藏，蕴含着深邃的哲学智慧，是开启中华文明宝库的关键。实现中医现代化须坚定中医文化自信，加强中医学子对中医基础理论的重视，学习经典，运用经典，推陈出新，让中医药得以传承与发展。中医学也需要与时俱进，结合现代社会的需求和标准推动中医现代化发展。在面对中医人才培养体系不健全、中医药制度尚不完善、中医药市场乱象、中医道地药材质量下降、中医西化等严峻挑战时，我们需要加强中医传统哲学思想的渗透，增强广大中医学子对中医药的文化自信，并获得相关法律制度的保护。同时，政府也应该继续加大对传统中医药的支持力度，并加强相关管理和监督，促进中医药的现代化发展，加速中医药走向国际化。

一、"以学增智"增强中医学子文化自信

1. 中医教育，何去何从

随着我国高等院校的教育课程和教学观念的不断更新、改革与发展，为了迎合新经济时代教育发展的最新要求，全国各大中医高等院校也在思考如何传承中医学的精髓和进行守正创新，培养适应新时代需求的中医学人才[1]。中医教育的成败关系着中医学的兴衰，应该更加注重学生的综合能力培养，包括思维能力、创新能力、沟通能力等。优化中医学专业的课程设置，增加与社会经济文化和科技发展密切相关的内容，使之更符合实际需求。同时，要适度调整专业分化，确保培养目标的广度和适应面，以满足社会的多样化需求。此外，加快中医本科专业教育课程体系的改革步伐，突出中医学术的特点，培养学生对中医文化的深入理解和掌握。在知识结构方面，要注重打造宽广的知识基

础，培养学生的跨学科思维能力。最后，中医人才培养模式也需要进行改革，增加实践环节，提供更多机会，让学生接触真实临床情境，培养解决问题和适应变化的能力。这样才能使中医本科专业教育更好地适应社会的变化和竞争的要求，为新世纪的发展需求做好准备。

2. 读经典，用经典，从经典悟中医智慧

中医学的经典著作承载着中医学的精髓和基础。中医经典指的是在中医学发展中具有权威性和典范性的著作。狭义的经典注重知识体系的原创性和内容的精粹性，包括《黄帝内经》《难经》《伤寒杂病论》《温热论》这四部经典著作[2]。广义的经典强调对中医生命与疾病知识的延展性，分为医学类经典和药学类经典，包括《黄帝内经太素》《脉经》《针灸甲乙经》《中藏经》《温病条辨》《神农本草经》等[2]。这些经典共同构成了中医学的整体书目。我们应该以经典为根基，深入阅读、运用和理解经典中的哲学智慧。通过结合理论与实践，灵活运用经典的知识，作为新时代的中医学子，我们应该充分认识学习经典的重要性，可以积极参加各种学习活动，如"学伤寒、背伤寒"、中医经典知识竞赛以及全国中医药健康知识大赛等。同时，加强中医经典课程的建设也成为各大中医院校培养学生传统思维和提高临床技能的重要方法。学习中医经典、传承精髓、守正创新是学好中医、发挥中医优势的必经之路[3]。

3. 守正创新，让中医药永远姓"中"

中医药不仅在中华民族历史和文化中占据重要地位，在新时代中国特色社会主义事业和中华民族伟大复兴中亦是如此[4]。尽管中医药发展已取得显著成就，但目前中医药人才短缺仍然是一个亟待解决的问题。如果中医薪火不传承下去，中医药就无法继续发展。有一些中医师不会把脉、不会开方，甚至中医思维也不坚持，完全依靠西医思维，这样的中医师名存实亡。中医学和西医学是两种不同的医学体系，如果用西医学的标准来评价中医学，就等于是"削足适履"。目前，中医学仍面临着艰难的摸索和漫长的发展之路。为了保护和发展中医药，我们需要加强中医药人才的培养，提高中医药的地位和影响力。同时，也需要继续加强中医药的管理体制改革，确保中医药能够得到应有的发展空间和机会。只有这样，我们才能够实现中医药的传承创新，推动中医

药事业迈向更加辉煌的未来。

二、中医哲学智慧继承与创新

1. 不拘于古，古为今用，洋为中用

2008 年 7 月 30 日中国工程院院士、中国中医科学院首席研究员李连达教授在中国中医科学院中医药发展讲坛上强调："古为今用、洋为中用是中医中药研究的重要原则。"[5] 他的解释强调了中药研究中的两个重要原则：古为今用和洋为中用。前者意味着要尊重中国几千年来保留下来的中药知识和经验，将其应用于当前和未来的服务；后者则是指要借鉴西方先进的理论和技术，促进中医药事业的发展。这告诫我们不能只进行回顾性研究，而应不断推陈出新。

"清肺排毒汤"是治疗各型新型冠状病毒感染患者的首选方和通治方，这个方剂在临床中被广泛使用，效果甚好，为抗击疫情作出了重要贡献[6]。这个千年古方经过新型冠状病毒感染患者验证，真正做到了古为今用。从青蒿素的发现到川芎嗪对缺血性中风的疗效肯定，从养阴清热方治疗免疫性不孕症的疗效肯定，到三氧化二砷对急性早幼粒细胞白血病的治疗，从血府逐瘀汤复方治疗冠心病到预防再狭窄的研究，所有这些都源自中医临床实践，实现了古为今用，并关注临床疗效[7]。中医现代化的实践内容充分体现了古为今用和洋为中用的原则。我们需要认识到临床疗效在中医现代化研究中的重要地位，同时也应当尊重证据，并运用循证医学原则来确认临床疗效和安全性临床方案。这样做可以有效地结合传统中医药知识和现代医学科学方法，为中医现代化的发展提供有力支持。

2. 顺势利导，执中和谐

中医学强调"不战而屈人之兵，以不治而愈人之疾"，通过顺势利导、执中和谐，运用智慧治病。中医学以阴阳五行为理论基础，将人体视作气、形、神的统一体，强调阴阳平衡对于健康的重要性，因为只有阴阳平衡，才能健康无病。在《素问·生气通天论》中提出了"阴平阳秘"的概念，阐述了阴阳之间相对动态平衡的重要性，指出只有在阴阳之间达到互生互制的平衡状态，人

体内的精气才能得以维持，人体的精神才能得以治愈[8]。比如说，人类生于天地之间，本身就与天地息息相关，顺应自然规律，才能保持身心健康。以夏天为例，此时气候炎热，天地阳气外发，人体阳气也处于相对旺盛的状态。因此，对于脾胃虚寒的人来说，最佳的养生方法就是顺势让阳气生发，让身体自然出汗，就像夏天会自然下雨一样。而在饮食方面，也要避免摄入过多寒冷的食物，因为此时脾胃阳气不足，摄入寒冷食物会伤害脾胃阳气。

3. 正气存内，邪不可干

"正气存内，邪不可干"这句话蕴含了中医哲学的深刻智慧。"正气"指人体自身的调节和适应能力，即所谓的"免疫力"。"邪"则包括各种致病因素，如风邪、湿邪、寒邪、疠气（病毒、瘟疫）等。这句话表达了人类在战胜疾病，尤其是疫病方面的哲学智慧，成为中医学指导人们战胜疫病、维护健康的重要思想[9]。从东汉建安年间遭遇疫病流行，张仲景创作《伤寒杂病论》，到明代时期，吴又可因经历瘟疫，著《温疫论》。此外，还有叶天士的《温热论》、薛生白的《湿热条辨》、吴鞠通的《温病条辨》等著作。这些医家的经验及著作为中国抗击疫病提供了指导。新型冠状病毒感染疫情期间，展现了中医学"正气存内，邪不可干"的防疫理念，充分认识到中医学"正气存内，邪不可干"的防疫智慧，为当代公共卫生防疫事业注入了中医药力量。

三、中医现代化道阻且艰

1. 为何"中医黑"层出不穷

清末考据学大师俞樾在其《废医论》中，从多个层面对中医药体系进行了全面的批判，并主张废止中医[10]。在晚清西学东渐与科学主义思潮兴起的背景下，对中医的质疑乃至主张废除的声音确实存在。即便在现代社会，关于中医理论与实践的讨论也仍在持续。

中医药的发展道路十分艰难，面临着许多亟待解决的问题。现代随着人工繁殖、施肥等过度干预种植方式，使得中药的药效变差。一些中医药从业者由于利益驱动，存在着一些违法违规，甚至欺诈的行为，虚标疗效、过度推销、打着保健品的旗号，欺骗老年人。此外，中医疗效难以保证，这也是人们对中医学持有怀疑态度的原因之一。为了解决"中医黑"的问题，我们需要共同努力。资本家要遵守市场规则，打造公平竞争的市场环境；从业者要加强自律，改善职业形象；中医药行业要加强规范，提高产品的质量。同时，政府也需要继续加大对传统中医药的扶持力度，支持中医药的现代化发展。唯有如此，中医药才能在现代化发展的道路上焕发新的生机和活力，为人们的健康事业作出更加重要的贡献。

2. 重点继承，克服西化

西医学经过数百年的发展，采用分析还原的方法，将复杂的人体系统分解为不同层次（如器官、组织、细胞），并进一步深入到分子、基因等微观层面，对这些组成部分的结构、功能及其相互作用进行深入研究。而中医学所观察的现象则侧重于整体，所发现的规律大多是从临床实践和生活经验中总结概括而来。中医学的优势在于对系统整体层次的把握，这种整体性的观察和思维方式为中医学赋予了独特的价值和优势[11]。中医学要实现现代化，确实需要寻找一条能够真正发展中医、继承中医精华、完善中医体系的新途径。中医学的西化表现往往缺乏对方法论的清醒认识，导致结果适得其反。为了实现现代化，中医学应当重新审视中医理论，追溯其根源，澄清本质，充分认识自身的独特价值，确立明确的发展方向和现代化战略。唯有如此，中医学才能够拥有深刻的洞察力，引领并融合西医学的知识发展，而非简单地受到西医理论的左右。通过这种方式，中医学可以在现代社会中发挥更大的作用，并为人们的健康事业作出积极贡献。

3. 中医人才培养问题

2023年2月28日，国务院办公厅发布了《国务院办公厅关于印发中医药振兴发展重大工程实施方案的通知》，强调指出："中医药是我国重要的卫生、经济、科技、文化和生态资源，传承创新发展中医药是新时代中国特色社会主义事业的重要内容，是中华民族伟大复兴的大事。"中医药的振兴发展需要依赖高质量的人才队伍，因此加强对人才的培养至关重要[12]。为了提高中医药人才的培养质量和水平，需要持续完善中医人才培养机制并提升国民中医素养。相关研究[11]对此进行了系统调研，并提出了一些政策建议：①加强领导干部的中医文化素养和重视程度；②建立完善中医药人才培养政策体系；③加大中医药人才培养的投入力度；④提升中医药管理人才的培养水平；⑤关注中医职业技术人才的新发展，丰富毕业后规培教育；⑥抓实抓细新时代继续教育。通过提升领导干部的中医药素养和重视程度，树立中国人民中医文化自信，优化中医人才培养政策环境和落实中医人才投入，才能真正实现中医药事业的振兴。

4. 中医道地药材及转基因问题

道地药材是指在特定地域产生的、经过长期临床实践验证的药材。从生物学角度来看，道地药材的形成是遗传与环境相互作用的结果。遗传变异和生态环境的相互作用，显著丰富了中药材原植物种质的多样性和资源，为道地药材品质的形成提供了生态生物学基础[13]。随着对中药材市场需求的增加，人们对道地药材的关注度也日益提高。然而，中药材市场上存在的质量和安全问题时有所见。尽管相关政策对规范中药材市场起到了一定的限制作用，但仍需要根本性改善中药材市场乱象的问题[14]。目前针对这些问题可行的有效措施有：加强药材来源管控；增强监管检验能力；禁止假冒劣质行为；规范种植方式；完善营销模式；禁止转基因中药材种植等。

5. 中药市场乱象问题

中药饮片市场的现代化和国际化是一个重要的发展方向，但同时也面临着市场挑战和安全性问题。近年来发生的一系列中药安全事件，如马兜铃酸、鱼腥草、云南白药、麻黄、小柴胡汤等事件，引起了国内和国际的关注。这些事件对中药的安全性产生了负面影响，并受到一些媒体夸大宣传和不实报道的影响，导致中药的声誉受损，中药产业面临尴尬的局面[15]。2014年9月24日发布的《93批中药材及饮片不合格》报道引起了社会的广泛关注，在原国家食品药品监督管理总局的表态中指出："总体上看，抽验的中药材及饮片的质量状况不容乐观，染色、增重、掺伪、掺杂等问题仍然比较突出。"针对中药市场存在的混乱现象，迫切需要采取相关措施加以解决[15]：第一，我们应该加快实施 GMP 认证，并完善中药饮片的技术标准，以提高产品的质量和安全性；第二，整合药企资源，加强市场质量控制，规范生产流程，确保产品符合标准；第三，完善相关法律制度，加强中药饮片的注册管理和监管力度，严格惩处违法行为；第四，加强中药饮片各个环节的监督管理，依法治理，确保产品质量和安全。这些举措是为了重新调整中药饮片市场秩序，使其回归正轨并获得稳定、安全和有序的正面评价。

四、中医现代化的意义

实现中医现代化是中医药事业的重要发展方向。除了解决人才培养、市场乱象和中医西化等问题，还需要以下措施：第一，运用现代科学技术和思维方法对中医药进行创新和完善，通过运用大数据、人工智能等现代科技手段，对中医药进行科学客观的研究，提高可信度和科学性。第二，建立切实可行的中医药标准体系，规范中医药诊疗流程、质量控制和安全评价等，提高中医药服务水平，确保其规范化和精准化。第三，结合现代诊断手段和中医辨证论治原则，利用影像学、基因检测等现代诊断手段，结合中医辨证论治原则，实现对个体差异和疾病特征的精准诊断和治疗。第四，运用互联网和远程医疗等现代科技手段，利用互联网平台和远程医疗技术，突破时间和空间的限制，实现中医药服务的便捷化和普及化。通过以上措施，可以使中医药在保持传统特色和优势的基础上，更好地适应现代社会的需求和标准，实现科学化、规范化和精准化发展。

五、小结与展望

钱学森指出：医学的前途是中医现代化[16]。新一代中医学子是未来中医传承的重要力量，也是中医事业振兴发展的核心和关键要素。他们应该正视自身的特色优势与不足，加强对中医药文化的认知与认同度，进一步推动中医药文化的创新发展。中医学需要在继承其哲学智慧的同时与时俱进，融合现代化技术，为中医学的现代发展提供规范可行的路径。此外，完善法律法规也至关重要，比如建立健全的中医药管理体制，政府对中医药进行扶持，清理、整合现有法律法规，加快地方性立法和配套性立法等都在中医现代化进程中具有紧迫性。只有"薪火相传，破茧成蝶"，积极应对各种机遇和挑战，才能推动中医药高质量发展。

（杨璧英）

参考文献

[1] 向文远，梁晨，方锐.浅谈中医教育未来的新与路 [J].中国中医药现代远程教育，2023，21（14）：11-13.

[2] 范天田，王建芳，蔺福辉，等."中医经典"概念、源流及分类研究 [J].中医杂志，2023，64（16）：1621-1626.

[3] 姚春.新时期中医经典课程建设探索 [J].医学教育研究与实践，2023，31（02）：184-189.

[4] 孙梅.三级中医医院人才分类培养模式实践探讨 [J].中医药管理杂志，2023，31（13）：89-91

[5] 古为今用、洋为中用是中医中药研究的重要原则 [J].中医药导报，2008（07）：47.

[6]《新型冠状病毒感染诊疗方案（试行第十版）》调整要点《新型冠状病毒感染诊疗方案（试行第十版）》解读 [J].中国医药，2023，18（02）：167.

[7] 蔡辉，王艳君.试论中医现代化进程中的古为今用与洋为中用 [J].成都中医药大学学报，2002（03）：1-4.

[8] 齐伟，刘家邑，钱鑫，等.基于中医平衡观指导的"辨构论治"诊疗理念探析 [J].中华中医药杂志，2022，37（03）：1286-1289.

[9] 严家凤.中医"正气存内，邪不可干"的防疫思维释义 [J].医学与哲学，2022，43（01）：63-66.

[10] 丁晓军，喻丰，赵靓.系统科学视域下的中医现代化——新冠肺炎疫情下中医药的循证验药之思 [J].系统科学学报，2024（03）：46-52.

[11] 周东浩，夏菲菲，刘震超，等.论"中医西化"的理论悖谬及其解决之道 [J].医学争鸣，2018，9（04）：9-12.

[12] 陈睿，郑培永，肖臻.新时代中医药传承创新人才培养的思考与建议 [J].中医药管理杂志，2023，31（17）：187-190.

[13] 张成才，孙嘉惠，汪奕衡，等.道地药材"优形、优质"形成的微进化机制研究进展［J］.中国中药杂志，2019，24（12）：1-10.

[14] 朱梦，黄辉，郭锦晨，等.新安地区道地药材保护开发的探索与思考——以歙县为例［J］.现代中医药，2019，39（03）：99-101.

[15] 王兴红.机遇与挑战：中药饮片的市场乱象及其规制［J］.医学与法学，2015，7（02）：56-58.

[16] 钱学森.论人体科学［M］.北京：人民军医出版社，1988.

中医哲学智慧与新时代中国特色社会主义建设

　　2010年，习近平同志在出席皇家墨尔本理工大学中医孔子学院授牌仪式中强调："中医药学凝聚着深邃的哲学智慧和中华民族几千年的健康养生理念及其实践经验，是中国古代科学的瑰宝，也是打开中华文明宝库的钥匙。"[1]中医学作为中华优秀传统文化的重要组成部分，其哲学智慧源远流长。中医哲学智慧与中华优秀传统文化在多个方面存在高度契合。中医学中蕴含的辨证论治和整体观念与马克思主义哲学的辩证唯物主义有着异曲同工之妙。中医药文化的社会主义核心价值观也与马克思主义哲学的人本主义思想相协调。本文旨在探讨中医哲学智慧与中华优秀传统文化、马克思主义哲学和习近平新时代中国特色社会主义思想之间的关系，以及其在推动新时代中国特色社会主义建设中的重要作用，并提出将中医哲学智慧融入新时代中国特色社会主义建设中的具体措施中。

一、中医学所蕴含的哲学智慧

　　中医哲学智慧是中华民族在长期医疗实践中形成的独特理论体系，其核心思想包括整体观念、辨证论治等。马克思主义哲学是中国共产党的指导思想之一，包括辩证唯物主义和历史唯物主义。辩证唯物主义是认识世界和改造世界的根本方法，强调实践是认识的基础。

　　中医哲学智慧与马克思主义哲学之间存在许多共同点。首先，二者都强调实践的重要性，认为只有在实践中才能检验真理和发展真理。其次，二者都关注人的需求和利益，强调以人为本的理念。最后，二者都注重辩证思维和方法论，认为事物的发展是一个动态的过程，需要用全面的、系统的观点来看待。

　　在马克思主义哲学视野下，中医学的辨证论治和整体观念对于如何理解疾病、对待患者具有重要的指导意义。中医学认为，人体内部各脏腑器官之间以及人与自然环境之间存在着相互依存、相互制约的关系。这种关系在中医学的诊断和治疗中被视为一个整体，需要用辩证的眼光来看待。这与马克思主义哲学的辩证唯物主义不谋而合，辩证唯物主义强调事物之间的普遍联系和相互作用，认为事物的本质在于其矛盾的特殊性。在中医学中，这种特殊性体现在"证"——疾病的本质。中医医师通过辨证论治的方法来认识患者所患疾病的本质，从而制定出个性化的治疗方案。比如两个人患的病相同，但因为所表现的证不同，所用的方药就不同，这既体现"同病异治"的治疗思想，又符合"实事求是"的思想路线。

整体观念是指从整体上把握人体生命活动规律，注重人与自然、社会之间的和谐统一。中医药文化的社会主义核心价值观包括"以人为本"的理念，这与马克思主义哲学有着共通之处。马克思主义人本主义思想强调人的主体性和社会性，认为人的全面发展是社会进步的基础。在中医药文化中，"以人为本"的理念体现在诊疗过程中对患者个体差异的关注和尊重，"因人而异""辨证论治"，以"治未病"思想为核心的预防保健等方方面面。这与马克思主义人本主义思想强调关注人的需求和促进人的全面发展不谋而合。

二、中医哲学智慧与中华优秀传统文化的内在契合

中华优秀传统文化以其博大精深、兼容并蓄的特点，为中医学的发展提供丰厚的土壤。与此同时，中医学的哲学智慧也深深植根于中华优秀传统文化之中，二者相互影响、相互促进。

中华优秀传统文化认为，宇宙是一个整体，万物之间存在着相互依存、相互影响的关系。这种整体观在中医理论中得到充分体现。中医学认为人体是一个有机的整体，各个脏腑器官之间相互协调、相互制约，构成一个完整的系统。同时，中医学还强调"天人合一"，即人与自然环境、社会环境的和谐统一，认为自然环境、社会环境的变化对人体健康有着重要影响。这种宇宙观不仅体现中华优秀传统文化的精髓，也赋予中医学独特的理论特色和实践价值。

中华优秀传统文化高度重视生命，"身体发肤受之父母"，认为生命是最宝贵的事物。同样，中医学强调生命的宝贵，唐代名医孙思邈认为"人命至重，

有贵千金"。在对待生命的态度上，中医学强调预防为主、治未病的理念，认为保持身体健康是首要任务。同时，中医学还注重个性化和人文关怀，关注患者的情感和心理需求。这些中医哲学智慧充分体现了中华优秀传统文化中的人本思想。

"和"文化是中华优秀传统文化中的重要部分。2014年，习近平总书记在中国国际友好大会暨中国人民对外友好协会成立60周年纪念活动上的重要讲话中指出："中华文化崇尚和谐，中国'和'文化源远流长。"[2]中医学认为疾病是由于人体正邪相交、阴阳失调而产生的。在治疗上，不是一味地打压邪气，而是强调"顾护正气""调和阴阳"，人体阴阳平衡，邪气消散，正气渐复，自然会"正气存内，邪不可干"。这与"和"文化中"以和为贵""平衡协调"的思想相呼应。

三、中医哲学智慧与新时代中国特色社会主义建设

1. 中医哲学智慧的内涵及其对新时代中国特色社会主义建设的启示作用

习近平新时代中国特色社会主义思想是当前中国发展的行动指南，强调坚持以人为本、全面深化改革、推进科技创新等重要理念。中医哲学智慧可以为新时代中国特色社会主义建设提供有益的启示和指导。

首先，中医学强调"天人合一""以人为本"，倡导人与自然和谐共生，这与生态文明建设的要求相一致。习近平总书记在治理生态问题时多次运用中医学的思想，"要加强生态环境系统保护修复。要从生态系统整体性和流域系统性出发，追根溯源、系统治疗，防止头痛医头、脚痛医脚"[3]"通过祛风驱寒、舒筋活血和调理脏腑、通络经脉，力求药到病除"[4]。强调生态问题的治理要从整体观念出发，抓住具体问题的主要矛盾，针对性地解决问题，对症下药。

其次，中医学重视个体差异，主张因人制宜、辨证施治，这与新时代中国特色社会主义建设中强调的"具体问题具体分析"相呼应。而社会主义对于发展的认识中，以人为本的思想是核心。社会主义的发展必须坚持以人为本，关注人民的生活质量和幸福感，促进人和社会的全面发展。根据不同人群的不同

需求，制定具体政策，实事求是，提高人民的生活水平，促进社会公平和可持续发展。

最后，中医学倡导预防为主、治未病的思想。事物的前进具体是迂回的、曲折的。在各个领域，未雨绸缪，防微杜渐，从细节提前发现未来可能出现的问题，并做出预防措施，这是中国式现代化之战略前瞻性的体现。

2. 中医哲学智慧在推动新时代中国特色社会主义建设中的重要作用

首先，在国家治理方面，中医学的整体观念和辨证论治的思想，可以为国家治理提供指导。例如，在制定政策时，应全面考虑各种因素，把握整体和部分的关系，具体问题具体分析，运用辩证思维来分析问题，实现科学决策。

其次，中医哲学智慧在推动社会发展方面发挥重要作用。中医学的平衡协调、和谐发展的理念，认为人体内部环境的稳定、"阴平阳秘"是健康的基础。在社会建设方面运用这些理念有助于推动社会和谐发展。在社区建设中，可以借鉴中医学的"以人为本""因人制宜"思想，关注居民的需求和利益，促进社区的和谐稳定。例如，中医药从业者可以通过参与公共卫生服务体系建设、开展中医药相关健康教育等方式为社会提供中医药特色医疗服务，提高人民群众的健康意识和生活质量。

中医哲学智慧为防治疾病、保障人民健康和减轻医疗负担贡献了较大力量。中医学强调"治未病"、预防为主、养治结合，提倡通过调理身体内部环境来达到防治疾病的目的。一方面，中医可以通过针灸、推拿、中药等方法改善患者的体质和气血阴阳状况；另一方面，结合整体观念，中医还可以帮助患者调节情绪、调整心态、缓解压力，从而达到身心同治的目的。这些都能提高患者的免疫力，从而有效地预防和控制疾病的发生。

中医哲学智慧在促进经济发展方面具有重要价值。随着人们的健康意识不断提高，中医药产业不断发展、壮大，取得了一定的经济效益。中医药文化作为中国传统文化的代表之一，具有较高的文化价值和品牌价值。一方面，结合中医哲学智慧，在发展中医药产业的同时带动相关产业链的发展，促进经济增长；另一方面，中医药文化可以成为中国文化输出的重要途径之一，推动中华文化的传播和弘扬。

3. 将中医哲学智慧融入新时代中国特色社会主义建设中的具体措施

"实践是检验真理的唯一标准。"我们应当加强中医哲学智慧在实践中的运用。为了将中医哲学智慧融入新时代中国特色社会主义建设中，我们需要采取以下措施。

（1）弘扬中医文化，增强文化自信。中医哲学智慧是中华优秀传统文化的重要组成部分，弘扬中医文化对于增强文化自信和推动中国特色社会主义文化发展道路具有重要意义。因此，我们应该加强对中医文化的传承和创新，弘扬中医哲学智慧，推动中医文化与现代文化的融合发展，提高人们对中医药文化的认识和认同，让中医文化在新时代焕发出新的生机和活力。

（2）推动中西医结合的发展，发挥中医学在预防、保健和诊断和治疗方面的优势，发挥中医学在公共卫生体系建设中的作用，提高人民的健康水平，例如，参与传染病的防控和治疗、提高人民群众的健康意识、自我保健能力等。因此，我们应该加强对中医学在公共卫生体系建设中的研究和应用，发挥中医学在保障人民健康方面的优势和作用。

（3）加强中医药人才培养和队伍建设，为中医药事业的发展提供有力的人才保障。在新时代中国特色社会主义建设中，我们应该加强对中医药人才培养和队伍建设的投入和支持，培养一批具有高素质中医药文化的专业人才和团队，例如，加强中医药高等教育和职业教育、建立中医药人才评价和激励机制、推动中医药学术交流和合作等。

（4）加强对中医药产业的支持和引导，促进中医药产业的创新发展，推动中医药走向世界。中医药产业是中医哲学智慧得以传承和发展的重要载体。在新时代中国特色社会主义建设中，我们应该加强对中医药产业的创新和发展，推动中医药产业转型升级和高质量发展，例如，加强中医药临床科学研究、提高中药材种植和加工技术水平、推动中医药国际化等。

四、总结与展望

综上所述，中医学和中医药文化所蕴含的哲学智慧对于现代社会的发展具有重要的启示和指导意义。在马克思主义哲学视角下，我们可以更深入地认识和理解中医学的辨证论治和整体观念以及其他中医药文化社会主义核心价值观。中医哲学智慧与中华优秀传统文化在宇宙观、生命观、疾病观等方面存在高度内在契合。这种契合不仅为理解中医理论提供新的视角，也为中医学的发展提供有力支持。中医哲学智慧在新时代中国特色社会主义建设中具有重要的应用价值。通过将中医哲学智慧与马克思主义哲学、习近平新时代中国特色社会主义思想相结合，可以更好地推动中国特色社会主义事业和中医药的发展。

因此，我们建议在未来的研究中，进一步加强中医学与马克思主义哲学的对话与交流，深入挖掘中医学与中华优秀传统文化之间的内在联系，推动三者的融合发展。同时，我们还应该在中医学的临床实践中积极运用这些哲学智慧和文化底蕴，提高治疗效果，更好地服务于人民群众的健康需求。此外，我们还应该加强国际交流与合作，向世界传播中医学和中华优秀传统文化的独特魅力，为构建人类命运共同体贡献中国智慧和中国方案。

（丁泽惠）

参考文献

［1］杜尚泽，李景卫.习近平出席皇家墨尔本理工大学中医孔子学院授牌仪式［N］.人民日报，2010-06-21（001）.

［2］习近平.在中国国际友好大会暨中国人民对外友好协会成立60周年纪念活动上的讲话［N］.人民日报，2014-05-16（002）.

［3］习近平总书记推动长江经济带高质量发展金句［N］.人民日报，2023-10-13（002）.

［4］习近平.在深入推动长江经济带发展座谈会上的讲话［N］.人民日报，2018-06-14（002）.

"文化强国"战略视域下中医药文化的传承与创新

中医药文化是反映中医学理论体系形成的文化社会背景以及蕴含的人文价值和文化特征，涉及中医学有关人体生命和防病治病理论形成发展的规律，是相对于"硬实力"而言的"软实力"，就如同阴阳，"孤阳不生，独阴不长"，是一种以彼助己、以己助彼的状态[1]。

传承中医药文化具有重要价值和意义，也存在诸多限制和挑战。然而，中医药是中华民族的伟大创造，党的十八大以来，习近平总书记就中医药工作多次发表重要讲话，把中医药放在中华文明传承发展的历史长河中来审视，放在中华民族伟大复兴中国梦和构建人类卫生健康共同体的历史进程中来谋划部署，紧紧围绕怎么看中医药、发展什么样的中医药、怎样发展中医药等重大理论和实践问题，精辟阐释了中医药的历史地位、独特优势、科学内涵、文化内核和时代价值，深刻阐明了中医药的发展方向、发展道路、发展要求，为新时代传承发展中医药事业提供了根本遵循和行动指南[2-3]。

一、传承中医药文化的重要性和意义

1. 中医药在综合医疗中的地位

中医药文化积淀了几千年的医学智慧和实践经验，对人类的健康有着独特的贡献。中医药学强调整体观念，更关注的是"病人"，把"病"作为人体在一定因素作用下，特定时间内的失衡状态[4]，通过"望闻问切"见微知著、以外测内，构成因人、因时、因地的个体化诊疗体系。在治疗上，中医学包括针灸、中草药、推拿等独特的治疗方法[5]；在效果上，可以"治愈"，而非"临床治愈"。

另外，中医药在慢性病管理和康复方面具有独特优势[6]。通过调理身体的整体平衡，中医药可以改善慢性病患者的生活质量，帮助其更好地适应疾病状态，促进康复过程[7-8]。总的来说，中医药在综合医疗中的地位体现在其独特的治疗理念和方法，为提供更全面、个体化的医疗服务提供了更多的选择。

2. 中医药在健康保健中的作用

中医药强调预防为主，注重调整人体的阴阳平衡，提升机体的自愈能力[9]。《黄帝内经》云"上工治未病"，强调"未病先防"和"治未病"，注重在人体尚未出现明显病症时进行干预，通过调理脏腑经络、平衡阴阳五行，促使身体达到内外平衡，这有助于维持身体的健康状态，提高机体的自愈能力，减少患病的风险。与此同时强调顺应天时、调理情志[10]，如《素问·上古天真论》云："法于阴阳，和于术数，食饮有节，起居有常，不妄作劳。"《素问·四气调神大论》云："夫四时阴阳者，万物之根本也，所以圣人，春夏养阳，秋冬养阴，以从其根。"

中医学认为人体与自然环境密切相关，强调根据季节、气候的变化调整饮食、作息等生活方式。这有助于适应气候环境的变化，增强身体的抵抗力，预防感冒、过敏等疾病。中医学强调情志调摄对健康的重要性，调控情志可以改善心理健康，缓解压力，对预防心理疾病具有积极作用，尤其在生活压力日益增大的现代社会，可实现身体、心理和社会的和谐发展。

3. 中医药对世界的影响与交流

中医药对世界的影响与交流在当今全球化背景下变得愈加显著[11]，主要表现在以下几个方面：①国际认可与传播[12]，中医药在世界范围内逐渐获得了认可，并成为一种备受瞩目的医学体系。针灸已被世界上100多个国家的人民使用。②中医药在国际卫生事业中的作用[13]，中国积极参与国际医疗援助工作，为一些国家提供中医药服务和技术支持。中医药在一些传统医学无法满足需求的地区，发挥了独特的作用，为人类健康事业作出贡献。如新型冠状病毒感染疫情中为挽救生命和建设人类命运共同体作出了独特的贡献。③中医药在全球健康产业中的地位[14]，中医药产业在全球范围内逐渐崭露头角，成为全球健康产业的一部分。

中药制品的国际市场需求不断增长，与养老、食品、互联网、旅游、体育等多种产业融合发展，为社会提供了丰富的物质和精神产品。

4. 中医药在文化传承中的角色

文化是一个民族的命脉所在，在中华上下五千年文明历史发展过程中，我国各族人民通过不断努力，经过辛勤劳动，用血和汗水的浸泡，创造出博大精深、源远流长的中华文明，为中华民族的繁荣昌盛提供了强大无比的精神力量。中医药不仅仅是一种医学体系，更是中国文化的一部分，在文化传承中扮演着不可替代的角色，对中华文化的传统、价值观念和社会认知产生了深远的影响[15]。

通过中医药的传承，古代医学家的治疗方法、草木矿物的运用、针灸推拿等技艺得以传承，为后代提供了宝贵的医学遗产。中国外文出版发行事业局对外传播研究中心对国家形象全球调查结果表明，中医学被认定是最具代表性的中国元素，超过书法、戏曲等元素。中医药的传承不仅是对医学知识的传承，更是对中华文化的认同和传统价值观念的传承[16]，还是道德伦理观念的传承。《备急千金要方·大医精诚》云："若有疾厄来求救者，不得问其贵贱贫富……普同一等，皆如至亲。"中医文化强调医者的仁爱之心和治病救人的伦理观念[17]。中医药的传承有助于培养医者的良好医德，传递尊重生命、关爱患者的社会主义核心价值观。

二、传承的困境与挑战

1. 西医学对中医药的冲击

西医学对中医药产生了一系列冲击，主要表现在以下几个方面。

（1）科学标准的要求：西医学基于客观的物质科学（如化学、物理学），西医学的发展往往取决于与生命科学相关的物质的发现与研究（如 DNA、酶、信号转导通路等），相比之下，中医药传统理论没有一个明晰的从现象到理论的研究范式。同一个疾病，西医学对它的研究必然是殊途同归的，但是不同的中医医家众说纷纭，理论难以综合统一。这引发一些学者和患者对中医药有效性的质疑，患者更倾向于选择西医学治疗，认为其在疾病治疗上更为科学和可靠，导致中医药在患者中的较低接受度。另外，中医药的辉煌成就来源于中医理论，中医药的市场化却需要依赖西医学的评价机制以增加其认可度。比如，西医学课本上不会出现中医药学的内容，但中医学却要引进各种西医学的概念，比如免疫、细胞、病毒、细菌等。

（2）药物研发的竞争：西医学的药物研发更加注重分子水平的理解和药物的化学合成。相比之下，中医药中的草本药材和复方药物往往难以进行标准化生产和科学研发，甚至许多药物生长周期特别长，导致在药物领域的竞争中处于相对劣势。另外，一方面，中医药的进一步研发需要资本的注入，但中医药的进展难以给资本带来利润。另一方面，中医学面临革故鼎新的变革关口，作为创新主体的中医药企业研发投入极低，要么沉溺于市场竞争，要么拿着"国家保密方""偏方专利"等坐吃山空。中医药源自中国，但中国的天然药物研发却较为落后，如加拿大上市了高效能的人参皂苷，国内企业还在做人参压片、人参酒，日本将灵芝多糖做成免疫调节药物，国内企业还在纠结是破壁还是不破壁。

（3）医疗技术的进步：现实社会中我们或许会听到某位名老中医治愈癌症晚期、心力衰竭、糖尿病等，但是实际上，这样的奇迹难以复制，且一个优秀医生的力量是有限的。药物研发的速度和标准化限制了发展。西医学的技术手段不断进步，如影像学、生物技术、基因工程等，使得西医学在疾病诊断和治疗方面取得了显著的进展。这些先进技术在一些领域取代了传统中医学的一些诊断和治疗方法。

2. 中医学传承面临的问题

中医学在传承过程中面临着一系列问题，这些问题影响中医学的发展和继承。①师承困难：中医学往往依赖师父传承给徒弟的方式，但随着社会结构的变迁，这一传统师徒制度变得越来越困难[18]。徒弟需长时间学习和实践，而现代社会的快节奏生活很难满足这一要求。而在另一种现代教育模式下，使得医学生很难在校园里学到能够实际运用的知识和技能，往往经过 5 年、8 年，甚至 10 年的学习，仍不能运用中医药进行独立诊疗，信心和积极性不断受到打击。②年轻人对中医学兴趣不高或缺乏自信：现代一些年轻人对中医学的兴趣逐渐下降[19]。中医学需要大量的时间和精力去学习，导致年轻一代对中医学的学习意愿减弱。③草药资源的枯竭和质量不稳定：中医学常常使用各种植物草药，但由于采集不当、环境变化等原因，一些重要的草药资源面临枯竭和质量不稳定的问题，影响了中医学的药物制备[20-21]。一些中医学的治疗方法和药物可能涉及法律法规的限制，例如一些植物草药的使用可能受到野生植物保护法的制约，这对中医学的发展造成一定影响。

3. 社会对中医药认知的误解

中医药在社会中存在一些认知的误解，这些误解可能源于文化差异、信息不对等或个人经验，具体如下。①神秘化和一刀切：一些人认为中医药是神秘的、玄幻的，容易被一些迷信的观念所包围。这种误解使得中医药被视为一种神秘的治疗方式，而非基于科学的医学实践。还有人可能倾向于一刀切地看待中医药，认为所有中医药都是不科学的、无效的。这种极端的观点忽略了中医药的复杂性和多样性，以及一些经过科学验证的有效治疗方法。②中医药疗法的误解：有些人将中医药等同于自然疗法，认为所有中医治疗都是通过天然草本植物实现的。实际上，中医药包括多种治疗方法，不仅仅局限于植物草药的使用。还有人将针灸视为一种痛苦的治疗方式。实际上，针灸是一种疗效显著而痛苦轻微的治疗方法，其机制也得到了西医学的解释与认可。③认为中医学与西医学对立：一些人误以为中医学与西医学是对立的两个体系，认为中医学是传统的、过时的，而西医学才是科学的，实际上，中医学与西医学可以相互融合，各自发挥优势[22]。

三、传承中医药文化的对策

1. 弘扬传统文化价值观，加强国际交流

传承中医药文化不仅是医学知识的传承，更是中华传统文化的传承，弘扬中医药背后的哲学思想、伦理观念等，使其融入社会价值观[23-24]。

通过国际学术交流、合作项目等方式，将中医药的理论和实践经验分享给国际社会[25]，这有助于提高中医药在国际上的认可度和影响力。

2. 传承精华，守正创新，推动现代科技与中医学结合

这里的精华是指中医经典，中医学习强调背诵中医经典，尤其是《伤寒论》，现在临床很多好的疗效多出自古人经典理论方剂[26]，如此次新型冠状病毒感染疫情推荐处方也用的是汉代张仲景的麻杏甘石汤打底进行加减，所以背诵经典是中医药人做好临床的必经之路。另外，如果只守着自己的故纸堆沾沾自喜的话，那中医学永远不会有出头之日，我们需要用多学科交融去探索中医学，通过现代科技手段，如大数据、人工智能等，促进中医药的研究和应用[27-29]。

加强对中医药疗效的科学验证，通过实验证据证明中医药的治疗效果，这有助于提高中医药的可信度，打破一些误解，相信在这个过程中大多人也会迎来否定之否定的辩证发展，最终达到一种新的境界。

3. 政策支持与法规制定

2017 年 7 月 1 日，中国第一部全面系统体现中医药特点和规律的基本性法律《中华人民共和国中医药法》正式实施。该法将中医药方针政策上升为国家意志，将各级政府发展中医药的职责用法律的形式固定下来，为扶持和促进中医药事业发展提供坚实保障。

自此以后多部相关法律和规范相继出台，加强对中医药的政策支持，制定相关法规，保护中医学的合法权益仍需要不断完善以推动中医药文化的传承与发展。

4. 建立文化自信

中医药文化传承，就是要坚定中医药文化自信[30]。历史是文化的积淀，中国医药学有几千年的历史，曾经有过很多的辉煌。从传说的神农尝百草到东汉的华佗最早发明用麻醉法施行外科手术，从中医针灸疗法到东汉时期张仲景创立中医辨证施治的理论体系，从宋代开始就在民间流传的用人痘接种预防天花的方法到明代李时珍的药物学巨著《本草纲目》问世等，都是我们值得骄傲的医药学成就。对中医学悠久的历史和丰厚的文化蕴藏，我们应该大力宣传、弘扬，坚定其自信，充分发挥其独有的价值，不断增强中华民族的自信心。

5. 建立更有效的学习和传承模式

在各级教育中，都应加强中医药相关专业的培养，推动中医药知识在学校中的传授，建立完善的中医药课程体系，培养更多专业人才[31]。首先，先拯救已经濒危的民间老中医，使其能在有生之年找到传承人员。其次，建立发展真正适合中医学的中医教育体系，培养中医药专业学生，以后真正从事中医药临床。

6. 建立药材保护与种植基地

针对一些中医药所使用的草本植物，建立药材保护和种植基地，以确保中医药所需原材料的质量和稳定供应[32]。

四、结论

一株小草改变世界，一枚银针联通中西，一缕药香跨越古今……我们要把中医文化传承好，充分发挥中医药作为中华文明宝库"钥匙"的独特作用。"知之愈明，则行之愈笃"，我们要勇对挑战，进一步坚定文化自信，尤其是中医药文化自信，坚持守正创新，在新时代担负起新的文化使命，推动中医药文化重焕荣光，为健康中国建设注入源源不断的文化动力。

（陈紫煜）

参考文献

［1］廖娟，曾福生.文化强国视域下中医药文化传承创新的价值定位、现实困境与实践进路［J］.湖南中医药大学学报，2023，43（06）：1134-1139.

［2］吴勉华，黄亚博，文庠，等.学习总书记重要论述　坚定中医药发展自信［J］.江苏中医药，2019，51（07）：1-9.

［3］吴舟涛，杨美琪，吴丹丹."文化强国"视域下中医药文化核心价值的传播与传承［J］.中医药管理杂志，2022，30（13）：1-3.

［4］周苏娅，袁纲.中医药天人合一思想的历史价值及其当代传承［J］.

中医药学报，2016，44（03）：1-4.

[5] 袁颖超.基于中医生命与疾病认知方法的诊疗模式研究[D].哈尔滨：黑龙江中医药大学，2021.

[6] 朱安琪，刘春莹.中医药治疗慢性病的优势[J].世界最新医学信息文摘（连续型电子期刊），2019，19（83）：189-190.

[7] 蔡秋杰，张娟，党海霞，等.中医药防治慢性病服务现状分析及对策[J].中国中医药信息杂志，2015（02）：4-7.

[8] 江育萍，杨雨芊.医养结合视角下中医药特色养老机构老年人慢性病的分析[J].大众科技，2021，23（08）：62-65.

[9] 刘家峰.《内经》养生观与"治未病"初探[J].实用中医内科杂志，2008，22（04）：20-21.

[10] 余瑾，傅杰英.精神心理康复和中医情志疗法[J].现代康复，2001，5（21）：26-28.

[11] 冯莉，万平，刘子先，等.国内外中医药教育发展现状比较分析[J].天津中医学院学报，2005，24（01）：43-45.

[12] 张晓雯，李建国，郑嘉怡，等.中医药文化国际传播的文化认同、历史特征及启示[J].亚太传统医药，2023，19（10）：1-5.

[13] 司高丽，郭英剑，司富春.后疫情时代中医药文化国际传播的现状与思考[J].中医杂志，2023，64（03）：321-324.

[14] 李秀，徐雯雯，张宗明，等."5W"视角下中医药文化的国际传播[J].药学教育，2023，39（05）：11-15.

[15] 温长路.中医药文化与中医学的中和观[J].环球中医药，2010，3（01）：58-61.

[16] 赵桂芝，王雷.中国语言文化中的中医药元素[J].湖北中医药大学学报，2014，16（01）：128-129.

[17] 吴铄涵.从《大医精诚谈》中医药文化的育人功能[J].中国中医药现代远程教育，2023，21（18）：171-174.

[18] 蔡慧贤.中医药文化传承危机的原因及对策[J].求医问药（下半月），2011，9（11）：529-531.

[19] 赵璐，朱姝，刘红燕，等.青少年中医药文化科普状况评述[J].中

国社会医学杂志，2020，37（06）：570-573.

［20］丁乡.保护野生药材资源刻不容缓——东北三省中药材资源枯竭及其对策［J］.中国现代中药，2006，8（02）：2.

［21］《中国药业》编辑部.我国野生中药材资源面临枯竭之忧［J］.中国药业，2006（21）：29.

［22］王文萍.中西医学的对立与互补［J］.中医药学刊，2003，21（01）：36-37.

［23］王雁群，巩海涛，周云，等.中医药文化核心价值的传播与传承［J］.东方药膳，2021（12）：217.

［24］陆冰盈.中医药文化的内涵与传承［J］.今日健康，2016，15（06）：308.

［25］李珞瑄.融媒体视域下中医药文化的传播路径研究［J］.新闻研究导刊，2023，14（20）：203-205.

［26］刘立安，孟月，关澳，等.试论中医教学中临床"读经典"的文献类方法引导［J］.中医临床研究，2023，15（19）：145-148.

［27］廖广凤，李兵，韦建华，等.基于"传承精华，守正创新"理念的《中药化学》课程思政探索［J］.广东化工，2020，47（10）：2.

［28］孟晓媛，张艳，陈智慧.人工智能在中医药领域的应用与发展［J］.吉林中医药，2023，43（05）：618-620.

［29］孙成，杜杰，秦博文，等.中医药文化传承与创新发展策略研究［J］.健康必读，2021，25：240.

［30］卫培峰，罗文佳，王丽平，等.新时代下基于"文化自信"的中医药文化传承与发展［J］.教育教学论坛，2020（24）：103-104.

［31］葛飞，朱其林，周建军，等.中医药文化传承与中医药人才培养［J］.中国当代医药，2014，21（09）：3.

［32］易思荣，黄娅，李娟，等.我国中药资源保护现状及对策研究［J］.中国民族民间医药，2009，18（16）：2.

"和合"文化视角下的中医诊疗模式探析

"和合"文化作为中华传统文化的核心和精髓，体现了中国古人对和谐理想社会的追求，涵盖了人与自然、人与社会以及人与人之间关系的和谐统一，反映了中华传统文化的价值追求和哲学智慧，强调"和谐""和而不同""中和"等理念[1]。

一、"和合"文化的起源与内涵

1. "和合"文化的起源

"和"文化起源于中国古代的农耕文明。在长期的农业生产实践中，先民们逐渐认识到人与自然、人与人之间的和谐关系对于社会稳定和发展的重要性。在此基础上，形成了以"和"为核心的哲学观念、伦理道德和政治理念。中华和合文化源远流长，"和""合"二字都见于甲骨文和金文。"和"的初义是声音相应和谐；"合"的本义是上下唇合拢。殷周之时，"和"与"合"是单一概念，尚未联用。《易经》中"和"字凡两见，有和谐、和善之意，而"合"字则无见。《尚书》中的"和"是指对社会、人际关系诸多冲突的处理；"合"指相合、符合[2]。

2. "和合"文化的演变

据考古学研究，早在新石器时代，中国先民就开始崇拜"和"的象征——太极图。太极图由黑白两鱼组成，象征阴阳和谐，体现了"和"文化的哲学内涵[3]。春秋时期，和合二字联用并举，构成和合范畴。《国语·郑语》称："商契能和合五教，以保于百姓者也。"儒家学派创始人孔子以"和"作为人文精神的核心，如"礼之用，和为贵"，"君子和而不同，小人同而不和"，既承认差异，又和合不同的事物，通过互济互补，达到统一、和谐。道家创始人老子提出"万物负阴而抱阳，冲气以为和"的思想，认为道蕴含着阴阳两个相反方面，万物都包含阴阳，阴阳相互作用而构成和。《管子》将和合并举，指出："畜之以道，则民和；养之以德，则民合。和合故能谐。"墨子认为和合是处理人与社会关系的根本原理，指出天下不安定的原因在于父子兄弟结怨仇，而有离散之心，所以"离散不能相和合"。《周易·象传》提出十分重要的太和观念，讲："乾道变化，各正性命，保合太和，乃利贞。首出庶物，万国咸宁。"重视合与和的价值，认为保持完满的和谐，万物就能顺利发展[4-5]。

3."和合"文化精神在各领域的融合

秦汉以来，和合概念被普遍运用，中国文化的发展也呈现出一种融合的趋势，同时也保留了各家的鲜明特色和个性。不仅世俗文化各家各派讲和合，而且宗教文化也讲和合，宗教文化与世俗儒家文化之间也讲和合，在保持各自文化特色的同时，相互融合，相互吸取，由此促进了中国文化的持续发展。和合思想自产生以来，作为对普遍的文化现象本质的概括，始终贯穿在中国文化发展史上各个时代、各家各派之中，而成为中国文化的精髓和被普遍认同的人文精神[6-7]。

不同的行业领域都受到中国"和合"文化精神的影响，在面对病痛时，如何认识疾病产生的原因、过程和结果，如何认识疾病与人类之间的相互关系，如何认识疾病的治疗原则与方法，如何认识治疗疾病的手段，"和合"的文化精神更是孕育出了非常独特的医学理论体系[8-9]。

二、"和合文化"与中医诊疗特点

1."和合"文化之"天人合一"与中医学整体观念

人以天地之气生，四时之法成。人生于天地之间，依赖于自然而生存，也就必须受自然规律的支配和制约，即人与天地相参，与日月相应。这种天人相应或称天人合一学说，是中医学效法自然的理论依据。顺应自然包括顺应四时调摄和昼夜晨昏调养。昼夜变化,比之于四时,所谓朝则为春,日中为夏,日入为秋,夜半为冬。白昼阳气主事,入夜阴气主事。四时与昼夜的阴阳变化,人亦应之。人类在掌握了自然规律的基础上,采取各种措施来顺应自然的变化,并根据自然界变化提高自我调适能力便是最好的健康之道。所以,生活起居要顺应四时昼夜的变化,动静合宜,衣着适当,饮食调配合理。顺应自然指人体节律有序而稳定,机体处于阴阳和谐的健康状态,若不顺应自然,则将导致自身生理和心理功能的紊乱而出现疾病,因此保持机体内外环境的协调统一,对避邪防病、保健延衰具有重要意义[10]。

在"天人合一"的理念指导下,医学体系衍生出众多关于疾病认知和诊疗的体系,即整体观,概括起来分为三个方面:人与自然是一个有机整体,人与社会是一个有机整体,人体自身是一个有机整体。人与自然是一个有机整体并不单单提出了顺应自然的健康认知观,更重要的是根据自然界对人体的影响,提出了在自然界"风、寒、暑、湿、燥、火"六气太过的影响下,产生的"外感六淫"致病的学说,构建了外感病的诊疗体系,并沿用至今,在当今仍有巨大的研究和应用价值。人与社会是一个有机整体,强调了社会环境与人体的关系,社会环境的变化对人体产生的影响同样也可以产生疾病,提出了在社会环境中"喜、怒、忧、思、悲、恐、惊"七情调适不当的影响下,产生的"七情内伤"致病学说,构建了内伤病的诊疗体系,并沿用至今,如今仍是很多疾病的纲领性指导原则。人体自身是一个有机整体,强调了人体各部位、各功能系统、各结构之间相互联系和影响的关系,提出了人体部位 - 部位、部位 - 功能、功能 - 功能之间影响的关系模型——经络学说,这在世界医学史上仍是非常巨大的贡献,是与西医学完全不同的认知领域,强调了外治对于疾病治疗的特殊性和重要性[11]。

2."和合"文化之"和而不同"与中医辨证论治

"和而不同"强调对事物既需要认识到共性,同时也需要认识到特性,也就是既承认差异,又主张和合不同,通过互济互补,达到统一、和谐,在中医诊疗体系中,辨证论治则是代表中医学最为独特的诊疗特点。

中医辨证论治的诊疗方法是通过望、闻、问、切四诊合参的方法,全面收集患者的症状和体征信息,然后进行辨证论治。辨证论治强调根据患者的具体病情和体质，制定个性化的治疗方案，体现了因人制宜、个体化治疗的特点。重要的是，中医辨证论治从各种不同的疾病维度上进行了非常科学和全面的理论构建。中医辨证论治体系包含"六经辨证""经络辨证""脏腑辨证""八纲辨证""卫气营血辨证""气血精津液辨证"等，在"和而不同"文化精神指导下，不同的辨证其实强调了不同的疾病分类，对具有共性的疾病进行范围划分，与其他疾病进行特异化的诊疗体系构建，如关注疾病时间过程维度的六经辨证与卫气营血辨证、关注疾病部位和功能维度的经络辨证、关注疾病性质特征的八纲辨证、关注疾病物质基础特征的气血精津液辨证等，这正是一种极高的智慧总结，代表着中国先民在医学领域中的巨大贡献。

3. "和合"文化之"中和"与中医调和技术

"中和"对应的是调和，在医疗技术领域中，调和与对抗是两种不同的治疗思路，对抗强调针对出现的问题对症去处理，调和强调的是出现什么问题、为什么出现问题、如何不出现这个问题，更多的是强调如何调整机体的状态，治病求本，从疾病产生的根源防止疾病的产生。

中医技术体系非常丰富，是指古代先民在调和机体、解决病痛过程中丰富经验的积累和承载形式，其中砭、针、灸、药、导引（气功）、按跷（推拿按摩）作为六艺代表。无论何种技术都是中医学与疾病斗争过程中的经验表现形式，中药学有别于西医学药物体系的是，中药积累了诸多补益类的品类，如补气、补血、滋阴、温阳、生津、润燥等，这类药物均强调通过对人体自身状态的调节来产生防病治病的作用。值得注意的是，像砭、针、灸、按跷这类中医技术，既没有给机体增加物质，也没有从机体带走物质，仅仅利用外界的刺激却能很好地防治疾病，这也正是利用人体自身的调节能力而产生的作用，也是有别于西医学最亮的特色。更有趣的是，气功导引这类方法，就连外界的刺激也免去了，也能产生很好的防治疾病作用，这便是更为高级的治病方法，完全利用精神心理和运动来防治疾病，这无疑是中医学最值得研究和传承的宝贵精华[12]。

三、"和合文化"视角下的中医诊疗模式

诊疗模式是一种医学服务形式，一种好的医学服务形式应该满足大部分个

体的医学需求，从现有医学模式现状出发，这一目标并没有很好地实现。管理机构需要降低医疗成本、提升医疗服务质量、能够解决患者的问题，患者需要获得更好的医疗服务、更大程度地缓解病痛、付出更低的医疗花费，这无疑是一个值得持续研究的科学问题，如何满足各方对医疗的需求？中医学这种几千年的实践经验给了一种很好的诊疗范式，这种范式强调形成一种和利益不相关的良好医患关系，一种关注社区的健康维护和调养模式，一种利用自然产物手段进行调和的技术形式[13]。

1. 强调"自然"的中医诊疗模式——技术

医学诊疗模式中技术形式是一个非常重要的组成部分，技术存在的形式可以有多样化类型，例如创伤类、非创伤类、药物类、非药物类，什么类型的技术接受度高，什么样的技术解决什么样的问题最有效率，什么样的技术花费最低，这都是医学诊疗模式中需要考虑的问题。从技术的多样性、医疗成本、有效性、病种的覆盖率等多维度出发，中医技术可以成为一种医学服务模式的重要业态。

中医技术包括中药、针刺、艾灸、刮痧、拔罐、推拿按摩、气功导引，这系列的中医技术源于自然，医疗成本很低，如果借助现代化的生产技术，成本可以更低。且基于几千年实践，这类技术的有效性可以得到充分保障，若是结合西医学中"循证"的理念，对现有中医技术进行"证据"的搜集和普及，无疑更符合现代医学诊疗模式。中医类技术既有微小创伤类技术，也有无创伤的技术，既有温热刺激性的技术，也有疼痛刺激性的技术，从不同维度上看，中医类技术可以满足不同人群的就诊需求。而不同技术在适应证上有所不同，在中医理论指导下，技术对疾病的覆盖也比较全面，基本囊括了所有常见病和多发病。

因此，从技术的角度出发，中医技术是承载医学服务模式的最佳选择，从中国医疗的角度出发，中医技术有着更为独特的中华"基因"属性，也是最符合中国人群的技术体系。

2. 强调"平和"的中医诊疗模式——病种

医学诊疗模式中疾病范畴也非常重要，疾病范畴，也就是病种，决定了一种医学模式的可持续性发展的可行性。中医诊疗技术体系都是为疾病的病种服务的，从技术维度来看，中医技术可以涵盖内、外、妇、儿、骨伤、精神情志、疑难杂症各个方面。从中医理论维度来看，中医理论可以涵盖外感病症、内伤病症、不内不外病症，这种病症基本涵盖了社区医疗的方方面面，并且从疾病出发，医疗的目的是缓解病痛，真正可以治愈的疾病少之又少，从医疗服务角度出发，解决能解决的问题，缓解只能缓解的问题，安慰不能缓解的问题，这也是医学服务的本质[14]。

能解决的问题，也就是能治愈的疾病，但凡是能治愈的疾病，都需要有一个共性的前提，即疾病有自我恢复和调节的可能，这恰巧也是我们该重点关注的方面，例如感冒、发烧、咳嗽、各部位组织感染。又或者某些疾病是源自人体的退行性改变或是由外在损伤引起，例如肩周炎、扭挫伤、膝骨性关节炎等，这类疾病的治疗就是促进修复，恢复人体自身功能，也需要重点关注。只能缓解的问题，也就是目前无法治愈，只能改善或者减少发作的疾病，例如类风湿关节炎、强直性脊柱炎、溃疡性结肠炎、肠易激综合征、肿瘤等，这类疾病目前很难获得治愈，但是能缓解病痛，属于临床干预的重中之重，恰巧中医学完全可以满足这类疾病的诊疗需求。不能缓解的问题，代表了目前医学手段都不能缓解的问题，诸如遗传相关的疾病等，放诸任何医学体系，可能都只能安慰，中医学发挥自我调节和情绪调节，产生更好的认知，也可达到相应的目的[15]。

因此，从病种的维度出发，中医诊疗模式更适合对患者进行健康维护和调养，在社区中，中医诊疗模式是非常值得推广和应用的医学模式，这也可能是解决中国社区医疗现状的重要方式。

3. 强调"和谐"的中医诊疗模式——医患关系

医学诊疗模式中医患关系的和谐构建也是十分重要的内容，良好的医患关系强调医患之间的信任和沟通，良好的医患关系也有助于提高治疗效果。医生应当以和蔼的态度对待患者，患者也应当信任并配合医生的治疗。医生对患者群体科普疾病认知、疾病的治疗理念、疾病的治疗技术，患者对健康有新的认知，医生给予更多的人文关怀，这恰恰是中医文化理念的精髓——大医精诚。中医的理念和文化更加符合中国人群对医疗服务的需求，也更好地去体现和谐的医患关系，中医学的产生并本身就是源自生活的治疗理念，也更能够走入平常百姓家，产生极大的共鸣[16-17]。

由此，从医患关系的角度出发，中医诊疗模式更符合以患者为中心，医生个体做服务，形成一对多、多对一的社区医疗中心，医生可以提供医疗之外的养生、保健、健康科普服务，患者可以获得除了医疗之外的疾病认知、健康生活方式等服务。这就是一种良好的医患关系，也有利于促进医学的科普化和大众化。

总之，中华"和合"文化精神是孕育中医理论体系的指导精神，而基于这种理论体系产生的诊疗技术更是一种非常符合现有基层医疗的医学模式，不断完善和提升理论技术，不断推广和应用有可能为中国未来医疗改革提供中国特色的医改方案。

（胡彬）

参考文献

［1］金川.通过中国传统孝文化浅析"和合文化"［J］.作家天地，2023（16）：161-163.

［2］邹雅婷.读懂中国"和合"文化［J］.人民日报海外版，2022-10-11（007）.

［3］李嘉琪，韩秀兰.中华"和合"文化的现代转化［J］.现代交际，2022（07）：107-113+124.

［4］沈杰，周颖.中华传统"和合"文化及其价值意蕴［J］.汉字文化，2022（12）：180-181+190.

［5］臧玲，李翔，王开智.论中华传统"和合"文化与统一战线的内生逻辑［J］.福建省社会主义学院学报，2023（01）：63-72.

［6］海群."和合"文化的思想精髓及当代价值［J］.内蒙古统战理论研究，2022（02）：53-58.

［7］景天星."和谐共生"视域下的秦岭和合文化［J］.新西部，2023（03）：77-80.

［8］汪佳玉.人类命运共同体对中华和合文化的传承与创新［J］.邯郸职

业技术学院学报，2021，34（03）：10-15+40.

[9] 阎婷婷.中华传统和合文化的现代转化研究［D］.沈阳：辽宁大学，2022.

[10] 唐乾利，陈小平，覃文玺，等.中国传统儒家文化对中医诊疗观形成与发展的影响［J］.学术论坛，2011，34（10）：86-89.

[11] 李北雪.中医文化核心思想视域下的价值医疗研究［D］.福州：福建中医药大学，2023.

[12] 吕红芳.和合中医文化下的中医康复管理实践［J］.中医药管理杂志，2023，31（22）：220-222.

[13] 王巧.医学服务中融入中医文化的实践分析［J］.中医药管理杂志，2023，31（13）：80-82.

[14] 杨玉静，金艳，冯莹，等.中医药综合改革背景下中医文化自信力的发展路径与效果［J］.中医药管理杂志，2023，31（13）：202-204.

[15] 关晓东，付玉娟，杨杰，等.鼓励中医药文化进校园——中医科普教育模式的思考［J］.中国中医药现代远程教育，2023，21（15）：57-60.

[16] 杨丽娟，谢辉，李沐涵，等.健康中国背景下基于中医文化构建和谐医患关系［J］.医学理论与实践，2023，36（22）：3951-3953.

[17] 邵巧燕，钱孜，韩雯.中医"和"文化理念在患者管理中的应用［J］.中医药管理杂志，2023，31（17）：237-239.

试论"人民至上"是新时代中医药传承创新发展的价值旨归

中医学是探索人类生命健康的学科，自诞生之日起就以人民至上作为出发点和落脚点，秉持"人命至重"的生命观、坚守"医者仁心"的伦理观、践行"大医精诚"的责任观。中医学提倡的人本理念与马克思主义的人民立场不谋而合，相同的价值观则使得中医不至于被总体上更加科学化的西医学所完全取代且成为中华民族文化自信的象征和符号。面对西医的迅猛发展和对中医学的冲击，中医学传承创新发展必须坚持人民至上的立场，传承中医学的人本主义情怀，塑造中医从业者的良好形象；坚持以人民健康为中心的理念，做好中西医结合的文章；规范中医行业发展秩序，营造中医事业可持续发展的环境。

中医学是中华传统文化的瑰宝，被誉为中国古代的"四大国粹"之一。从古至今，中医药为中华民族繁衍生息、抗击各种疾病作出了重要贡献。近代以来，中医学受到来自拥有自然科学知识、现代医学技术等作支撑的西医学冲击，导致中华民族一直坚信不疑的中医学被贴上"伪科学""旧医学"等标签。随着现代西医学的快速发展，新时代中医药如何传承创新发展成为时代之问，既要通过走好中西医结合之路消弭争端、融合发展，也要始终坚持人民至上的价值立场，使中医药惠及全体人民并赢得人民的支持和信任。

一、中医药文化蕴含坚持人民至上的价值内核

1. 中医药文化传承发展坚持医德与医术的统一

中医学不是先于人类社会存在的自然物，而是中华民族一代又一代先人围绕自身健康、寿命所进行的发明创造，以服务人类的健康为出发点和落脚点。马克思曾指出："全部人类历史的第一个前提无疑是有生命的个人的存在。""人

们为了能够'创造历史'，就必须能够生活，但是为了生活，首先就需要吃喝住穿以及其他一些东西。"[1]社会历史是由现实存在的人所创造的，而人们认识世界、改造世界的活动必须以具有生命体征的人的存在为基础和前提，这表明人的生命是最宝贵的，没有生命的存在，人类所描绘的理想便几无实现之可能，由此也提出了如何最大限度维持和延续人的生命及生命质量的课题。中华文明之所以被称为人类历史上没有中断而连续传承至今的伟大文明，与中医文化对中华民族健康繁衍生息所作出的巨大贡献密不可分。中医学在传承发展中始终注重医德和医术的统一，将治病救人、医者仁心作为自身的天职和伦理责任，并在与儒家主流思想文化的融合中确立了以人为本的价值底色，塑造了中医从业者"白衣天使"的光辉形象和身份标识。

2. 中医药文化秉持"人命至重"的生命观

生命神圣论是传统中医学的核心，体现了对人的生命的敬畏之心、价值关切和高度关注。《黄帝内经》是我国第一部医学典籍，《素问·宝命全形论》奠定了中医学"人命至重"生命观的雏形，明确提出"天覆地载，万物悉备，莫贵于人"。意思是世界万物当中，人的生命是最宝贵的。自《黄帝内经》始，"人命至重"的生命观不仅在中国浩如烟海的中医典籍中被反复强调，而且赋予了中医传承与发展的内在动力，成为中医学的最高价值追求。后世中医学人继承了"人命至重"的精神，以此提醒中医从业者对待每一位患者不能掉以轻心，在行医用药的过程中要珍视每一个生命。如唐代医学家孙思邈在《备急千金要方》中以"人命至重，有贵千金，一方济之，德逾于此，故以为名也"强调人的生命具有超越一切事物的高贵，清代医学家吴尚先在《理瀹骈文》中提出"一人生死，关系一家，倘有失手，悔恨何及？"的警训。可见，中医学自诞生之日起就把"人命至重"放在高于一切的位置，注重修炼崇高医德和培育精湛医术，进而达到"下以治身，使百姓无病"的目的。

3. 中医药文化坚守"医者仁心"的伦理观

中医学是在因应人类生命健康这一现实课题中应运而生的，治病救人的技艺定位了中医学与生俱来的使命和伦理观念，这就要求中医从业者必须兼具医德和医术双重素质。在中华传统文化领域占统治地位的封建社会，儒家思想的主流意识形态地位决定了其比法家、道家、佛家等思想学派更持久、更深刻地影响着中华民族的思维方式、行为方式和生活方式，也塑造了中医药理论形成与发展的历史轨迹。西晋时期思想家、哲学家杨泉在《物理论》中提出："夫医者，非仁爱之士不可托也；非聪明理达不可任也；非廉洁淳良不可信也。"清代中医学家喻昌在《医门法律》有言："医，仁术也。仁人君子必笃于情，笃于情，则视人犹己，问其所苦，自无不到之处。"中医学以其情怜苍生的情怀、"上医医国"的观点，实现了儒家仁爱思想与医学以人为本观念的完美融合和和谐共生，既具有儒家文化的烙印，又坚守了医学悬壶济世的初心。因此，中医学逐渐形成了"医者仁心"的伦理观和"医乃仁术"的行医宗旨，要求后世中医从业者"先知儒理，然后方知医理"，把拥有崇高医德、恪守中医伦理作为从医的首要素质条件。

4. 中医药文化践行"大医精诚"的责任观

"学不贯今古，识不通天人，才不近仙，心不近佛者，宁耕田织布取衣食耳，断不可作医以误世！"中医学的出发点是治病救人、延年益寿，这就要求从医者必须以"德"为根、以"术"为本，践行"大医精诚"的责任观。早在唐代，著名医学家孙思邈就在《备急千金要方》中提出"大医精诚"的责任观，并以此为篇名专门论述从医者的医德问题。医学是直接面向人民生命健康的学问，在中国古代社会，中医从业者身系患者安危于一身，要求从医者要医德与医术并重。《备急千金要方·大医精诚》深刻把握了"德"与"术"的辩证关系，立足中医学"人命至重"的生命观和"医乃仁术"的行医宗旨，强调从医者既必须具有"博极医源，精勤不倦"的敬业奉献精神，又要有"无欲无求，先发大慈恻隐之心，誓愿普救含灵之苦"的崇高道德风范，告诫从医者只有成为"德"与"术"的复合体，方能实现中医学的价值追求。中医学"大医精诚"的责任观为后世传承和践行，为中医学传承和发展注入了精神动力，使中医学发展的红利平等地惠及中华儿女，也塑造和定格了中医这一群体形象。

二、中医人本理念与马克思主义人民性高度契合

1. 中医学提倡的人本理念与马克思主义的人民立场不谋而合

习近平总书记在庆祝中国共产党成立 100 周年大会上明确提出"把马克思主义基本原理同中国具体实际相结合、同中华优秀传统文化相结合"[2]这一重大新论断，明确了马克思主义中国化、时代化的根本途径。"两个结合"意味着马克思主义基本原理与中华优秀传统文化不是对立的关系，而是高度契合、相融相生的，两者共同构成了根脉和魂脉融为一体的新生命体。中医学之所以能够在朝代轮换、制度变革、文化变迁中传承保留至今，不仅是因为中医学具有治病救人、养生保健的功效，更是由于中医学提倡的人本理念与马克思主义的人民立场不谋而合，相同的价值观则使得中医学不至于被总体上更加科学化的西医学所完全取代且成为中华民族文化自信的象征和符号。

2. 中医学与马克思主义有着共同的"以人为本"的思想境界

价值认同是指社会成员或组织在社会活动中对某类价值的内在认可或共识，通过这些认可或共识，形成自身在社会实践中的价值定位和定向，由此决定自己的理想、信念和追求。实现人的解放是马克思主义理论的出发点和归宿，马克思、恩格斯在《费尔巴哈论》《德意志意识形态》等著作中明确提出了人民群众是社会历史的主体和根本动力，是物质财富和精神财富的创造者，故而离开从事实践和认识活动的现实人，历史便不可能被创造。群众史观为确立人民主体价值论奠定了理论根基和哲学前提，前所未有地将实现人的解放与社会历史发展有机统一起来，从而把对人的生命、价值、权利的尊重和维护作为无产阶级及其政党的价值追求、先天使命和紧迫课题。中国共产党继承和发展了人民价值主体论，既肯定"人民，只有人民，才是创造世界历史的动力"[3]，又把"合乎最广大人民群众的最大利益"作为客观价值标准，以人民群众对党的态度作为主观价值标准。如毛泽东同志在《为人民服务》中提出："我们这个队伍完全是为着解放人民的，是彻底地为人民的利益工作的。"邓小平同志强调要将"人民拥护不拥护、人民赞成不赞成、人民高兴不高兴、人民

答应不答应"[4]作为评判决策、工作得失的基本尺度。进入新时代，习近平总书记推动人民主体价值观实现新的伟大飞跃，以"人民对美好生活的向往，就是我们的奋斗目标"诠释了党的初心使命和根本价值立场，把"坚持以人民为中心"作为新时代坚持和发展中国特色社会主义的基本方略之一，以根本价值观的形式渗透到社会发展各领域。中医学"人命至重，有贵千金""普救含灵，无欲无求""不恃己长，经略财物"的人本观念亦强调人的生命的至上性、患者地位的平等性、行医者的仁爱性和无私性，这种价值观念实际上与马克思主义的人民性是相通的。

三、中医药传承创新发展必须坚持人民至上的立场

1. 传承中医学的人本主义情怀，塑造中医从业者的良好形象

习近平总书记在党的二十大报告中指出，要推进健康中国建设，把保障人民健康放在优先发展的战略位置，"促进中医药传承创新发展"[5]。中医药不仅是中华文化的瑰宝，也以其在治病救人、养生保健等方面的独特优势在健康中国建设中扮演着举足轻重的角色。正如毛泽东同志曾指出的[6]："中医问题，关系到几亿劳动人民防治疾病的问题，关系到我们中华民族的尊严、独立和提高民族自信心的一部分工作。"近代以来，中西医一直处于激烈的竞争和博弈当中，"中西医结合"之路在一定程度上缓解了中医学和西医学几近对立的状态，两者之间的交锋更多地体现在价值领域，因而必须正确把握好人民至上与中医传承创新发展的内在逻辑性，推动新时代中医药事业振兴发展。

人本主义情怀是中医文化的核心价值，在对待人的生命上主张"人命至重"的生命观，在中医学的价值定位上明确"医乃仁术"，在对待患者的态度上强调"普救含灵""不得问其贵贱贫富"的平等观，在行医者的职业道德规范上奉行"仁爱救人、淡泊名利、博采众长、谦和谨慎"的职业操守，这些方面集中体现了中医学以人为本的价值立场，为衡量中医从业者的医德提供了判断标准，对广大中医的从业行为具有教育、调节、规范、导向作用。因此，要学习和弘扬中医学的人本主义情怀，加强中医从业者职业道德教育，强化"医德标兵""医德模范"宣传表彰，激励和引导广大中医人树立"患者至上"的

价值理念，营造和谐、融洽的医患关系，从而使中医学受到更多人民群众的支持和信赖，以中医从业者的良好形象助力中医学传承创新发展。同时，要通过扩大中医医疗服务资源供给、合理布局基层中医资源、提升基层中医单位管理服务水平、提高中医医疗机构住院报销比例等措施缓解患者看病难、看病贵的问题，使中医学逐渐满足人民群众对丰富多样健康服务的需求。

2. 坚持以人民健康为中心的理念，做好中西医结合的文章

习近平总书记强调："没有全民健康，就没有全面小康"[7]，"现代化最重要的指标还是人民健康，这是人民幸福生活的基础。把这件事抓牢，人民至上、生命至上应该是全党全社会必须牢牢树立的一个理念。"党的十九大报告提出："坚持中西医并重，传承发展中医药事业。"[8] 中医学和西医学虽然在接诊方式、治疗方法、理论基础、药品主要来源等方面存在诸多不同，但是在把患者生命健康放在首位这一价值理念上是一致的，两者各有侧重、各有优劣。因此，要坚持以人民健康为中心的理念，走好中西医结合发展之路，从脱产教育、继续教育、学科建设、实践基地建设等方面加快各层次中西医结合人才培养，打造一批中西医协同"旗舰"医院、"旗舰"科室，鼓励中西医在疑难杂症、慢性疾病、传染病等方面开展联合攻关，并对已经达成广泛共识的诊疗方案进行宣传推广，引导非专门中医医疗机构配备具有执业资格的中医医生，按照行业标准建设中医临床科室和中医药房，通过中西医协同开辟中医传承创新发展的新路，充分发挥中医学和西医学的优势特长，促进两者融合互补，共筑人民健康屏障。

3. 规范中医行业发展秩序，营造中医事业可持续发展的环境

亚当·斯密认为，市场是一只"看不见的手"，要发挥市场对经济的调节作用，鼓励自由竞争，反对政府干预，但是市场主体基于"经济理性"和自身利益最大化，导致市场常常出现滞后性、盲目性。可见，要使经济社会健康运行就必须同时发挥好市场这只"看不见的手"和政府这只"看得见的手"的作用。在社会主义市场经济条件下，中医药发展既迎来了广阔的发展空间，也出现了违法违规、失德失范的逐利行为，如中医药质量下降、哄抬中草药价格、夸大中医药疗效、开设非法中医诊所、中医误诊误治导致贻误病情、把药方包

装为"中药秘方"和"祖传秘方"欺骗消费者等现象极大地损害了中医文化和中医医生的形象，背离了中医以人为本的理念。所以，要规范中医行业发展秩序，建立中药材质量追溯体系，完善中药材生产质量管理规范，严格中药材市场主体、中医医疗单位、中医从业者准入、退出和监管，强力打击违法哄抬中药材价格、开办"黑中医诊所"、非法行医、夸大宣传中医药功效等行为，打造中药质量优、价格低、服务优、疗效好的品牌形象，让中医学回归治病救人、以人为本的社会属性，营造中医事业可持续发展的环境。

四、中西医结合新领域秉持"身心国同治"理想境界

在社会主义中国，中医学与西医学之所以能够长期共存并开辟了"中西医结合"这片新领域，源自两者皆秉持了"人本"的共同价值观和"济世活人"的宗旨。现代中医学通过融合传统儒家的仁爱思想和坚持马克思主义的人学思想，使得自身不因思想文化交流碰撞、制度变迁、科技进步、生产力发展而被历史埋汰，以"文化瑰宝"的文化标签、根深蒂固的文化情感、祛病延年的实际功效服务于"治国""治心""治身"，实现"身心国同治"的理想境界。

（熊武）

参考文献

［1］卡尔·马克思，弗里德里希·恩格斯.马克思恩格斯选集（第1卷）［M］.北京：人民出版社，2012.

［2］习近平.在庆祝中国共产党成立100周年大会上的讲话［N］.人民日报，2021-07-02（002）.

［3］毛泽东.毛泽东选集第三卷［M］.2版.北京：人民出版社，1991.

［4］胡锦涛.在邓小平同志诞辰100周年纪念大会上的讲话［N］.人民日报，2004-08-23.

［5］习近平.高举中国特色社会主义伟大旗帜 为全面建设社会主义现代化国家而团结奋斗——在中国共产党第二十次全国代表大会上的报告［J］.共产党员，2022（21）：4-26.

［6］中共中央文献研究室.毛泽东年谱（1949—1976）［M］.北京：中央文献出版社，2013.

［7］宁小倩.没有全民健康就没有全面小康［J］.当代党员，2019（14）：21.

［8］习近平.决胜全面建成小康社会　夺取新时代中国特色社会主义伟大胜利——在中国共产党第十九次全国代表大会上的报告［J］.共产党员，2017（21）：4-25.

"两个结合"视域下中医药智慧融入新时代治国理政的若干思考

党的十九届六中全会深刻总结历史经验，明确指出："以习近平同志为主要代表的中国共产党人，坚持把马克思主义基本原理同中国具体实际相结合、同中华优秀传统文化相结合。"这一重大论断，为新时代中国特色社会主义事业的发展指明了方向，为中华优秀传统文化的传承与创新提供了根本遵循。

中华优秀传统文化作为中华民族的精神命脉，蕴含着丰富的智慧和深厚的底蕴，是我们党治国理政的重要思想文化渊源。中医药文化作为中华优秀传统文化的重要组成部分，是中华民族智慧的结晶。在《习近平谈治国理政》这一重要著作中，我们常常能看到中医典故和术语的巧妙运用。习近平总书记以中医的智慧为喻，生动形象地阐述党的建设、国家治理、民族复兴等一系列重大问题。这种将中医药文化与治国理政理念相结合的方式，使得中医药文化在"两个结合"的过程中不断被赋予新的时代内涵和价值意义。一方面，中医药文化为马克思主义中国化提供了丰富的文化资源和思想素材，使马克思主义理论更具中国特色、中国风格、中国气派；另一方面，马克思主义的指导又为中医药文化的传承与创新提供了科学的理论框架和时代坐标，推动中医药文化在现代社会中实现创造性转化和创新性发展。

一、"两个结合"视域下的中医药文化表达

1. 整体观念

在中医理论中，人体是一个有机整体，人体内部与外部环境之间也是相互联系、相互影响的，并强调整体观念和系统思维。"治好'长江病'，要科学运

用中医整体观，追根溯源、诊断病因、找准病根、分类施策、系统治疗……然后分类施策、重点突破，通过祛风驱寒、舒筋活血和调理脏腑、通络经脉，力求药到病除……做到'治未病'，让母亲河永葆生机活力。"[1]"保护生态环境，不能头痛医头、脚痛医脚。我们要按照生态系统的内在规律，统筹考虑自然生态各要素，从而达到增强生态系统循环能力、维护生态平衡的目标。"[2]在中医学理论体系中，病机的变化并非局限于某个特定的部位或系统，而是展现出整体性的特征，局部的病变是整体失调的体现。如果一个人出现头痛的症状，这可能不仅仅是头部的问题，也可能是脏腑功能失调的反映。脏腑之间的病机也是相互关联、相互影响的。一个脏腑的病变可能会影响其他脏腑的正常功能，从而引发一系列连锁反应。因此，在治疗疾病时，不能只简单地着眼于有症状的部位，中医治疗强调整体观念，通过综合调理，恢复阴阳平衡，达到治疗目的。如果将自然界看作是人体，山水林田湖草沙可以视为人体的五脏六腑。人体内的某个脏腑出现疾病，是整体健康失调的局部表现。任何一个生态的异常，是整个生态系统失调的反映。在处理生态环境问题时，我们不能只看到表面现象，应该深入探究其背后的原因。生态环境的"疾病"，如水土流失、土地沙漠化、生物多样性减少等，都是生态系统整体失调的表现。解决这些问题需要我们具备整体观念，考虑各个元素之间的相互影响和依赖关系。只有全面地、系统地考虑和解决问题，才能真正恢复生态环境的健康状态。

2. 治未病

"治未病"是中医学的预防思想，包括未病先防、既病防变和愈后防复。"治未病"强调通过采取相应的措施来预防疾病的发生和发展以保持身体健康。《素问·四气调神大论》提出："圣人不治已病治未病，不治已乱治未乱。"这一理念不仅在医学领域有着深远的影响，也被广泛应用于国家治理中。

（1）未病先防："未病先防"是中医预防学中的核心思想，强调在疾病发生之前，人们就应该积极主动地采取措施来预防疾病。通过人的主观能动性，增强体质，养护正气，提高机体的抗病能力，以防止疾病的发生。"各级纪委要履行好监督职责……又督促检查相关部门落实惩治和预防腐败工作任务，经常进行检查监督，严肃查处腐败问题。"[3]"我们要弘扬尊重自然、保护自然的理念，坚持生态优先、预防为主。"[4]"未病先防"的理念被广泛应用于党风廉政建设和生态文明建设中。

（2）既病防变："既病防变"是指在疾病已经发生之后，要及时采取治疗措施，并预测疾病的发展方向，以防止疾病进一步恶化。这一理念强调了及时治疗和预防疾病恶化的重要性。"要抓早抓小，有病就马上治，发现问题就及时处理，不能养痈遗患。"[3]"我们必须正视问题，不能视而不见，高举轻放，看到问题不处理，否则就会积重难返，病入膏肓。"[3]这种及时处理、防止问题恶化的思想，与中医学的"既病防变"理念不谋而合。

（3）愈后防复："愈后防复"是指人们在疾病缓解、初愈或痊愈时，要注意采取预防性措施、巩固性措施，可以加强营养、锻炼，防止病情反复及疾病复发。"清则心境高雅，清则正气充盈，清则百毒不侵，清则万众归心。"[3]"若干年搞一次全党性活动，就像一个肌体需要不断修复、康复、治疗、锻炼一样。"[3]"抓作风建设，就要返璞归真、固本培元。"[3]人体正气充足，则不容易生病；思想正气充盈，可以筑牢拒腐防变的道德思想防线。"固本培元"指通过调整脏腑功能，增强人体的生命活力和抵抗力；坚定理想信念，可以增强廉政修养。

3. 辨证论治

辨证论治是中医学的核心治疗原则，强调根据患者的具体病情，进行个体化诊断和治疗。"治治病，主要是坚持惩前毖后、治病救人方针，区别情况、对症下药。"[5]"有问题并不可怕，怕的是对问题麻木不仁，要对症下药，亡羊补牢，未为晚矣。"[3]中医学的辨证论治原则通过深入了解问题的本质和发展趋势，采取针对性的措施进行治疗或解决问题，以更好地应对各种复杂的问题，取得更好的效果。

（1）治病求本：治病求本强调在治疗疾病时，要深入探究疾病的根本原因，不能被表面症状迷惑。针对疾病的根本原因进行治疗，才能取得最佳治疗效果，达到彻底治愈的目标。"这不是强壮，而是虚胖，得了虚胖症，看着体积很大，实际上外强中干、真阳不足、脾气虚弱。"[6]"要从生态系统整体性和流域系统性出发，追根溯源、系统治疗，防止头痛医头、脚痛医脚。要找出问题根源，从源头上系统开展生态环境修复和保护。"[7]"中医讲，'通则不痛，痛则不通'。互联互通让亚太经济血脉更加通畅。"[8]"形式主义、官僚主义、享乐主义等问题实际上是党内存在的突出矛盾和问题的突出特征。用中医的话来说，就是'肝风内动'、'血虚生风'。"[9]在习近平总书记的重要讲话中，他多次提到要抓住问题的本质和根源，采取有效措施加以解决。在改革发展中要抓主要矛盾，找准切入点和着力点，推动全局的发展。用"虚胖症"来形容一些地方盲目追求城市规模和发展速度的现象，指出这种发展方式实际上是外强中干、真阳不足、脾气虚弱，需要从根本上解决"消化不良"问题。在多边合作中，亚太经济的痛点是不够畅通，解决问题要加强互联互通。"肝风内动""血虚生风"是党内存在的主要矛盾和问题，为了保证党组织的功能，需要纠正"四风"。习近平总书记在治国理政中注重"治病求本"的思想，强调要深入探究问题的本质和根源，采取有效措施加以解决。这种思想不仅在医学领域具有重要意义，也在治国理政中发挥了重要作用。通过抓住问题的本质和根源，我们可以更好地解决各种复杂的社会问题，推动国家的发展和进步。

（2）扶正祛邪：扶正祛邪指通过调节人体的阴阳平衡，增强机体正气，祛除病邪，从而达到治愈疾病的目的。"政法系统是国家的免疫系统，是营血卫气、祛邪扶正、保证社会肌体健康的重要力量。"[10]党风廉政建设是"扶正"，反腐败斗争是"祛邪"。这一论述强调了党风廉政建设和反腐败斗争的重要性。只有通过加强党风廉政建设，提高党员干部的廉洁自律意识，才能增强党的免疫力，扶助正气。只有通过坚决开展反腐败斗争，清除腐败分子和腐败现象，才能祛除病邪，保持党的健康和纯洁。

二、"两个结合"视域下中医药文化的时代意蕴与价值彰显

在"两个结合"视域下，中医药文化不仅承载着深厚的历史底蕴和独特的理论体系，更在新时代广阔舞台上展现出其独特的时代价值，为"讲好中国故事"开辟了新颖的思维路径。

1. 驱动国家治理新动力

中医药文化蕴含的辨证施治、溯本求源等核心理念，为国家治理体系和治理能力现代化提供了宝贵的智慧启示。在治国理政的实践中，借鉴中医学的精准诊断与根源治理之道，有助于我们深刻剖析问题本质，采取精准有效的治理策略。此外，中医药文化强调的整体观与系统思维，对于促进国家治理的协同高效、增强治理体系的整体性具有积极的推动作用，助力国家治理不断迈向更高层次。

2. 焕发中医文化创新力

中医药文化，作为中华优秀传统文化的璀璨明珠，其生命力的激活与现代化转型，是顺应时代潮流、满足人民健康期盼的必然选择。习近平总书记凭借中医药文化的深刻洞察和独特理解，巧妙地将中医药的智慧精髓融入新时代的治国理政实践，实现了马克思主义思想精髓与中华优秀传统文化精神特质的深度交融与相互促进。在这一过程中，马克思主义以其科学真理的力量为中医药文化注入了新的活力，使中医药文化在新时代背景下焕发出更加璀璨的时代光芒，展现出蓬勃不息的生命力。

3. 增强文化自信影响力

中医药文化作为中华优秀传统文化的重要组成部分，以其独特的魅力与价值，成为增强国民文化自信、提升国家文化软实力的关键力量。通过深化中医药文化的传承与发展，不仅能够增强国民的文化认同感和归属感，还能够在国际舞台上展现中华文化的深厚底蕴与独特魅力，促进不同文化间的相互理解和尊重，为构建人类命运共同体贡献独特的文化智慧与力量。

三、结语

中医药在数千年的发展中不断吸取先进技术和先进文化思想，形成了独具中国特色的自然、社会和生命认知体系，是中华优秀传统文化的重要载体。习近平总书记在治国理政中凸显的中医思想为中医药传承创新发展注入了强大的内生动力，极大地增强了中医药文化自信，扩大了中医药文化在国内外的影响力。同时，中医思想是中国特色社会主义理论体系形成的重要思想资源，具有重要的时代价值。我们要在"两个结合"中不断坚定中医药文化自信，以实践"人类卫生健康共同体"倡议为目标，传承创新中华优秀传统文化，共同维护人类健康。

（石姗嫣）

参考文献

［1］人民网.习近平在深入推动长江经济带发展座谈会上的讲话［EB/OL］.（2018年6月14日）［2024年5月11日］.http：//jhsjk.people.cn/article/30056137.

［2］人民网.共同构建人与自然生命共同体——在"领导人气候峰会"上的讲话［EB/OL］.（2021年4月23日）［2024年5月11日］.http：//jhsjk.people.cn/article/32085681.

［3］中共中央纪律检查委员会，中共中央文献研究室.习近平关于党风廉政建设和反腐败斗争论述摘编［M］.北京：中央文献出版社，中国方正出版社，2015.

［4］人民网.习近平致《联合国防治荒漠化公约》第十三次缔约方大会高级别会议的贺信［EB/OL］.（2017年9月11日）［2024年5月11日］.http：//jhsjk.people.cn/article/29528551.

［5］人民网.党的群众路线教育实践活动工作会议召开　习近平发表重要讲话［EB/OL］.（2013年6月18日）［2024年5月11日］.http：//jhsjk.people.cn/article/21884638.

［6］人民网.习近平谈资源安全：全面促进资源节约集约利用［EB/OL］.（2018年8月16日）［2024年5月11日］.https://jhsjk.people.cn/article/30233113.

［7］人民网.习近平在全面推动长江经济带发展座谈会上强调贯彻落实党的十九届五中全会精神推动长江经济带高质量发展［EB/OL］.（2020年11月16日）［2024年5月11日］.http：//jhsjk.people.cn/article/31931658.

［8］人民网.习近平在亚太经合组织第二十四次领导人非正式会议上的发言［EB/OL］.（2016年11月21日）［2024年5月11日］.http：//jhsjk.people.

cn/article/28884310.

　　[9] 孙光荣.作风建设，当力戒肝风内动、血虚生风 [N].中国中医药报，
2014-12-12（001）.

　　[10] 孙光荣.政法系统当祛邪扶正 [N].中国中医药报，2015-01-08（001）.

"上医医国"中医理念与党的创新理论融合研究

中医药作为中华优秀传统文化的重要组成部分，承载着中华民族的智慧和精神。中医理念强调"整体观念""预防为主"和"辨证施治"，在维护人民健康方面发挥了重要作用。近年来，随着国家对中医药事业的高度重视，中医药发展迎来了前所未有的机遇。在这一背景下，深入研究中医"上医医国"理念，并将其与党的创新理论相融合，对于推动中医药事业的发展具有重要意义。从理论层面来看，将中医"上医医国"理念与党的创新理论相融合，有助于丰富和发展中医药理论体系，提高中医药在国家治理体系中的地位和作用；从实践层面来看，这种融合可以为中医药事业的发展提供理论指导，推动中医药政策、法规、服务模式的创新，提升中医药在国际竞争中的地位；从文化层面来看，这种融合有助于传承和弘扬中华优秀传统文化，增强民族自信心和自豪感。

一、中医"上医医国"理念概述

1. "上医医国"理念的意蕴

唐代孙思邈言："古之善为医者，上医医国，中医医人，下医医病。"[1]"上医医国"是中医学中一个独特的理念，意指高层次的医生不仅关注个体健康，更以维护国家民族的整体健康为己任。这一理念强调医生应当具备广博的医学知识、高尚的医德和深远的社会责任感，将治疗疾病与治国安邦相结合，以全民健康促进国家的繁荣与发展。

2. "上医医国"理念的历史渊源

"上医医国"理念最早可追溯至先秦时期,《国语·晋语八》中记载春秋时期名医医和为晋平公诊病后,提出"上医医国,其次疾人,固医官也"。这是现存文献中最早明确将"医国"与"上医"直接关联的记载,奠定了理念雏形。此后,历代医家如扁鹊、华佗、孙思邈等均秉承此理念,将医学研究与国家民族的健康福祉紧密结合。尤其在明清时期,医家们更是将"上医医国"理念发扬光大,为中华民族的繁衍生息作出了巨大贡献。

3. "上医医国"理念的中医哲学基础

"上医医国"理念将医学智慧升华为治国哲学,其核心逻辑建立在中医特有的整体观、系统论与动态平衡思想之上。

(1)身国同构—天人相应的整体宇宙观:中医学认为人体与天地、国家具有同构性,治国如治身。"天人合一"理论将人体的生命活动与自然规律进行类比,从天人同构、同数、同类、同象四个方面论述人与自然本原、属性以及发展变化规律相一致[2]。中医典籍《素问·灵兰秘典论》记载:"圣人之为道者,上合于天,下合于地,中合于人事。"亦即用人体五脏映射国家官职。"心者,君主之官也,神明出焉。肺者,相傅之官,治节出焉。肝者,将军之官,谋虑出焉。胆者,中正之官,决断出焉。肾者,作强之官,伎巧出焉。"其中,心为君主,是国家各项事务的决策中心,统御全局;肺为宰相,负责协调政务,推行政策;肝为将军,主管国防谋划,抵御外患;胆为中正之官,负责监察执法,明辨是非;肾为司空,负责国家的基建、科技、人才管理。五脏相互协调,确保身体健康,相应地,国家官职各司其职,保障整个国家正常运作。这一映射体系并非简单比附,而是以中医学整体观为基石的治理模型,可以通过社会现象(如民变、饥荒)反推"国家脏腑"病变,如由肝郁可知将帅失和,随即作出调整,调和阴阳(平衡利益)、疏通经络(改革漕运/驿路)、补泻兼施(轻徭薄赋与强化法制结合),即可保国家安稳。

(2)阴阳五行—动态平衡的系统调控:古人以阴阳五行来阐释宇宙中一切有形与无形的运作规律[3]。中医学尤以阴阳五行作为分析系统平衡的框架,治国须效法其调和之道。《国语·周语下》载单穆公谏周景王曰:"夫乐不过以听耳，而美不过以观目……若视听不和，而有震眩，则味入不精。"意为君主过度征敛（阳亢）导致民力枯竭（阴虚），须"损有余而补不足"[4]，其中蕴含着阴阳平衡的治国隐喻。

（3）治未病—防微杜渐的预见性治理：中医学"治未病"思想是"上医医国"的核心方法论。《素问·四气调神大论》载："是故圣人不治已病治未病，不治已乱治未乱，此之谓也。""治未病"的核心内涵是"未病先防"，即要注意对人体健康的管理和调护，通过养护生命来保证持续稳定的健康状态[5]。映射到治理国家，强调要预防社会矛盾。"欲病救萌"，及时化解危机，善于管理国家的君主理应未雨绸缪，提前预见危机并有效治之。"已病防变"，防止问题扩散，国家管理者理应时刻警醒，具备洞察隐患的能力。

（4）辨证论治—灵活施政的实践哲学：中医学强调"同病异治，异病同治"。"辨证论治"就是将四诊所收集的有关疾病的所有资料，包括症状和体征，运用中医学理论进行分析、综合，辨清疾病的原因、性质、部位及发展趋向，将患者分为不同证候类型的过程[6]。治国亦须因时、因地制宜。《淮南子·泛论训》曰："治国有常，而利民为本；政教有经，而令行为上。苟利于民，不必法古；苟周于事，不必循旧。"意指医生须根据患者体质调整药方（因人制宜），治国亦不可拘泥祖制，治国政策须基于社会实际"脉象"（物价、舆情等）制定。

这些中医哲学思想使"上医医国"超越简单比喻，成为中国古代政治智慧对复杂系统管理的超前探索。其生命力源于将具象的医学认知升华为普适的治理逻辑，至今仍为现代国家治理提供"防微杜渐""系统调控"的启示。

二、党的创新理论概述

1. 党的创新理论的发展历程

党的创新理论的发展历程，是一部与中国特色社会主义事业共进步、与时代同步伐的历史。从毛泽东思想、邓小平理论、"三个代表"重要思想、科学发展观，到习近平新时代中国特色社会主义思想，党的创新理论始终与时俱进，不断开拓创新，引领中国特色社会主义事业不断前进。这一发展历程充分体现了党的理论联系实际、实事求是的思想路线，为我国社会主义建设提供了有力的理论指导。

2. 党的创新理论的核心内容

党的创新理论的核心内容包括"十个明确""十四个坚持""十三个方面成就"。这些核心内容为新时代我国社会主义事业提供了清晰的路线图和行动指南。其中，坚持和发展中国特色社会主义是党的创新理论的基石，全面建设社会主义现代化国家、全面深化改革、全面依法治国、全面从严治党是新时代党的建设新的伟大工程的重要内容。

3. 党的创新理论的时代价值

党的创新理论具有鲜明的时代特征和重要的时代价值。首先，它为新时代我国社会主义事业提供了科学指导，推动我国经济社会发展取得了历史性成就，发生了历史性变革。其次，党的创新理论为全球治理体系改革和建设提供了中国智慧，为人类社会发展贡献了中国方案。最后，党的创新理论为党员干部提供了坚定的信仰信念，增强了党同人民群众的联系，为实现中华民族伟大复兴的中国梦提供了强大动力。

在此基础上，深入研究中医"上医医国"理念与党的创新理论的融合，对于推动中医药事业发展和国家治理体系现代化具有重要意义。

三、中医"上医医国"理念与党的创新理论融合的可能性

1. 理论层面的融合

中医"上医医国"理念与党的创新理论在理论层面具有高度的融合可能性。首先，两者都强调以人为本，关注人的全面发展和身心健康。党的创新理论明确提出人民至上，全面深化改革，推动全面发展，这与中医"上医医国"理念关注全体人民健康的目标是一致的。其次，中医"上医医国"理念强调预防为主，注重整体调理，而党的创新理论也提倡预防为主，强化源头治理，这为二者的理论融合提供了基础。此外，中医哲学中的阴阳五行、天人合一等观

念与党的创新理论中关于和谐社会的构建有着异曲同工之妙，进一步促进了理论层面的融合。

2. 实践层面的融合

在实践层面，中医"上医医国"理念与党的创新理论的融合已初见端倪。一方面，中医药事业在党的创新理论指导下，取得了显著的成果。例如，中医药政策与法规的完善，为中医药事业的发展提供了有力保障；中医药服务模式的创新，满足了人民群众多样化的健康需求。另一方面，党的创新理论在推动经济社会发展中，也为中医药事业的创新发展提供了广阔空间。如科技创新、产业升级等，都为中医药事业带来了新的发展机遇。

3. 文化层面的融合

中医"上医医国"理念与党的创新理论在文化层面也具有很好的融合性。中医文化是我国优秀传统文化的重要组成部分，其蕴含的哲学思想、人文精神等与党的创新理论倡导的社会主义核心价值观相辅相成。在弘扬中医文化的同时，也能传播党的创新理论，使二者相互促进，共同发展。此外，通过加强中医药国际交流与合作，可以进一步提升中医文化的国际影响力，为党的创新理论"走出去"提供有力支撑。

中医"上医医国"理念与党的创新理论在理论、实践和文化层面都具有较好的融合可能性，为我国中医药事业的发展和国家治理体系建设提供了新的思路。

四、中医"上医医国"理念与党的创新理论融合的实现路径

1. 理论创新：构建具有中医特色的国家治理体系

在"上医医国"中医理念的指导下，结合党的创新理论，我们应探索构建具有中医特色的国家治理体系。这一体系应充分体现中医学的整体观、预防观和辨证施治观，强调人与自然、社会的和谐共生。通过运用中医哲学思维，对国家治理体系进行创新，使之更加注重人民群众的健康福祉，提高国家治理效

能。此外，还须深入研究中医经典理论，挖掘其中蕴含的治理智慧，为我国国家治理现代化提供有益借鉴。

2. 实践探索：中医药事业在党的创新理论指导下的创新发展

（1）中医药政策与法规的完善：中医药政策的顶层设计规划呈现出一个从短期到中长期、从基础到深化、从具体到综合的演进趋势[7]。在党的创新理论指导下，我国中医药政策与法规不断完善，为中医药事业的发展提供了有力保障。政府加大对中医药事业的投入，制定了一系列有利于中医药发展的政策措施，如《中华人民共和国中医药法》的颁布实施，为中医药事业发展提供了法律依据。同时，通过加强中医药监管，规范中医药市场秩序，保障了人民群众的中医药服务需求。

（2）中医药服务模式的创新："互联网＋中医药适宜技术"融合发展是统筹推进中医药事业传承创新、推动健康中国战略实施的重要举措[8]。中医药服务模式在党的创新理论指导下，不断创新和发展。通过推广"治未病"理念，将中医药服务拓展到预防、保健、康复等多个领域。同时，借助现代科技手段，如互联网、大数据等，提高中医药服务的便捷性和个性化水平。此外，中医药服务模式还注重与西医相结合，发挥中西医结合的优势，提高临床疗效。

（3）中医药国际交流与合作：在党的创新理论指导下，我国中医药国际交流与合作日益密切。通过参与国际标准制定、开展国际合作研究、推广中医药文化等方式，提高中医药在国际上的影响力。搭建高质量中医药国际交流合作平台、打造正面国际交流合作宣传窗口、借势"一带一路"积极推动中医药文化传播等，为中医药"走出去"和构建人类卫生健康共同体添劲助力[9]。

3. 人才培养：培养具有"上医医国"理念的党员干部

古代医家孙思邈曾说："若有疾厄来求救者，不得问其贵贱贫富，长幼妍蚩，怨亲善友，华夷愚智，普同一等，皆如至亲之想。"这种医者仁心，正是我们党员干部应有的为民情怀。如今，我国正处于全面深化改革的关键时期，党员干部更应具备"上医医国"的理念，以身作则，推动国家发展。

党员干部要具备强烈的社会责任感。如同医者关注患者生命安全，党员干部要时刻关注民生福祉，为人民群众谋幸福。以抗击新型冠状病毒感染疫情为例，广大党员干部冲锋在前，舍小家顾大家，体现了"上医医国"的担当精神。

党员干部要有全局观念。治国理政如同行医治病，须从全局出发，协调各方资源，实现国家长治久安。古代医家扁鹊提倡"预防为主"，善于从整体出发，关注疾病发生的内外因素。党员干部也应具备这种全局观念，立足本职工作，关注国家发展大局，为实现中华民族伟大复兴的中国梦贡献力量。

党员干部要善于学习，不断提高自身素养。正如医者不断学习新知识，党员干部也要与时俱进，充实自己的理论水平和业务能力。只有这样，才能在面对复杂问题时，作出科学决策，为国家和人民谋求最大福祉。

培养具有"上医医国"理念的党员干部，是新时代党的建设的内在要求。将"上医医国"理念融入党员干部的培训和教育中，引导广大党员干部树立正确的人生观、价值观和世界观，为实现中华民族伟大复兴的中国梦努力奋斗。

五、总结与展望

未来研究可以从以下几个方面展开：深入研究中医"上医医国"理念与党的创新理论融合的理论体系，为中医药事业发展提供理论支持；关注中医药事业在党的创新理论指导下的实践探索，总结成功经验和做法，推动中医药事业创新发展；加强具有"上医医国"理念的党员干部培养，研究培养模式、评价机制等，为提高党员干部的中医药素养提供支持；探讨中医药在健康中国建设、全球卫生治理等方面的作用和地位，为中医药事业国际化发展提供指导。

通过以上研究方向的深入探讨，有望进一步推动中医"上医医国"理念与党的创新理论的融合，为我国中医药事业的发展和国家治理现代化作出更大贡献。

（文美玲）

参考文献

［1］崔兰海.医学与政治的对话：基于"上医医国"的考察与研究［J］.

阜阳师范大学学报（社会科学版），2021（03）：103-111.

　　[2]武雪，张丽霞，陈爽，等."律态和稳"证治概要[J].中国中医基础医学杂志，2024，30（11）：1850-1852.

　　[3]柴琳，李佳赢.阴阳五行在《黄帝内经》脏腑理论中的应用[J].中华中医药杂志，2023，38（09）：4476-4478.

　　[4]李浩，刘长明.天道贵公思想及其对马克思主义的接引——基于《道德经》文本的考察[J].东岳论丛，2023，44（10）：91-98.

　　[5]叶明花，蒋力生.中医"治未病"意义阐论[J].中医杂志，2017，58（02）：171-173.

　　[6]徐浩.构建"方-病-证"中医辨证论治新体系[J].中国中西医结合杂志，2024，44（12）：1503-1506.

　　[7]万晓文，黄蓉，武宁，等.我国中医药政策回顾与展望[J].中国全科医学：1-10.

　　[8]朱卓辉，陈多，李芬，等."互联网＋中医药适宜技术"服务模式的SWOT分析[J].健康发展与政策研究，2024，27（01）：36-40.

　　[9]杨帆，崔永强，陆烨鑫.中医院国际交流合作实践与思考[J].中国医院，2022，26（01）：83-85.

中医辨证施治与党的创新理论

——传统与现代的对话与启示

一、辨证施治思想与党的创新理论的内在联系

1. 基础理论的阐释与理解

（1）辨证施治的基本理念：辨证施治是中医临床的基本原则之一。辨证施治强调根据患者的具体证候，即疾病发展过程中某一阶段的病理概括，来制定相应的治疗方法。辨证施治的步骤可以分为"患者信息采集、病的定位定性、推测病机、立证处方"[1]，也可以总结为辨证和施治两个过程，即先利用"望、闻、问、切"收集临床资料，获取病情信息，综合归纳分析这些患者发病的各种证据，通过四诊合参而作出诊断[2]，最后根据证候类型来确定相应的治疗方法。

辨证施治体现了中医学的整体观念和个体化治疗原则，认为疾病的发生、发展和变化是机体正邪相争、阴阳失调的结果；患者的痊愈过程，往往是正气恢复，机体抵抗力增强，使疾病由里达表，或由寒转热，或由虚转实，也就是疾病由阴转阳的过程[3]。辨证施治不仅关注疾病本身，更关注患者的整体状况，包括体质、心理、环境等因素。辨证施治还强调动态观察和灵活调整治疗方案。疾病是不断变化的，患者的证候也会随之改变，所以医生需要随时观察患者的病情变化，根据实际情况调整治疗方案，确保治疗的有效性和安全性。

辨证施治具有重要的临床意义，体现了中医学的整体观念、个体化治疗原则和动态观察、灵活调整的治疗思路等，充分彰显了中医学的独特优势。

（2）党的创新理论：党的创新理论主要指党在长期的革命、建设、改革实

践中，不断适应时代发展的需要，对马克思主义理论进行创造性转化和创新性发展所形成的新的理论体系。这种创新理论不仅体现了党的实践经验和历史智慧，也是指导党和国家事业发展的根本遵循。

党的创新理论是党在解决中国革命、建设、改革中的实际问题中逐步形成的，具有鲜明的实践特色；党的创新理论始终与时代同步伐，不断适应时代发展的需要，吸收新的时代元素，反映时代精神，为党和国家事业发展提供科学指导；党的创新理论是对马克思主义的创造性转化和创新性发展，它不拘泥于传统理论，而是根据新的实践经验和时代要求，对马克思主义进行新的诠释和发展。党的创新理论是一个完整的理论体系，包括政治、经济、文化、社会、生态文明等各个方面。这些方面相互关联、相互支撑，共同构成了一个有机整体。

由此可见，党的创新理论作为指导党和国家事业发展的根本遵循，为我们提供了科学的世界观和方法论，能够帮助我们认识世界、改造世界，推动党和国家事业不断向前发展。

2. 辨证施治思想与党的创新理论的契合性

辨证施治与党的创新理论之间存在显著的契合性，这种契合性表现在多个方面，包括方法论、实践导向、动态调整以及坚持以人为本的中心思想等。这些契合性体现了中医学与党的创新理论之间的内在联系和相互启发，也为我们深入理解和把握党的创新理论提供了新的视角和思考路径。

（1）方法论上的契合：辨证施治思想是中医学的核心之一，强调针对个体病症的证候差异，通过望、闻、问、切四诊来辨析病因、病性、病位，以及邪正关系，确定具体的证候类型。基于这种证候的辨析，医生能够制定针对性的治疗方案，比如选择适当的药物、针灸、推拿等治疗方法，实现对患者个体差异的精准把握和治疗效果的最大化。这种思维方式展现了中医学对人体复杂性和个体差异性的深刻认识，也体现了在临床实践中追求"因病施治"和"因人而异"的治疗原则。

党的创新理论在宏观决策和政策调整中发挥着重要作用，强调在战略层面的精准施策。党始终在坚持科学真理的基础上创新理论，将真理性的价值追求融入广大人民群众的奋斗实践，从而带领广大人民群众在新征程上丰富和发展理论，促使党的创新理论始终保持强大生命力[4]。这种差异化、精准化的思维方式在党的政策制定和执行中得到了体现，即根据不同地区、不同行业、不同群体的具体实际，制定有针对性的政策措施，以实现更加科学、合理、有效的社会治理。

辨证施治作为中医学的核心理念，彰显了中医学的整体观念，贯彻了针对个体差异的精准治疗原则，体现了治疗过程中的灵活调整和动态适应。党的创新理论同样注重方法论的科学性和实践性，强调在解决实际问题时必须坚持实事求是的原则，一切从实际出发，具体问题具体分析。这种方法论上的契合，使得党的创新理论能够更加精准地把握问题的本质和规律，制定出更加科学、有效的政策措施。

（2）实践导向的契合：中医理论博大精深，涵盖了阴阳学说、五行学说、脏腑经络学说、病因病机学说等复杂而精妙的理论，这些理念交织成了一幅错综复杂的图谱，指导着医者如何在纷繁复杂的病情中抽丝剥茧，找到疾病的根源。中医辨证施治的医学理念，其精髓在于对个体病情的精准辨识与针对性治疗。这一理念的形成绝非偶然，而是深深植根于医者多年积累的丰富临床经验以及对中医理论的全面而深刻的理解之上的。坚实的医学理论基础和丰富的临床经验使医者能够敏锐地捕捉到患者体征、情绪以及生活习惯中的微妙变化，这些变化正是辨证施治的关键线索。理论与实践的紧密结合，意味着中医学不仅依赖于理论指导临床实践，更需要在实践中不断验证、调整和完善其理论体系。

党的创新理论作为引领国家发展、指导社会实践的强大思想武器，其生命力同样源自实践，并不断在实践中得到丰富和发展。从毛泽东思想到中国特色社会主义理论体系，再到习近平新时代中国特色社会主义思想，每一次理论的飞跃都是对实践经验的提炼升华，是对时代课题的积极回应。党的创新理论不是空中楼阁，是深深扎根于中国革命、建设、改革的伟大实践中的，是对历史经验的深刻总结、对时代问题的敏锐洞察和对未来发展方向的科学预见。党的创新理论强调理论与实践的紧密结合，意味着理论不仅要能够解释世界，更要能够指导实践、解决实际问题。实践中的新情况、新问题也会不断反馈给理论，推动理论自身的创新与发展，形成理论与实践相互促进、共同进步的良性循环。

辨证施治思想强调实践的重要性，认为只有通过实践才能检验理论的正确性和有效性；党的创新理论注重实践导向，强调理论必须与实践相结合，通过实践来推动理论的发展和创新。在实践中，党的创新理论不断总结经验教训，不断完善和发展，来适应时代的变化和人民的需求。这种实践导向的契合，使得党的创新理论能够始终保持与时俱进，不断焕发新的生机和活力。

（3）动态调整的契合：辨证施治思想，作为中医学的核心原则之一，深刻体现了个性化与动态化治疗的智慧，强调在治疗疾病的过程中，医者必须全面、细致地观察患者的病情变化，而非一成不变地套用既定方案。这一思想要求医者具备高度的专业素养与敏锐的洞察力，能够根据患者的实际情况，灵活调整治疗方案，如调整药物的种类、剂量以及治疗策略等，确保治疗方案能够精准应对当前的病情。通过这样的动态调整，能有效提升治疗的针对性和有效性，还能最大限度地减少不必要的药物不良反应，保障患者的安全与健康。

党的创新理论，作为指导国家发展和治理的重要思想武器，深刻体现了与时俱进、实事求是的精神。在政策制定和实施的过程中，党始终注重动态调整，强调要根据国内外环境、经济社会发展状况以及人民群众的实际需求等实际情况的变化，及时对政策进行调整和优化。这种动态调整不仅是对既有政策的完善，更是对新生问题的积极应对，确保了政策的科学性、有效性和可持续性。通过不断调整和优化，党的创新理论才能更好地引领国家发展，满足人民群众对美好生活的向往，推动社会主义事业不断向前发展。要让党的创新理论转化为广大人民群众的精神信仰、行动指南和思维方式[5]。动态调整是党的创新理论的重要特征，也是实现国家治理体系和治理能力现代化的必然要求。

这种动态调整的契合，让党的创新理论能够灵活应对时代变迁，紧密贴合人民日益增长的美好生活需要，确保了政策制定的精准性和实施的有效性。通过不断根据实际情况进行微调与优化，党的创新理论得以持续焕发活力，社会发展被注入了强大动力，国家治理体系和治理能力现代化的进程得到了推进。

（4）以人为本的契合：辨证施治思想作为中医理论的瑰宝，核心理念在于以人为本，体现了对患者个体差异和全面健康的尊重与关怀。这一思想强调，在治疗过程中不仅要关注患者的生理疾病，更要注重其心理健康和生活质量。医者通过细致入微的观察，制定出既针对病症又兼顾心理的个性化治疗方案，这不仅有助于疾病的康复，更能提升患者的整体幸福感，促进其生活质量的显著提高。辨证施治思想所蕴含的以人为本理念，是对中医智慧的传承，也是对西医学模式的超越，为构建更全面、人性化的医疗服务体系提供了宝贵经验。

习近平总书记指出："人民幸福安康是推动高质量发展的最终目的。"[6]党的创新理论同样坚持以人为本，注重人民群众的根本利益和福祉。要"想人民之所想，急人民之所急，解人民之所难，让人民群众深切感受和体会到党的创新理论是以人为本、为了人民、造福人民的理论。"[7]我们党始终站稳人民立场，解决好人民群众最关心、最直接、最现实的利益问题，把惠民生的事办实、暖民心的事办细、顺民意的事办好，让现代化建设成果更多更公平惠及全体人民[8]。在制定各项政策措施时，党的创新理论始终坚持人民至上的原则，把人民群众的利益放在首位，确保每一项决策都能切实反映人民心声，满足人民期待。党不仅关注人民群众的物质生活改善，更重视其精神文化需求的满足，致力于构建一个全面、协调、可持续的发展环境。

这种契合性使得党的创新理论能够精准对接人民群众的需求，赢得了人民群众的广泛支持，赋予党的创新理论以强大的生命力和广泛的群众基础。深厚的群众基础，为党和国家事业的蓬勃发展提供了不竭动力。在党的坚强领导下，以人为本的发展理念不断推动着社会各项事业的持续进步与繁荣，开创了中华民族伟大复兴的新篇章。

二、辨证施治在党的理论创新中融合应用的典型案例

1. 制定精准环保政策，应对环境污染问题

针对不同地区、不同行业和不同污染源的具体情况，党采取了不同的环保政策。例如，针对工业污染严重的地区，制定更加严格的排放标准；针对农业面源污染，实行分区治理与精细监管；针对城市生活污染，加强垃圾分类和污水处理设施建设。这种精准施策的方式，提高了环保政策的针对性和有效性，实现了环境保护和经济发展的双赢[9]，充分体现了辨证施治的理念。

面对京津冀及周边地区的大气污染问题，党中央、国务院制定了如《京津冀及周边地区、汾渭平原2023—2024年秋冬季大气污染综合治理攻坚方案》《空气质量持续改善行动计划》等相关政策方案。这些政策根据地区的污染特

点、污染源类型等因素，提出了具体的治理措施，比如加强工业污染治理、控制机动车排放、减少燃煤污染和加强区域联防联控和重污染天气应对等。通过一系列精准施策，有效改善了相关地区的大气环境质量，为打赢蓝天保卫战提供了坚实的政策支持和行动指导[10]。针对水污染治理，党中央、国务院也进行了精准施策。针对长江流域的水污染问题，专门制定了《中华人民共和国长江保护法》《长江经济带生态环境保护规划》等政策措施，提出了加强工业污染治理、推进农业面源污染治理、加强饮用水水源地保护等措施[11]，保护和改善了长江流域的水环境质量，促进了长江经济带的绿色发展。

未来，随着环境污染问题的日益严峻和复杂，辨证施治的理念将在环境污染治理中发挥至关重要的作用。我们需要继续加强对环境的监测和提升数据分析能力，以提高污染源识别的准确性和精度；治理技术和方法也需要不断创新，提高治理效率和效果；国际之间的合作与交流也需要加强，来共同应对全球性的环境污染挑战。

2. 实施精准扶贫策略，解决特定贫困问题

在扶贫工作中，党借鉴了辨证施治的理念，实施了精准扶贫策略，这一策略强调根据贫困地区的实际情况和贫困群众的具体需求，制定个性化的扶贫措施。通过精准识别、精准施策、精准帮扶和精准脱贫，党成功解决了大量贫困人口的脱贫问题。对于因病致贫的家庭，给他们提供医疗救助和康复服务；对于因学致贫的家庭，给他们提供教育资助和就业培训；对于缺乏产业支撑的地区，在当地发展特色产业和乡村旅游等。这种精准施策的方式，提高了扶贫工作的针对性和有效性，实现了贫困地区的可持续发展。

四川藏区是一个典型的集中连片特殊困难区域，这里的广大农牧民一直是精准扶贫工作重点关注和支持的对象。通过实地走访四川阿坝州小金县、甘孜州色达县等藏族农牧区，发现了一个普遍现象：农牧民们普遍认为贫困的主要原因集中在教育、疾病、技能缺失以及劳动力不足这几个方面。但经过全面调查，藏区农牧民的宗教信仰消费和贫富观等也对精准脱贫工作有着重大影响。正因找到了症结所在，四川藏区某些地区的精准脱贫工作取得了显著成效，这些地区探索出了一系列既符合当地实际情况又行之有效的扶贫策略。例如，小金县推行了企业与社区共同发展的新模式，实现了资源共享和互利共赢；同时，通过土地流转和规模化种植，有效提升了农业生产效率。阿坝县则依托当地资源，大力发展绿色有机色素生态产业，为农民增收开辟了新途径。此外，九寨沟和理县充分利用自身丰富的文化和旅游资源，通过"文旅相融、农旅互动"的模式，不仅促进了旅游业的发展，也带动了农业和相关产业的繁荣[12]。这些成功的扶贫举措值得我们深入研究和总结，以便为更多地区的脱贫攻坚工作提供有益的借鉴和启示。

3. 严厉打击贪污受贿，营造清正廉洁氛围

在反腐败斗争中，党同样借鉴了辨证施治的理念。针对不同领域的腐败问题和不同层级的腐败分子，党采取了差异化的打击措施。通过加强制度建设、完善监督机制、加大查处力度和强化警示教育等方式，党成功营造了清正廉洁的政治生态和社会氛围。

在制度建设方面，党不断完善法律法规，明确规定了各级领导干部的权责边界，为反腐败斗争提供了坚实的制度保障。党还加强了对权力的监督和制约，推行了巡视监督、派驻监督等多种监督方式，确保权力在阳光下运行。这些制度的建立和执行，有效遏制了腐败现象的发生，为清正廉洁的政治生态和社会氛围的形成奠定了坚实基础。在查处力度方面，对于重点领域的腐败问题，如医疗、教育、工程等始终保持高压态势；对于不同层级的腐败分子，根据其职务高低和犯罪情节，党给予了相应的纪律处分和法律制裁[13]。这种精准打击的方式，提高了反腐败斗争的针对性和有效性，增强了人民群众对党的信任和拥护。

通过以上优化后的表述，我们更加清晰地看到了辨证施治理念在党的理论创新中的应用融合及其取得的成效，这些案例体现了党的创新理论的科学性和合理性，展示了党在解决实际问题中的智慧和勇气。随着反腐败斗争的不断深入和拓展，辨证施治的理念将发挥更加重要的作用。我们需要继续加强对腐败问题的调查和研究，准确判断其发展趋势和危害程度，也需要根据不同类型的腐败问题制定更加精准、有效的防治措施和预防机制[14]。

三、辨证施治之于党的理论创新的深刻启示

1. 倡导整体性与系统性的思维方法

在党的理论创新中，整体性与系统性的思维方法要求我们不仅仅是看到各方各面的问题，更要深入剖析其产生的原因和各个问题的内在联系，这意味着我们需要将经济、政治、文化、社会、生态等各个领域视为一个相互关联、相互影响的整体系统。

例如，在制定经济政策时，我们不能仅仅关注经济增长速度，必须同时考虑其对就业、社会稳定、环境保护等方面的影响；在制定文化政策时，我们也需要考虑其对经济发展、社会进步等方面的促进作用。这种整体性与系统性的思维方法促使我们在制定政策时更加注重全面性和协调性，确保各项政策之间的衔接和配合，实现社会的整体进步和和谐发展。在具体实践中，我们可以通过建立跨部门协作机制、加强政策评估和反馈等方式，来确保政策制定和实施的整体性和系统性。我们还需要加强对社会问题的深入研究和分析，更好地把握社会发展的趋势和规律，为制定更加科学合理的政策提供有力支持。

2. 注重策略应用的精准性与灵活性

在党的理论创新中，精准性与灵活性的策略应用要求我们根据不同地区、不同群体、不同问题的实际情况，制定差异化的政策措施，确保政策的针对性和实效性。例如，在扶贫工作中，我们需要根据不同地区的贫困原因和程度，制定个性化的扶贫计划，确保扶贫资源能够精准投放到最需要的地方。我们还需要根据扶贫工作的进展和成效，及时调整扶贫策略，确保扶贫工作的持续性和有效性。这种精准性与灵活性的策略应用有助于我们提高扶贫工作的针对性和实效性，确保扶贫资源能够真正落到实处，解决具体问题。

在应对突发事件和紧急情况时，我们也需要保持政策的灵活性，迅速作出反应，调整策略，以应对不断变化的情况。例如，在应对自然灾害等突发事件时，我们需要根据灾情的变化及时调整救援方案，确保救援工作的及时性和有效性。这种灵活性的策略应用有助于我们提高应对突发事件灵活变通的能力，

来保证社会的稳定和安宁。

3. 坚持动态调整与持续优化的创新发展路径

在党的理论的创新过程中，动态调整与持续优化的创新路径要求我们密切关注社会发展的变化趋势和新兴问题，及时调整和完善理论体系和政策措施，这意味着我们需要保持对社会发展趋势的敏锐洞察力和预见性，以便在问题出现之前或之初就能够采取有效的措施进行应对[4]。

在经济发展方面，我们需要密切关注国内外经济形势的变化，及时调整经济政策，推动经济结构的优化和升级。在科技创新方面，我们需要紧跟科技发展的前沿动态，加强科技创新体系建设，提高自主创新能力。在社会治理方面，我们需要不断完善社会治理体系，提高社会治理效能，维护社会和谐稳定。

这种动态调整与持续优化的创新路径有助于我们保持政策的灵活性和适应性，确保政策能够始终适应社会发展的需求。在具体实践中，我们可以建立定期评估和反馈机制，对政策实施的效果进行定期评估和总结，就可以及时发现问题和不足，对出台的政策措施进行持续优化和改进。

4. 强调理论与实践的深度融合

在推动党的理论创新过程中，我们应积极借鉴辨证施治的方法论原则，坚持问题导向和实践导向，将理论知识与实践经验紧密结合，通过深入调研、广泛听取群众意见、总结实践经验等方式，不断丰富和完善党的理论体系，使其更加符合时代要求，更加贴近人民群众的实际需求[15]。我们也要注重将党的创新理论成果转化为推动经济社会发展的实际行动，让人民群众在享受发展成果中感受到党的创新理论的强大力量。以乡村振兴战略为例，党的创新理论不是空洞的口号或抽象的概念，而是指导实践的行动指南。在实施乡村振兴战略的过程中，党结合农村地区的实际情况，提出了一系列具有针对性的政策措施，如加强农村基础设施建设、推进农业现代化、提升农民素质等，这些政策措施满足了农村地区的实际需求，是党的创新理论与实践深度融合的体现。

理论认知与实践操作的有机统一与深度融合，是中医学发展的基石，也为党的理论探索开辟了新路径。中医学通过辨证施治，实现了理论与实践的巧妙结合，推动了医学的进步；党的理论创新亦以此为鉴，将理论深深植根于实践之中，汲取实践的营养，焕发了无限活力。展望未来，我们应将理论与实践深度融合的原则作为党的理论创新的行动指南，不断探索，勇于实践，推动党的创新理论与实际工作紧密对接，为中国现代化建设和中华民族伟大复兴的宏伟目标提供坚实的理论支撑和实践动力。只有这样，我们才能在新时代的征程中，不断开创党的理论创新与实践发展的新局面。

（周慰冰）

参考文献

［1］高振，董竞成.由四诊合参到中医精准辨证论治［J］.中华中医药杂志，2019，34（01）：13-17.

［2］陈朝晖，牛婷立，朱庆文，等.从中西医学诊断方法的差异看中医四诊合参的特色［J］.广州中医药大学学报，2011，28（03）：332-334.

［3］赵继周，张克敏.中医辨证施治概说［M］.太原：山西人民出版社，1977.

［4］杨娟珍.新征程上党的创新理论学习思路与实践逻辑［J］.时代报告，2023（06）：13-15.

［5］刘毅.让党的创新理论"飞入寻常百姓家"［J］.新西藏（汉文版），2018（10）：35.

［6］新华社.习近平在参加江苏代表团审议时强调牢牢把握高质量发展这个首要任务［J］.中国新闻发布（实务版），2023（03）：3-5.

［7］李长春.在纪念《求是》暨《红旗》杂志创刊50周年大会上的讲话［J］.求是，2008（14）：4-9.

［8］刘爱玲.不断深化对党的理论创新的规律性认识［J］.人民论坛，2023（23）：109-111.

［9］闫洁，苏志.新形势下生态环境保护与污染治理对策研究［J］.黑龙江环境通报，2024，37（09）：123-125.

［10］李珲.协同治理中的"合力困境"及其破解——以京津冀大气污染协同治理实践为例［J］.行政论坛，2020，27（05）：146-152.

［11］韩欣月，吕平毓，骆辉煌，等.长江大保护城市水环境治理工程成效评估指标体系研究［J］.环境工程，2023，41（S1）：490-493.

［12］袁晓文，陈东.辨证施治：四川藏区农牧民致贫原因的实证调查与分析［J］.中国藏学，2017（02）：33-39.

［13］李永鑫.落实监督执纪"四种形态"的调查与思考［J］.理论探索，2017（01）：69-76.

［14］中央纪委国家监委研究室.不断提升党的自我净化、自我完善、自我革新、自我提高能力［N］.中国纪检监察报，2024-10-28（001）.

［15］齐卫平.习近平文化思想的指导意义：理论含量与实践遵循［J］.思想理论教育，2024（01）：11-17.

"大健康"理念下的中医养生文化

党的十八大以来，以习近平同志为核心的党中央高度重视人民健康问题，创造性提出要树立"大健康"的理念。这一理念为新时代我国推进"健康中国"战略提供了重要的思想指引和行动指南，成为实施该战略的关键指导方针。"大健康"思想理念强调将自我健康管理与生命质量提升，有意识地融入人类社会生产与生活的全过程之中[1]，包括个体从生到死的全过程中的内在精神与外在物质的双重质量。养生是根据人的生命过程主动进行的身心养护活动，不仅包括身体方面的保养，还包括精神方面的颐养，是我国中医学的重要内容与特色文化。中医养生文化在我国有着悠久的历史，是我国传统文化与保健智慧的结晶。通过将我国传统文化与生命活动过程进行有效融合，在切身实践中逐渐形成与发展系列养护身心的方法与手段，蕴含着深厚的生活哲学内涵[2]。中医养生文化的内容包括中医诊疗文化、中医药膳文化、中医康复文化、中医传统运动文化等[3]，是根植于中华民族传统文化的特色身心养护活动。

"强身健体，预防疾病"，将身心养护融入人类的日常生活与生命活动实践，实现主动治未病，是中医养生的核心思想[3]。就文化层面而言，中医养生文化是以我国传统的儒家文化为基石，由儒家文化滋养的养生文化。我国中医养生文化以中庸之道为基本理念，犹如中医学的最高境界是"致中和"，饮食起居讲究以平为期，以和为重，强调阴阳平衡与凡事恰到好处，这也是中庸之道的核心思想。同时，诠释中医养生文化本质的阴阳学说、五行学说、精气学说三大理论，也都与中庸之道的核心思想息息相关。就现实层面而言，中国养生文化的发展不仅符合我国全民健身与健康中国的需求，也是适应当下我国主动健康发展、促进个体身心健康与追求美好生活的需要，亦是弘扬中华优秀传统文化、促进我国中医养生文化传承与现代化发展的重要举措。因此，大健康理念下的中医养生文化发展要打破传统文化传承的狭隘视域，不断融入现代化的科技成果，将中医养生文化与新质生产力有效融合，形成中医养生与生活实践紧密结合的健康生活方式，让更多的人了解中医养生知识，能应用中医养生方法。

一、中医养生文化的特点

1. 中医养生文化根植于中国传统哲学智慧

中医养生是对个体生命活动和健康状态的全方位认识，它以中国古代哲学和中医基本理论为依据，融合了儒、道及诸子百家的哲学观点，是中国博大精深的传统文化精髓之一。儒家强调"仁者多寿"的养生观，要求"外无贪，内虚静，心和平而不失中正，取天地之美而养身"。如孔子主张"知者乐，仁者寿"，形成了著名的"君子三戒"修身养性思想；墨子提出的遵"五行"而生，逆"五行"而损的养生理论，自创了"五行吸气法"的养生方法；孟子认为"养心莫善于寡欲"；道家强调"淡然无为""恬淡虚无"修身养性观；老子曰："人法地，地法天，天法道，道法自然"，认为遵循自然规律变化、顺势而为是中医养生的基本原则；《周易》主张"一阴一阳之谓道"的阴阳观，把宇宙、社会、人类看作一个整体，形成了由阴阳规律支配的养生系统。可见，我国传统中医养生文化深根于中国传统哲学智慧，内蕴我国优秀传统文化中强调的中庸平衡、崇尚自然、天人合一等思想观念[4]。

2. 中医养生文化结晶于历代医家实践经验

中医养生文化作为我国中医学的重要组成部分，有着历史悠久的文化渊源，通过历代医家的实践总结与传承发展，不断强化其深度与拓展其广度。《素问·四气调神大论》曰："是故圣人不治已病治未病，不治已乱治未乱"，首次提出了"治未病"思想。孙思邈在《备急千金要方》中总结的养生十三法，提出"养性之道，常欲小劳""体欲常劳，但勿多极"，告诉人们常活动筋骨可以祛病延年。张仲景总结的"内养正气、外慎邪气"的养生经验，形成了预防为主的养生思想。华佗指出："人体欲得劳动……血脉流通，病不得生"，创

371

编了著名的"五禽戏"。张景岳在《类经》中提出："故在圣人，则常用于未病未乱之先，所以预为调摄，而保命全形之道也。"葛洪《抱朴子·内篇》指出："是以养生之方，唾不及远，行不疾步，耳不极听，目不久视，坐不至久，卧不至疲。"可见，中医养生文化是源于我国历代医家实践的经验总结与传承发展，是历代医家指导个体维持身心健康的常用方法与手段，同历代医家的实践经验有着紧密联系。

3. 中医养生文化的根基是天人合一与阴阳平衡

中医学认为人是与自然、社会相统一的有机整体，"天人合一"思想是中医养生文化形成与发展的重要理论基础[5]。《周易·系辞》认为："一阴一阳谓之道。"《素问·阴阳应象大论》说："阴阳者，天地之道也，万物之纲纪，变化之父母，生杀之本始。"《素问·宝命全形论》指出："人生于地，悬命于天，天地合气，命之曰人"，告诉我们生命是天地阴阳二气相合的结果，生命来源于自然。《素问·四气调神大论》指出："故阴阳四时者，万物之终始也，死生之本也，逆之则灾害生，从之则苛疾不起，是谓得道。"这也说明了人立身于天地之间，个体的身体状况受天地的影响，如果人的身体要保持安和，就需要与天地和谐相生，如果破坏了人和自然的关系，违背了自然规律，就容易被病邪所侵袭。同时，中医学防治疾病遵循"谨察阴阳所在而调之，以平为期"，旨在恢复阴阳平衡，调和脏腑气血，这既是疾病向愈标志，同时也是中医养生的目标。此外，中医养生文化强调追寻身心的愉悦，重视发现生活中的乐趣[6]。如《黄帝内经》强调的"恬淡虚无、精神内守""以恬愉为务，以自得为功"，说明保持身心的平静与愉悦，是实现养生的有效途径。

二、中医养生文化产业的发展趋势

发展中医养生文化产业作为我国中医养生文化的组成部分，是推动我国中医养生社会化与市场化发展的重要举措。习近平总书记在2016年全国卫生与健康大会上指出："要着力推动中医药振兴发展，坚持中西医并重，推动中医药和西医药相互补充、协调发展，努力实现中医药健康养生文化的创造性转化、创新性发展。"在大健康理念背景下，我国中医养生文化产业需要打破传统的产业发展模式，不仅要继续推进中医养生相关的书籍、广播节目、电视节目、网络平台等技术指导性产品的创新发展，也要不断推进由中医基本理论、饮食文化、本草文化为指导的药膳食疗中心、中药保健健康饮品等创新发展，逐渐让中医养生文化产业由指导性的技术输出，转向有形的实物产品输出，推动产业结构的转型发展。如近日中医馆"养生奶茶"大火，让养生不再是老年人的专利，面向年轻人的养生产品日渐受到追捧。如老字号方回春堂、胡庆余堂、潘高寿等药企推出的独立包装的黑芝麻丸，零食品牌三只松鼠推出的滋补零食红枣枸杞丸、红豆薏仁丸等，北京同仁堂推出的"草本咖啡"，以及养生馆里的"枸杞拿铁""健脾开胃美式""益母草玫瑰拿铁"均成为年轻人的新宠，因加入的中药材是药食同源，可以养生、健体，呼应了年轻人"朋克养生"的口号。

中医养生文化产业的产品作为助力个体身心健康的技术手段或饮品食物，在强调主动健康与追求全面健康的大背景下，虽有着很好的市场发展前景，但也存在着产品质量监管不健全、商家逐利性质明显等诸多问题，如推销过程中夸大药膳食疗、中药保健健康饮品的功效，甚至有些不良商家抓住人们对中医养生知识不足，以及对产品辨别能力有限的漏洞，出售一些质量低劣的产品，严重影响商家诚信，不利于中医养生文化产业的健康发展。因此，加大对中医养生文化产业的监管力度，健全中医养生文化产品的质量检查与监管制度，完善中医养生文化产品的审核、批准与宣传机制，保证相关的产品"本正源清"，才能更好地推动中医养生文化产业的有序与规范发展。

三、中医养生文化的传播与发展策略

1. 加强中医养生文化专业人才的培养

中医养生是具有专门知识体系的学科，在知识创新与传承方面应不断适应社会发展，需要有专门的人员承担相应的工作。加强中医养生专业人才的培养，形成专门的中医养生指导者或从业者，是创新与传承中医养生文化产品的现实需求。随着大健康理念的提出，教育部在2016年批准了"中医养生学"专业，这是中医养生人才培养发展的新里程碑[7]，从此有了专门为中医养生培养专门人才的专业。同时，为了适应社会发展的需求，北京中医药大学设立的国学院，相关课程设置就包括国学与中医文化的内容，旨在培养中医文化领域的专业人才[8]。此外，鼓励中医领域的专家学者宣传与讲解中医养生文化，通过经典著作解读、养生文化宣讲，以及指导人们进行合理的饮食锻炼与生活起居，弘扬与普及中医养生文化，由此建构人员结构多元的中医养生文化传播与实践团队。

2. 创新中医养生文化的宣传媒介与方式

打造"中医 + 传播"方式[9]，拓宽中医养生文化的传播路径与方式，是大健康背景下实现中医养生文化全方位传播的必然路径。古代中医典籍是中医养生文化的"身体"，传统与新型媒介作为传播的两翼，需要二者进行有效融合，与时俱进，深入时代的发展过程之中。大众传媒时代，中医养生文化的传播主要通过书籍、报纸、电视与广播等媒介，传播中医养生文化相关的科普文化作品，传播的速度与效率相对受限。融媒体时代，抖音、微博、微信、QQ、博客、小红书与游戏等新型网络传播方式的出现，将中医养生文化的传播融入了个体的日常生活，拓展了传播的广度与深度。随着人工智能与数字技术的发展，如何将中医养生文化与人工智能和数字技术相结合，更加精准对应个体的养生需求，提升传播效率与实践应用，成为中医养生文化传播顺应时代发展需要解决的关键问题。

3. 提升个体的中医养生保健素养与能力

中医养生文化发展的目标是融入人们的日常生活之中，让中医养生文化成为个体健康生活方式的组成部分。《"健康中国 2030"规划纲要》明确指出，要将中医药发展与健康管理相结合，大力弘扬中医药知识与养生保健技术方法，提升中医养生保健治未病的能力与水平，将提高人们的中医养生保健素养作为健康素养促进工作的重要内容。国家中医药管理局与原国家卫生和计划生育委员会联合发布《中国公民中医养生保健素养》，系统介绍了人们应该掌握的中医药基本理念与知识、健康生活方式与行为、常用的养生保健内容与简易方法，为中医养生文化的宣传与推广提供了具体的内容。同时，结合人们的日常生活方式，开展中医养生文化素养方面的讲座，组织中医养生指导的公益活动，采用通俗易懂与可操作的方式，向人们展示中医养生的知识与方法，让"简、便、验、廉"的中医养生理念深入人心，融入个体的日常生活，提升个体的中医养生实践能力。

4. 落实"六位一体"的中医养生促进体系

中医养生文化作为我国古代科学的瑰宝，是中华民族传统文化的精华之一，也是中华文明与其他国家进行人文交流的重要内容。随着我国市场经济的发展，中医药健康产业的发展存在巨大潜力，构成了我国健康产业的重要组成部分，对促进我国健康经济结构转型、带动健康产业发展具有重要作用。因此，发展中医养生文化产业，推进中医养生保健服务的市场化发展，是大健康背景下中医养生文化发展的必然趋势。2023年国务院办公厅印发的《中医药振兴发展重大工程实施方案》指出，要不断提升中医养生的国际影响力，推动中医养生在国际的传播，促进中医养生的国际化发展，构建医疗、保健、科研、教育、产业和文化"六位一体"的中医养生发展体系。同时，结合我国"一带一路"倡议，打造中医养生发展的大联盟体系，具体包括中医养生保健服务体系、中医治未病科研体系、中医养生保健人才培养体系、中医养生文化传播和传承体系，形成多层次、多功能与全覆盖的中医养生推广促进体系，推动中医养生服务的全面发展。

中医养生文化包括未病先防、未老先养的预防观，天人相应、形神兼具的整体观，调整阴阳、以平为期的平衡观，动静结合、和谐适度的辩证观念。蕴生于中华民族传统文化与中医药文化的中医养生文化，成为个体养生保健的有效方式。中医养生文化的发展与我国的大健康理念高度契合，在促进个体整体性的身心健康发展中具有重要作用。在大健康理念下，积极弘扬我国的中医养生文化，让中医养生文化真正走进个体的日常生活，构成个体健康生活方式的组成部分，才能真正助力人类的身心健康。

（彭艳丽　湖南省妇幼保健院）

参考文献

［1］黄凯，俞双燕，尚菲菲. 大健康时代背景下中医药文化传播路径的探

讨［J］.江西中医药大学学报，2016，28（03）：93-95.

［2］殷忠勇.传统中医药文化的当代哲学诠释与时代意蕴［J］.哈尔滨工业大学学报（社会科学版），2019，21（05）：91-99+2.

［3］陈立群.大健康理念下中医传统运动养生文化对外传播研究［J］.文化创新比较研究，2021，5（29）：154-157+166.

［4］杨硕鹏，卜菲菲，周亚东.论中医药健康养生文化的哲学基础和当代价值［J］.陕西中医药大学学报，2019，42（04）：50-51+54.

［5］尹冬青，李俊."天人合一"思想在中医养生文化中的积极影响［J］.医学与社会，2009，22（03）：18-20.

［6］王挺，兰颖，肖三蓉.中医养生文化的心理学思想探析［J］.文化创新比较研究，2019，3（33）：193-194.

［7］蔡云，马新飞，韩许高，等.大健康时代背景下中医养生学新专业人才培养的思考［J］.中国中医基础医学杂志，2019，25（07）：944-946.

［8］陈小平，孙相如，何清湖.中医养生文化产业发展的瓶颈及对策研究［J］.湖南中医药大学学报［J］.2014，34（04）：62-65.

［9］井晓宁，白华.大健康理念下中医养生文化推广路径的研究［J］.北京印刷学院学报，2021，29（03）：79-82.

在中医传承发展中坚持"人民至上"理念

在党的十九届六中全会审议通过的《中共中央关于党的百年奋斗重大成就和历史经验的决议》[1]中明确指出:"中国共产党自一九二一年成立以来,始终把为中国人民谋幸福、为中华民族谋复兴作为自己的初心使命,始终坚持共产主义理想和社会主义信念,团结带领全国各族人民为争取民族独立、人民解放和实现国家富强、人民幸福而不懈奋斗,已经走过一百年光辉历程。"中国共产党成立以来,中国共产党人始终坚持从人民立场出发,全心全意为人民服务,这一精神推动党和国家的各项事业不断向前平稳发展。

如今,面对复杂多变的国际形势新特征和国内社会主要矛盾新变化,以习近平同志为核心的党中央提出了以人民为中心的发展思想,强调"坚持人民至上",更加突显出新时代中国共产党人坚守"为民本色"的特质。在新时代,中医学作为我国传统文化的重要组成部分,不仅承载着深刻的哲学内涵,而且具备适应时代发展变革的潜力。中医学在新时代的传承与发展,必须牢牢把握"人民至上"的理念,以人民为中心。

一、中医学"以人为本"的价值观

中国传统哲学根植于我国古代人民社会生产、生活实践,是在这一过程中逐渐形成的对世界的认识、解释和改造的智慧。而中医学作为中华传统文化的组成部分,深受古代哲学思想和文化传统的影响。中医学的哲学思想体系根植于这一丰富的传统基础上,强调了事物的属性,注重了人体生理、病理、病机之间错综复杂的相互关系。

中医的哲学思想不仅包含了古代哲学思想中阴阳学说、五行学说、气一元论等要素,更是强调了整体观念。中医学认为,人体具有整体性,身体、情感和精神是相互关联的，在诊断、治疗疾病的过程中，不能仅仅头痛医头、脚痛医脚，患者的整体状况也值得被关注。人体以五脏为中心，通过经络的作用，将六腑、九窍、四肢百骸等全身组织器官联系起来，形成一个整体，并通过精、神、气、血、津液的相互影响，实现人体的协调[2]。同时，人与自然也是一个整体，自然界的气候变化与人体健康息息相关，正如《素问》所言："是以春伤于风，邪气留连，乃为洞泄。夏伤于暑，秋为痎疟。秋伤于湿，上逆而咳，发为痿厥。冬伤于寒，春必温病。四时之气，更伤五脏。"中医学反复强调人体自身具有整体性，同时，人与自然也是一个不可分割的整体，这些认识体现了中医学以患者为中心的价值理念。

中医学注重整体观念，认为人体是一个有机的统一整体，体内的病变可反映于体表，某个脏腑的病变可以影响与其相关的另一脏腑。中医治病往往不拘泥于眼前的症状或疾病，而是从患者的体质、生活、情志等方面出发，对患者的健康状况进行一个比较全面的了解后，抓住主要矛盾并解决。这种治疗思路不仅针对眼前的症状，还有助于预防疾病的发展。"未病先防，既病防变"，正是"以人为本"的一种体现。

中医学注重辨证论治，即便患者患有相同的疾病，由于各自遭遇的感邪因素、平素的体质、生活方式、情志等不同，临床表现也各不相同。同样，有些患者虽然症状不尽相同，但却存在相似的病机，为"异病同治"提供了依据。因此，针对患者的具体情况辨证论治，对症下药，能够更好地满足患者的需求，大大提高治疗效果，有助于建立良好的医患关系。

中医学注重预防和养生。"夫上古圣人之教下也，皆谓之虚邪贼风，避之有时，恬淡虚无，真气从之，精神内守，病安从来。"中医学强调将养生保健融入日常生活，通过宣传教育，帮助人们形成积极的健康观，做到了以人为本，对于预防疾病的发生至关重要。

中医学强调整体观念、辨证论治，注重未病先防，在医疗过程中做到了"以人为本"，具有以患者为中心的医疗理念，有助于提高医疗质量，建立良好的医患关系以及预防疾病的发生发展。这一理念的坚持，在其医疗活动中能够产生良性循环，对中医学的传承、发展、创新有所助益。

二、人民至上的理念

"人民群众是历史的创造者"这一关于人民群众的描绘出自马克思主义，而中国共产党将这一基本理论与中国具体实际相结合，形成了中国共产党的群众路线和群众观点[3]。坚持人民至上，是中国共产党领导人民在百年的奋斗之中积累的宝贵历史经验之一[4]，是对我们党群众路线和群众观点这一重大认识成果的继承与发展。

坚持人民至上，是马克思主义中国化的理论成果，是中国共产党百年来一以贯之的做法[5]。马克思主义认为，无产阶级政党与人民具有统一性，无产阶级必须与人民群众紧密联系，无产阶级政党始终代表人民群众的根本利益[6]。中国共产党作为马克思主义为指导思想的无产阶级政党，一直在根据中国国情进行马克思主义的本土化，在实践中逐渐形成了一系列重要的理论，包括毛泽东思想、邓小平理论、"三个代表"重要思想、科学发展观以及习近平新时代中国特色社会主义思想等。毛泽东同志将中国国情与马克思主义的"人民群众是历史的创造者"观点相结合，创造性地提出了"全心全意为人民服务"的群众观点[7]。此后，群众路线和群众观点随着时代的变迁发展而不断创新：邓小平同志提出并引导全党践行"一切为了群众，一切依靠群众"的理念；"三个代表"重要思想强调全党代表最广大人民的根本利益；"以人为本的科学发展观"强调人的全面发展。现如今，在新时代背景下，习近平同志结合我国发展面临的新问题，进一步发展了群众路线，提出和引导全党践行以人民为中心的发展理念。纵观这些理论，群众路线始终贯穿其中。

新时代，习近平在党的十九大报告中强调，我国面临的主要矛盾已经发生了深刻变化，从过去的生产力与生产关系之间的矛盾，转变为人民日益增长的美好生活需要和不平衡不充分的发展之间的矛盾[8]。随着人民对经济、政治、文化、社会和生态等多方面需求的不断提高，发展不平衡不充分问题使人们的美好生活愿望难以实现，进而影响中华民族伟大复兴[9]。党中央面对新时代的新问题和新挑战，采取了科学规划和战略统筹的措施，旨在满足人民日益增长的美好生活需要，促进我国经济社会持续健康发展。坚持人民至上，聚焦了社会主要矛盾的深刻变化，体现了新时代中国共产党为人民幸福和民族复兴勇担责任的格局。

三、坚持"人民至上"理念在中医学传承发展中的应用

中医学在其传承和发展中，坚持"以人为本"的价值观，这与"人民至上"理念相辅相成。

在中医学的传承中坚持"人民至上"理念，意味着要在医疗过程中持续强调和坚持"人民至上"的重要原则。在开展中医医疗活动的过程中，贯彻"人民至上"的理念体现在切实听取患者的健康需求。近年来，随着中医学的宣传普及和互联网的飞速发展，中医网络问诊开展得如火如荼，许多不方便线下就医的患者，在初次线下面诊后，可以通过各大网络平台完成后续的复诊，并且直接通过网络平台实现开药、付费、送药到家等一系列操作。互联网医院不仅保证了中医的个性化治疗，而且能够减少停药、盲目守方带来的疗效降低，同时，为医患之间的沟通构建了新的渠道，也提高了人民群众对中医的信任度，有利于中医学的传承。虽然这一新型的就诊方式仍有许多不可控性，但中医学与互联网的结合、创新，正是坚持"人民至上"理念的体现。

促进中医与基层医疗服务的结合，是坚持"人民至上"的重要表现。中医学并非高岭之花，而是融入我们生活的各个方面，具备多元综合的方法，可用于疾病的预防和治疗。但是由于宣传力度不到位，部分群众对这一学科仍然较为陌生，导致许多人不能够有效地利用这一资源。促进中医学与基层医疗服务的结合是在中国医疗体系中的一项重要发展[10]，旨在提高基层医疗服务的质量、可及性和综合性。目前，许多街道、乡镇卫生院已经设立了中医科，致力于让中医服务走进社区、走进乡村，使得人民群众能够根据自己的需求选择就医。中医与基层医疗的紧密结合不仅帮助切实地解决了一些健康问题，而且能够为居民提供养生保健和疾病预防的相关指导，协助人们养成健康的生活方式。中医与基层医疗相结合有助于加深民众对中医学的认识和理解，推动中医学的传承与发展。

发挥中医学在公共卫生和预防保健的重要作用，需要坚持"人民至上"理论。中医学的治未病思想，涵盖了未病先防、既病防变、瘥后防复三个层面，强调保养身体，培养正气，提高机体的抗邪能力，达到维护健康、防止疾病发

生与发展的目的[11]。在抗击新型冠状病毒感染期间，许多地区根据当地特色设置了新型冠状病毒感染预防方，提供中药茶饮、中药香囊，积极推行中医药预防措施，深受人民群众的欢迎[12]。临床实践也明确表明，中医药在新型冠状病毒感染患者中，能够发挥改善发热、咽喉疼痛、咳嗽、乏力等症状的作用，同时有助于缩短核酸检测转阴的时间，并且减少重症肺炎的发生率。坚持"人民至上"，将人民群众的健康视为己任，中医药在疫情防控中具有显著的优势，展现了我国中医学的底蕴和魅力，是中医药传承精华、守正创新的生动实践[13]。

四、结论

中医学的价值观与"人民至上"的理念相契合，在保留了传统智慧的同时，也提供有效的治疗方法，切实维护了广大人民群众的利益，满足了人民的健康需求。在习近平新时代中国特色社会主义思想引导下，中医药事业展现出强大的生命力和创造力，在自身不断传承、发展的同时，也展现出中国在世界医疗领域的大国风采。

（寻馨）

参考文献

［1］中共中央关于党的百年奋斗重大成就和历史经验的决议［N］.人民日报，2021-11-17（001）.

［2］陈冠达.中医肺脏功能的理论及其与脏腑的相关性研究［D］.武汉：湖北中医学院，2009.

［3］杨玉成.从坚持群众路线到坚持人民至上——人民至上立场观点方法的思想来源、理论依据和基本要义［J］.古田干部学院学报，2022，2（04）：1-7.

［4］石仁烽.从四个维度把握坚持人民至上［J］.政工学刊，2022（01）：11-13.

［5］杨林刚.坚持人民至上的三重逻辑：理论、历史与实践［J］.中共南昌市委党校学报，2022，20（01）：13-17.

［6］［德］卡尔·马克思，弗里德里希·恩格斯.马克思恩格斯文集（第一卷）［M］.中共中央马克思恩格斯列宁斯大林著作编译局，译.北京：人民出版社，2009.

［7］毛泽东.毛泽东选集第三卷［M］.2版.北京：人民出版社，1991.

［8］《党的十九大报告辅导读本》编写组.党的十九大报告辅导读本［M］.北京：人民出版社，2017.

［9］马俊峰，尹文华.论党百年奋斗历史经验之"坚持人民至上"的四重逻辑——基于对党的十九届六中全会《决议》的整体性解读［J］.学习论坛，2022（01）：13-21.

［10］孙春兰.全面推进健康中国建设［J］.健康中国观察,2020（12）:8-10.

［11］黄险峰，王霞.中医"治未病"理论在防治亚健康中的应用［J］.中外医学研究，2009，7（10）：159-159.

［12］汪辉，路瑞娜.郑州抗疫彰显"中医力量"［N］.郑州日报，2022-04-27（008）.

［13］习近平：构建起强大的公共卫生体系 为维护人民健康提供有力保障［J］.中老年保健，2020（08）：6-7.

生态文明视域下中医药可持续发展研究

当前，全球生态环境的现状仍然十分严峻。世界各国的工业化和城市化进程不可避免地导致温室气体的大量排放，全球变暖带来的一系列环境问题日益突出。2023年日本福岛的核废水排入海洋，更是直接对海洋生态系统的稳定、水资源的可持续发展造成了直接威胁。在全球化时代，人类属于命运共同体，在面对生态环境领域的全球性挑战时，没有任何一个国家能独善其身，因此，生态文明建设的重要性不言而喻。习近平总书记将生态文明建设作为新时代中国特色社会主义建设的突出内容，强调要"坚持人与自然和谐共生"，强调"绿水青山就是金山银山"，强调加快推动建设"人类命运共同体"，发展模式须向"绿色、低碳、高质量"转变等[1]。

中医药植根于中华优秀传统文化的土壤，彰显了中华文明的伟大智慧。新时代的中医药文化在国际舞台上不断大放异彩，吸引了无数人的目光。将新时代文化建设落实到中医药事业的蓬勃发展之中去，是我国实现文化强国的必由之路。习近平生态文明思想是对中国古代优秀传统文化中可持续发展观的继承和发展，同时也是中医药事业发展的指南针。然而，现实中，中医药天然资源的过度采集和滥用、假冒伪劣药材等问题为我们敲响了可持续发展的警钟。

在生态文明视角下深入探讨中医药蕴含的生态理念及中医药应秉承的发展理念，明确中医药可持续发展的现状和问题，实践生态文明建设与文化建设的"两建结合"，才能为未来的中医药发展道路指明清晰的方向，为新时代中国特色社会主义建设交出一份满意的答卷。

一、生态文明与中医药的哲学观

生态文明是人类通过遵循自然、社会和谐发展的客观规律，取得的物质和精神成果的综合体[2]。党的十八大以来，以习近平同志为核心的党中央深刻认识到生态文明建设的重要性，切实提高生态文明建设的地位，并完善了"五位一体"的总体布局，提出生态文明建设是实现中华民族伟大复兴的长久之计。同时，中医药作为我国优秀传统文化之一，蕴含着无尽的哲学智慧。其实，习近平生态文明思想处处体现了中医药哲学中的整体观、恒动观、平衡观，以下进行详细论述。

1. 生态文明理论体现了中医药文化的整体观

整体观念是中医理论体系的主要特点之一。在"气一元论"、"阴阳五行"学说、天人相应等哲学基础上，中医学建立了人与环境、人与自身的相互关联，认为人与自然、社会也是一个整体，构建了中医学独特的整体观。而习近平生态文明思想也认为"人是自然整体中的一个部分"，强调"大自然是包括人在内一切生物的摇篮""人与自然和谐共生"，突出了人与自然的整体观，强调人类活动须按照大自然规律活动，须做到"取之有时，用之有度"。

此外，中医学还强调五脏一体观和形神一体观。人体是一个以五脏为中心、经络连接的全身组织器官共同构成的有机整体，此外，人体同时是形与神的统一，《庄子·天地》曰："形全者神全。"形指器官、组织、结构，神指情感、意识、功能。形与神相互依存、相互影响、相互为用。病理状态下，一脏之变，可导致牵一发而动全身，波及五脏甚至全身气血津液精的正常生理功能；器官组织等"形"的改变会影响"神"的正常功能。习近平生态文明思想正是"人类命运共同体"理念指导下具体实践的中国方案。世界若比作人体，各国则是具有不同功能的"五脏六腑"，只有各国同甘苦、共命运，才能携手共创绿色生态家园。生态文明建设归根结底是生态环境的建设，若把人类赖以生存的自然环境类比为"形"，那么生态平衡、生态资源供给、环境净化等功能便为"神"，努力建设生态文明，构筑绿色发展的生态体系，才能称之为做到了生态文明的形神统一。

2. 生态文明理论体现了中医药文化的恒动观与平衡观

中医文化中经典的阴阳学说深刻体现了恒动观与平衡观。恒动观强调阴阳是处于不断消长变化之中的，在一定条件下甚至能互相转化。而平衡观则强调

"阴平阳秘"，阴阳在人体内、在自然界的互相制约抗衡，也突出了"和"在中医辨证诊断、方药治疗时的重要性。

恒动观提示生态文明建设须走可持续发展的道路。自然资源并不是用之不竭的，人类的过度滥用，就如同阴或阳一方的不断削弱，终会导致阴阳失衡、阴阳离决。同样，中医学的阴阳平衡理论与生态文明建设的目标一致。阴阳平衡即生态平衡，中医学的阴阳五行理论中所体现的动态平衡观包含了丰富而相当完整的生态定义[3]。人体和自然界的万事万物都处于动态平衡状态，一旦平衡被打破，人体就会生病，自然界的万事万物也会受到破坏。同时，人类需要与自然界和谐相处，自然界本身就是在动态变化的状态下达到一种暂时的、相对的平衡，正是这种平衡使得人类能够生存并从事各种活动。

二、中医药的可持续发展现状与问题

1. 中医药的资源依赖与开发利用

中药产业高度依赖自然资源[4]，并在中药材的加工制造过程中会对自然造成一定程度的破坏。随着中医药事业的快速发展，人们对中药资源的需求日渐增大。为了追求更高的中药材产量，中药材制造也逐渐从依赖于农业种植转换为工业生产。土地资源的减少及自然环境的破坏使得野生的道地药材逐渐出现了资源枯竭，而在传统中药材的农业种植及养殖过程中，生产技术落后，无法保证药材品质，同时也消耗了土地的肥力。与此同时，各种中成药制剂的工业化生产、中药材的工业加工炮制过程中，必须排放的废气和污水在一定程度上影响了自然环境，且在制作过程中常常仅利用了中药提取物或有效成分，其余药渣则会被浪费。这两种生产模式均违背了可持续发展的重要理论，不仅为中医药产业的蓬勃发展带来了困难，还严重影响了生态环境的稳态，一定程度上也危害了人类健康。

2. 中医药的市场发展与规范管理

中药材生产的工业化进程势必导致企业更加关注经济效益。为了谋求更低的利润、更高的生产效益，生产者们不顾药材质量，可能选择毫无质量保障的种子种苗、短期无序采收的药材。如三七的生长周期为 5 年，为了增加药材产量，现三七生长至 3 年则被售卖，严重影响了中药的质量安全。炮制过程中的工业染色、水泥增重、药用部位掺假、非法再加工等情况更是屡见不鲜。中医药市场的监管基础薄弱，无中药材溯源体系，且大多数中药品质良莠不齐，质量安全并无规范化标准，从长远来看，这样的现状不可避免地会导致中医药事业可持续发展的瓶颈。

3. 中医药的传承与创新

"传承精华，守正创新"是习近平总书记为推动中医药事业高质量、可持续发展作出的重要指导。传承精华需要中医药工作者们读经典、学经典、用经典，不断挖掘经典方中潜在的防治作用，勇于用临床疗效说话。同时，传承也意味着要积极培养中医药事业人才，中医学发展不仅需要名医大家的不断涌现，更需要学术薪火的代代相传。学习名医经验，传承中医精髓，名医大师辈出，才是中医学传承和可持续发展的希望所在。"守正创新"则意味着中医药需要走向现代化、世界化。多个国家正在抢先挖掘中药新药，抢先注册中药国际专利，形势十分严峻。要想真正提高国际舞台上的话语权和影响力，我们亟须依靠科技创新推动中医药世界化，阐释中医理论的科学内涵，获取科学认同，推动中医药在国际范围内的可持续发展。

三、生态文明视域下中医药的可持续发展路径探索

从古至今，中药材取之自然，中医药千年传承及其所蕴含的文化底蕴一定是根植于自然资源的基础之上的。生态文明视角下，人与自然和谐共生、绿色发展观、资源循环利用等核心理念对于中医药的可持续发展具有重要的指导意义。当今中医药发展面临许多困境，我们亟须在生态文明视域下探索出一条适宜国情的中医药可持续发展路径。

1. 中药资源综合开发与全面利用

资源循环利用理念为扩大中药可利用的药源提供了新的思路。研究表明，生产中成药过程中中药材的利用率最低仅达到 33%[5]，提高药材的利用率亟不

可待。运用现代科技手段研究中药材废弃部分的有效成分，充分提取并利用，正符合生态文明理念中的绿色发展观、资源循环理念。同时，国家应该加大对于中药种植与繁殖专业技术的科研经费投入，运用组织培养、基因工程等现代技术创新中药材种植方法，提高中药材的质量与产量。

2. 健全中医药法治监管体系

首先，中医药市场的乱象，必须依靠严格的法治体系来进行监管。国家须完善中药资源开采、生产过程中的具体法律标准，进一步规范中医药市场，阻止中药资源滥用，避免对生态环境的进一步破坏。同时，从中药制剂生产到中药新药研发技术的要求，均需要严格的法律标准。其次，国家须建立健全的中医药质量与安全控制标准，保证中医药产品的安全、有效、可推广性，从而推动中医药事业的可持续发展。

3. 传承中医经典，学习名医经验

中医药院校作为中医药学子的培养之源，必须强调传承中医经典的必要性。高校教授及中医院各级医生应当拒绝"西化"，承担起传承中医经典的责任，共同建设具有中医药特色的人才队伍。同时，中医药学子必须深刻认识到目前中医药发展所面临的困境，作为新时代的中医药人才，更应该学习并传承名医经验，加强中医药知识的普及和宣传，向大众展示中医药的养生保健方法，为中医药事业的可持续发展做好力所能及的分内之事。

4. 鼓励科技创新，推动中医药现代化

加大中医药科研经费投入，积极推动多学科交融，运用数字化、人工智能等技术挖掘典籍、医案中的精髓，研发中医药先进设备，整合生物医学、生物信息学等技术探究中医药治疗过程中多靶点的作用机制，展现中医药与现代科技交汇的魅力。运用现代技术开展更多对于中药活性成分的研究，鼓励创新开发源于中药的生物药，推动中医药事业的国际化发展，在国际上抢先占领科研高地，先发制人。

四、展望

在全球生态环境严峻形势的背景下，中医药产业在可持续发展的道路上面临着新的挑战。中医药的可持续发展必须融入生态文明理念的核心内涵，即人与自然和谐共生、绿色发展观。从生态文明的角度出发，未来中医药的可持续发展道路必须坚持中药资源的保护及合理利用，加强法治监管，规范市场秩序和中药的质量安全，同时，传承中医经典并鼓励中医药的创新性发展。只有这样，才能做到生态文明建设和中医药文化建设的两建结合，才能为未来的中医药发展道路指明清晰的方向。

（周瑶）

参考文献

［1］张文龙，张建华，余锦龙.生态文明视域下我国中医药健康产业的生态化发展——以全产业链为视角［J］.企业经济，2020，39（08）：65-70.

［2］葛驰宇，张君丽.浅谈生态文明与中医药学的关系［J］.科技视界，2015（11）：163.

［3］余贵媛，周亚东，李秋霞，等.中医理论与生态文明理念的契合性的探析［J］.赤子（中旬），2014（02）：427-428.

［4］李东阳.生态文明视域下的河南中药产业发展路径探索［J］.中医药管理杂志，2015，23（17）：163-165.

［5］刘涛，苟小军，郭晓恒，等.从中成药新药分类浅论中药资源的可持续利用［J］.环球中医药，2012，5（03）：209-210.

从中医哲学智慧谈"四个全面"战略布局

"四个全面"是习近平新时代中国特色社会主义思想的重要内容,是我们党在新形势下结合我国实际发展新特征而确立的治国理政新方略,闪烁着马克思主义同中国实际相结合的思想光辉。中医学博大精深,与中华传统文化相融相通,其理论体系的形成同时拥有深远的哲学渊源,凝聚着深邃的哲学智慧。"四个全面"战略布局思想的形成和发展不仅牢牢秉持了马克思主义哲学基本原理,也蕴含着丰富的中医哲学智慧。鉴于此,本文结合中医哲学思维对"四个全面"战略布局进行解读。

一、"四个全面"战略布局彰显了中医哲学思维的精髓

1. "四个全面"的联系观与中医学整体观念

"四个全面"战略举措鲜明体现了全面系统思维和普遍联系观点。全面建设社会主义现代化国家在"四个全面"中居于引领地位,是战略目标;全面深化改革、全面依法治国、全面从严治党是与之相匹配的三大战略举措,为其提供重要保障。"四个全面"之间有机联系,相辅相成,相互促进,相得益彰,既注重主要问题,又强调以点带面、争取整体突破。全面深化改革是全面建设社会主义现代化国家的动力源泉,全面依法治国为其提供法律保障,而全面从严治党是另外三个"全面"的根本要求[1],这与中医学整体观念这一核心思想相印证。中医学强调人体自身以及人与环境之间的联系性和统一性,整体观念是中医学理论体系的指导思想,贯穿中医学认识疾病、诊断防治及养生保健的全过程。"四个全面"的各个方面并不是孤立存在的,而是一个有机统一的整体,缺一不可,彼此间相互影响。

从微观来看，"四个全面"中的任何一个"全面"又是一个具有独立属性的子系统，这类似于中医学中的"五脏一体"观。中医学认为，人体以五脏为中心，配合六腑、形体、官窍，通过经络系统的联络作用，构成了肝、心、脾、肺、肾五个生理系统，它们之间具有结构的完整性和功能的统一性，相互促进、制约，共同维持生命活动的正常进行。同样地，"四个全面"各个子系统中的诸多要素都不可或缺，必须统筹兼顾。

2. "四个全面"的发展观与中医学恒动思维

2014 年 12 月，习近平总书记首次提出了"四个全面"思想。此后，在中共十九届五中全会上，对"四个全面"战略布局进行了调整，将目标由"全面建成小康社会"改为"全面建设社会主义现代化国家"。不同时期的奋斗目标是党中央立足于我国发展的实际需要，对治国理政方略作出的重要创新。适时对"四个全面"战略布局进行调整，体现了习近平总书记灵活运用辩证的思维筹划我国发展，用发展的眼光看待新的变局，在变局中创新局，有利于更好地实现"两个一百年"奋斗目标。这体现了事物间的密切联系和相互作用，必然促进事物的变化、运动、发展，与中医学的恒动思维与辨证论治思想有异曲同工之妙。如朱丹溪《格致余论·相火论》所载："天之生物，故恒于动，人之有生，亦恒于动。"恒动，即运动是绝对的、永恒的，静止是相对的、暂时的。运动是物质的存在形式。中医学认为人的生、长、壮、老、已充分体现了生命的动态过程，人的气血津液也处于不断运动的状态。辨证论治是中医学的基本特点之一，中医学强调不同阶段的病理差异，要求把握疾病的发展变化趋向。因此，我们必须用发展的思维看问题，明辨不同阶段、不同时期的国情特点，辨证求因，在不同的时代背景下因时制宜。

二、"四个全面"战略布局所蕴含的中医哲学智慧

纵观"四个全面"战略布局，我们不仅能发现其闪现着伟大的马克思主义哲学原理，还可以清晰地探视到其中所包含的中医哲学基因。

1. 整体思维与全面建设社会主义现代化国家

全面建设社会主义现代化国家，需要运用整体思维把握内容发展的全面性、覆盖对象的周全性、发展方法的统筹性等方面，必须从整体出发，协调推进经济、政治、文化、社会、生态的建设，夯实全面建设社会主义现代化国家的基础。这五方面也是环环相扣的有机整体，体现了事物的普遍联系。在统筹推进"五位一体"总体布局的过程中，经济建设是实现社会主义现代化国家的基础，必须把经济建设放在首位，解放生产力，发展生产力[2]；政治建设为其他建设提供制度保障；文化建设为其他建设提供智力支撑；社会建设是其他四个方面的前提条件，加强和创新社会管理，推动和谐社会建设；生态建设是其他建设的基础，要努力实现绿色发展，建设美丽中国。只有坚持"五位一体"建设全面推进、协调发展，才能形成经济富裕、政治民主、文化繁荣、社会公平、生态良好的发展格局，把我国建设成为富强、民主、文明、和谐的社会主义现代化国家。

2. 标本兼治与全面深化改革

2012 年 12 月，习近平总书记在广东考察工作时指出，为全面深化改革开放开出了"既要养血润燥、化瘀行血，又要固本培元、壮筋续骨"的处方[3]。相对而言，"养血润燥，化瘀行血"重在治标，"固本培元，壮筋续骨"重在治本。《素问·标本病传论》谓："病有标本。""标本"在中医学常用来概括病变过程中矛盾的主次先后关系。凡是本质的、主要的病因证候为"本"；非本质的、次要的病因证候为"标"。掌握疾病的本质，分清标本，即能抓住疾病的关键，才能从错综复杂的疾病中找出主要矛盾，最终治愈疾病。在治疗上遵循"急则治其标，缓则治其本"，病势急迫则先标后本，病势趋缓则先本后标，病势急迫而又本元亏损则"标本同治"。"养血润燥"既指用引进创新技术、先进人才等方法解决内生动力不足的困境，又指对内加大人才培养、创新改革技术等方法解决自身机制欠佳、运转不力的问题。"化瘀行血"指破除各种阻碍改革发展的因素，改革创新以激发活力。中医学中"固本培元"是指调补脾肾以巩固和恢复元气。"本"和"元"都有根本、基础之意。中医治病十分重视本元，固本培元的治疗原则很早就被治国理政吸收。古人认为："兵者，国之神气也。民者，国之元气也。未有元气足而神气不益壮者。"在诸多治国理政的策略中，注重民生、保民安民，注重人才、教化养士，壮实经济都被认为是固本培元之举。对于共产党人的作风修养而言，固本培元就是要坚定中国特色社会主义理想信念，践行党的根本宗旨，加强自身道德素质修养。对于国家的思想建设而言，固本培元就是建立健全国家的根本体制机制和执政党的党纲党章，尤其是培育和践行社会主义核心价值观，发扬中华优秀传统文化和社会主义先进文化。文化自信是"本"，"本"固，筋骨才能强壮，国家的各种规章制度、法律法规得以完善强壮，国家才能繁荣昌盛强大。

3. 扶正祛邪与全面依法治国

2014 年 1 月 7 日，习近平在中央政法工作会议上的讲话中指出："政法系统是国家的免疫系统，是营血卫气、祛邪扶正、保证社会肌体健康的重要力量。"[4]政法工作的主要任务就是维护社会大局稳定、促进社会公平正义、保障人民安居乐业。"[3]"扶正"指通过培补正气以增强机体抗邪能力；"祛邪"则是通过消除病邪以促进正气恢复。二者相辅相成，共同构成中医治疗的基本法则。"正盛邪自祛，邪去正自安"，正气充盛则邪气易祛，祛除邪气则正气恢复更甚。《素问·三部九候论》曰："实则泻之，虚则补之。"扶正适用于以正气虚为主的疾病，祛邪适用于以邪气为主的疾病。在中医临床运用中，治病的过程就是祛邪扶正的过程，既驱逐身体所遭受的邪气，又修复培育自身的正气以防御。政法系统在维护社会安定、消灭社会违法乱纪行为和社会不良行为、保障人民安居乐业中发挥着重要作用。这支队伍的建设是政法工作发展进步的基本前提和重要保证，直接关系到社会的治与乱、群众的安与危、民族发展的成与败。弘扬社会正气，有利于打击社会邪气；打击社会邪气，有利于进一步弘扬社会正气，营造和谐、安乐的社会氛围。

4. 治未病思想与全面从严治党

唐代医药学家、药王孙思邈将疾病分为"未病""欲病""已病"三个阶段，因此确立了未病先防、既病防变、愈后防复的治疗原则。不同阶段采取不同的治则治法，而且一贯倡导要早期诊断，早期治疗，明确的诊断就是为了有效地治疗。中医治疗十分重视疾病的预防，能够防患于未然，在尚未发病之时针对性采取预防措施方可谓高明。党员干部思想作风问题的产生与发展也像疾病一样，会经历一个逐步恶化的过程，也可以分成这三个阶段。先进性和纯洁性作为中国共产党的本质属性，必须通过全面从严治党予以坚守。这就要求我们坚持抓早抓小、防微杜渐，以"治未病"的预防思维，从根本上确保党的本质属性历久弥新、永不变质。腐败是污染政治生态的致命病毒，是新时代全面从严治党面临的严峻考验，若不彻底清除，必将引发系统性病变。欲根除此病毒，既不可讳疾忌医，也切忌温汤慢火，而是要猛药除顽疾。当前，全面从严治党已取得新的战略性成果，只有继续坚持猛药去疴、刮骨疗毒、绝不养痈遗患的态度，才能夯实反腐成效，推动作风的根本性转变，从而引领社会风气持续向好，确保全面从严治党向纵深发展。

此外，党员干部的作风建设也需要双管齐下，扶正与祛邪兼顾，取精华、去糟粕。一方面，要发扬党的优良作风，以良好的党风带政风促民风，提高党风建设的水平和层次，营造风清气正的良好环境。另一方面，还要打击歪风邪气，反对不正之风。从辩证法的角度看，扶正祛邪是矛盾的两个方面，扶正的同时还要祛邪，二者紧密联系，缺一不可。邓小平同志曾说，党的作风建设要做到"伸张正气，打击邪气"。如果不坚决打击歪风邪气，任其滋长蔓延，就会破坏党的先进性和纯洁性，不仅会阻碍党的优良作风传承弘扬，更将严重损害党群干群关系，最终危及党的执政根基。

三、结语

综上所述，"四个全面"相辅相成、相得益彰，是我们党治国理政方略与时俱进的新创造，是马克思主义与中国实践相结合的新飞跃。"四个全面"战略布局根植于深厚的中华传统文化。中医学更是在中华传统文化背景下孕育、成长和发展起来的。医道同源，中医学理论体系受到了中国古代哲学思想的深刻影响。"四个全面"蕴含了丰富的中医哲学思想，具备中国特色，也饱含中医特色。

（龙丹）

参考文献

[1] 赵凡."四个全面"战略布局的辩证唯物主义意蕴 [J] .山西青年职业学院学报，2023，36（03）：50-55.

[2] 马旸 .习近平辩证思维在"四个全面"战略布局中的运用研究 [J] .产业与科技论坛，2022，21（21）：5-7.

[3] 张其成 .以中医之道阐述治国理政方略——习近平总书记中医用典举隅 [J] .中国政协，2018（01）：68-69.

[4] 朱珊莹，何清湖，毛新志 .论习近平中医观的四个维度 [J] .湖南中医药大学学报，2020，40（03）：383-387.

中医哲学智慧与新时代生态文明建设的内在契合性

在当今全球生态危机迫切的时刻，中国正通过一场深刻的社会变革展现其引领地位。以习近平同志为核心的党中央，将生态文明建设提升至新时代中国特色社会主义事业的重要战略地位，将其写入党章，宣告了一场具有历史深度的飞跃。这不仅是中国特色社会主义的新里程碑，更是对构建人与自然命运共同体的深切呼唤。与此同时，中医学作为根植于中华传统文化的生态医学，透过其深邃的哲学智慧，为新时代生态文明建设注入了强大的生命力。中医理念中的"天人一体观""阴阳平衡观"以及"治未病"理论与新时代生态文明理念的完美契合，不仅在引领中国生态文明的宏大理念中发挥关键作用，更为全球可持续发展提供了一盏独特而耀眼的明灯。在这个充满挑战与机遇的时代，我们不仅迎来了中国特色社会主义的新时代，更在中医哲学中找到了引领人与自然和谐共生的崇高智慧。

一、"天人一体观"凸显了新时代生态文明所追求的最高价值目标

"天人一体观"是中医哲学体系中的一个重要概念，是对人与自然环境、人与社会环境之间紧密联系的精炼概括，强调人类作为宇宙万物的一部分，与天地万物共享着共同的生成本原，凸显了宇宙、人类和社会的有机统一，同时也被一些人认为是中国传统生态伦理基础之一[1]。正如《素问·宝命全形论》说："天地合气，命之曰人。""人以天地之气生，四时之法成。"人立于天地间，自然环境的各种变化因素，如地域差异、寒暑更替、昼夜晨昏等，必然会对人体的生理、心理以及病理产生直接或者间接的影响。

"天人一体观"的观念在殷周之际开始萌芽，并在春秋战国时期逐渐发展

成熟，成为中华传统文化的核心思想。《周易·文言》说："夫大人者，与天地合其德，与日月合其明，与四时合其序，与鬼神合其吉凶。"强调了一个在古代中国哲学中常见的思想，即人应当顺应自然的道德、光明、秩序和神灵的力量，与之和谐共生。汉代董仲舒在《春秋繁露》中说："天地人，万物之本也，天生之，地养之，人成之；天生之以孝悌，地养之以衣食，人成之以礼乐，三者相为手足，合以成体，不可一无也。"这阐明了天地与人之间的相互关系，将它们比作一个有机的整体，强调了感恩天地、珍惜自然资源，以及人类应当通过自己的努力来维护这种天地人一体的和谐关系。中国思想发展史上提出"天人一体观"的第一人张载，在《西铭》中说："故天地之塞，吾其体；天地之帅，吾其性；民，吾同胞，物，吾与也。"这句话反映了张载将天地、个体、社会、自然界等层面融为一体的思想，强调了人与宇宙的和谐共生、个体与社会的相互依存。在中医哲学中，宇宙间的天地人形成了一体的有机整体，这深邃的哲学智慧为新时代的生态文明建设提供了启示。

"天人一体观"与习近平生态文明思想相呼应。生态文明建设强调实现人与自然和谐共生，在经济社会发展中保持可持续的自然环境。这一理念旨在协调经济、社会和环境的发展，避免资源过度消耗和生态平衡的破坏。在这一过程中，"天人一体观"提醒我们对待自然要怀有敬畏之心，意识到人类与自然共同构成一个整体，人类的发展不可脱离对自然的保护与尊重。实现生态文明建设需要制定和实施可持续发展政策，引导人们在生产、生活和消费中更注重环境保护和资源的可持续利用。综合而言，"天人一体观"与生态文明建设形成一体，提醒我们在社会发展中注重自然平衡，谋求人类长远利益，推动构建人与自然命运共同体。

二、"阴阳平衡观"与新时代生态稳态的一致性

"阴阳平衡观"是扎根于唯物论基石之上，是中国古代朴素而深刻的辩证法思想，构成了一种独特的宇宙观和方法论。这一理论体系是古代哲学范畴的一部分，核心理念源于对立统一的辩证观。《道德经》说："万物负阴而抱阳，冲气以为和。"这强调了阴阳的交融与平衡是宇宙中事物运行的基本规律，也是达到和谐状态的重要手段。

　　"阴阳平衡观"是中国古代哲学的瑰宝，以其朴素而深奥的辩证法思想，不仅深刻影响了中医学的理论框架，也为中医学的实践奠定了坚实的哲学基础。《素问·生气通天论》云："凡阴阳之要，阳密乃固。两者不和，若春无秋，若冬无夏，因而和之，是谓圣度。故阳强不能密，阴气乃绝；阴平阳密，精神乃治，阴阳离决，精气乃绝。"这段经文强调了阴阳平衡对身体健康的重要性。阴阳的和谐相处，类似于季节的变化，是保持生命力和环境规律的关键所在。通过调和阴阳关系，实现身体的和谐协调，臻于身心健康的至善境界。这也着重体现了中医学对于整体性、动态平衡的重视，将人体与自然界的规律相融合，强调调和、平衡是维持健康的关键。新时代生态文明强调人类社会与自然环境的和谐共生，而阴阳平衡观提供了一种哲学智慧，使我们能够更好且更深入地理解维持生态稳态的重要性。

　　"阴阳平衡观"与新时代的生态稳态理念相呼应，共同强调系统内外部各要素之间的平衡[2]。生态稳态是指生物体与周围环境之间的相对稳定状态，其中各生态要素的关系保持相对平衡，确保整个生态系统的健康和可持续发展。这种平衡不仅反映了个体与环境之间的互动，更象征了整个生态系统的和谐共生。这一观念不仅在中医哲学中有深刻体现，也在新时代生态文明理念中得到了升华。生态稳态理念强调在人类活动中要追求与自然环境的和谐共生，防止过度开发和破坏生态系统，以维护整个地球生态的平衡。这与"阴阳平衡观"中的个体与整体、内部与外部的平衡理念相契合，共同构建了一种生态哲学，强调了整体性、动态平衡的重要性，为可持续发展提供了理论指导。这一理念对于应对全球性的环境问题，如气候变化、生物多样性丧失等，提供了一种根本性思路。

　　总体而言，"阴阳平衡观"与生态稳态理念相辅相成，为人类与自然建立起一种共生共荣的哲学基础，为新时代的生态文明建设提供了深刻而智慧的指引。

三、"治未病"理论契合"崇尚自然、顺应自然、保护自然"的新时代生态文明建设内涵

　　《素问·四气调神大论》说："是故圣人不治已病治未病，不治已乱治未

乱，此之谓也。夫病已成而后药之，乱已成而后治之，譬如渴而穿井，斗而铸锥，不亦晚乎？”这段文字最早提出了“治未病”理论[3]，强调在事物发展的早期就采取措施，预防未来的问题，而不是等到问题已经产生了再去应对。这与西医学中的健康观念和预防医学的理念有一定的相通之处。

“治未病”理论与新时代生态文明建设内涵的深层契合，不仅在于它们共同倡导全面健康与可持续发展，更体现了对人类与自然、社会的深刻担忧，以及对多层面发展的共鸣。这种契合超越了理念上的一致，更是对共同价值观的共鸣，为构建一个更加健康、和谐、可持续的人与自然命运共同体提供了深刻而富有启发的思考。首先，两者都强调了预防为主的理念，都在呼吁我们在问题出现之前采取积极的预防措施。“治未病”理论强调调整生活方式、保持身心平衡，而新时代生态文明建设关注的是未来的可持续性。通过提前干预和保护，我们可以在问题扩大之前加以遏制，体现了对整体健康和生态系统的远见与关切。其次，二者都在倡导与自然和谐相处的理念。“治未病”理论注重顺应自然的规律，强调人类与自然的共生关系，而新时代生态文明建设则追求环境可持续性和人与自然的协调发展。保护自然环境、尊重生态系统的运行规律，既有助于个体的身心健康，也为社会整体的可持续发展创造了更加有利的条件。此外，二者都将关注焦点扩展至社会、文化等多个层面。“治未病”理论不仅强调身体健康，还包括心理、社会等多个方面的平衡。这与新时代生态文明建设中对社会和谐与可持续发展的关切相呼应。在社会协同与可持续发展的框架下，个体的健康与社会整体的繁荣相互促进。最后，二者都融入了传统文化的价值。“治未病”理论秉承了中医养生哲学的传统智慧，注重个体文化价值观念的传承。这与新时代生态文明建设中对传统文化的珍视相得益彰。通过尊重自然规律、传承健康养生传统，有助于建设更加和谐、具有深厚文化内涵的社会。

总的来说，“治未病”理论与新时代生态文明建设内涵的深层契合，不仅在于理念上的相通，更体现了对多层面可持续发展的关切，为我们共同构建一个更加健康、和谐、可持续的人与自然命运共同体提供了深远的启示。

四、结语

在习近平生态文明思想的引领下，充分理解并结合当代中国特色社会主义生态文明建设的现状，进一步继承并发展中医学中"天人一体观""阴阳平衡观"和"治未病"理论的深邃哲学智慧，契合时代发展的需要和人民的迫切诉求，呈现出一种独特而富有前瞻性的生态文明构想。这种理念不仅对个体身心健康、社会协调发展提出了要求，更在全球范围内强调了人与自然的协同共生。在全球视角下，中医哲学智慧与习近平生态文明思想相互映衬，展示了一种全面而具有普适性的生态文明理念。这不仅为中国在国际舞台上发挥引领作用提供了支持，也为全球共同推动构建人与自然命运共同体贡献了中国方案。

（赵祥）

参考文献

［1］卢静，仲远明，张朝晖．"仁爱观"和"天人合一观"的伦理与哲学思想研究［J］.医学与哲学，2022，43（18）：64-67.

［2］刘又嘉，贺璐，龙承星，等.中医阴阳平衡与微生态平衡契合性探析［J］.中国中医药信息杂志，2017，24（04）：4.

［3］王丛礼，邹华，汪受传《黄帝内经》治未病理论的临床指导意义［J］.中国中医药现代远程教育，2023，21（08）：66-68.

中医哲学智慧启迪新时代中国特色社会主义建设研究

纵观历史长河，中医学作为中华传统医学，其萌芽及壮大发展之路始终血肉相依于中华优秀传统文化，深受中华古代哲学思想影响。中医文化与千年来璀璨的中华文化同出一脉，历代以来的中医名师、大家的经典专著层出不穷，这不仅是珍贵的自然科学经验，更是蕴藏深刻文化精髓及哲学智慧的宝库。中华民族源远流长的文化与独树一帜的哲学底蕴决定了中医学必然是浓郁人文气息与精炼科学氛围的集合体。习近平总书记指出："中医药学凝聚着深邃的哲学智慧和中华民族几千年的健康养生理念及其实践经验，是中国古代科学的瑰宝，也是打开中华文明宝库的钥匙，更是中华文化伟大复兴的先行者。"[1]

当下，我们正身处百年未有之大变局，时代的大潮滚滚向前，我国也进入了新时代中国特色社会主义建设的新阶段。大力弘扬发展中医事业不仅对卫生健康领域有重大意义，深入发掘中医文化，以其深邃的哲学智慧或对新时代中国特色社会主义建设具有启发[2]。利用中医哲学智慧原理指导各领域新时代中国特色社会主义建设，既是对中华优秀传统文化的传承创新，更是促进中医药文化自信的明智之举。

一、中医之智启迪党政建设

1."医者仁心"与党的初心

中医行医者，其最首先道德理念强调的是行医做人之医德。大医精诚，为医者首先并不提及医术之高下，而是做一个有道德仁义的医生才是首要。"医者仁心"是中医界自身总结的其职业道德与价值追求的最高境界，"夫医者，非仁爱之士不可托也；非聪明理达不可任也；非廉洁淳良不可信也。"为医者其业精固然重要，可若不树立为人的理想道德，再高明的医术也不会受到人民尊重。同样在党员队伍建设中，当下所强调的正是保持党员同志的初心与使命。在嘈杂混乱的人生道路上，作为一名光荣的共产党员要坚定树立共产主义远大理想不偏移，其首要是铭记为人民服务的准则。只有这样才能保证全党上下一条心，党员队伍纯洁，才能为新时代中国特色社会主义建设培养有力的党员队伍。

2. "正邪相争"与腐败现象

"正气"与"邪气"是中医基础理论中疾病发生发展的重要理论之一。《素问·刺法论》认为："正气存内，邪不可干；邪之所凑，其气必虚。"在中医学观点中，疾病发生涉及两个主要方面：一方面，从内在来讲，首先是正气的强弱，若正气空虚，则可见卫外不固、气血失和，即人体自身的正常免疫功能受损及代谢紊乱，进而导致本来不会致病的一般外邪得以入侵机体；另一方面，邪气虽广泛存在于自然界中，但一般功能正常的机体都具有一定防御能力，当某些特定原因导致邪气增强，破坏人体免疫，则人体产生疾病状态。在党政队伍腐败现象中同样具有类似的机制，那些挑战党纪法规的党员一方面是胸中"正气"之缺乏，并未真正培养马克思主义理想信念，"缺钙"的精神理想必然在腐败之下毫无抵抗力。同时，如若党政机关面临奢靡拜金、好逸恶劳之风大肆侵扰，不正之风的"邪气"必然导致部分党员队伍陷入腐败之病。

3. "以人为本"与监督惩戒

孙思邈言："人命至重，有贵千金。一方济之，德逾于此。"漫漫医路之长越不得失去本心，医者医人，人是首先，也最重要。关注疾病或症状，治病核心是治人为本。除了关注当下疾病，更要从人本出发，注重调整个体的精神心理状态与生活习惯认知等，才能长久维持人的健康[3]。在腐败已经发生时，纪检检查与惩戒处置环节也应当遵循此哲理。对于犯错的党员同志，工作内容不能只是单纯地依错惩戒、按规处置，在问责的同时更要强调党"惩前毖后，治病救人"的方针。从人出发，监督惩纪工作也应注重知错后纠错，错后能改，更要警醒其他党员同志，才是真正关爱与挽救同志。对于深恶痛绝的同志予以严格惩治，教育全党切不可丢弃理想信念，以正党纪党风。但同时，对于一些误入歧途但犯错不深的同志，及时加以惩戒，更要注重思想改造，重新树立理想信念，避免日后犯错[4]。

二、中医之智开拓国家治理

1."五行生克"与权力制约

中医基础的重要理论之一为五行学说。五行学说依托木、火、土、金、水五要素对应的脏腑，阐述复杂脏腑生理病理机制，并且扩展至中医诊断的症状划归。而五行之中最基础的就是五要素之间相生相克的关系，即五行既是相互生成又是相互制约的关系。如肝之为病，肺属金，肝属木，肺金可克肝木，则有补肺泻肝法；又有脾属土，肝木可克脾土，则有抑木扶土法以疏肝健脾。五行学说诠释了人体脏腑间相互协作又相互制约以实现机体正常运转，某脏腑的问题，往往会因破坏生克关系的平衡而出现波及其他脏腑的现象。谈及国家机构设计同样须遵循此哲理，行政机关、执法机关、司法机关等，同具有互相从属与互相制约的关系。各权力机关相辅相成，使得国家治理顺畅，但只有各权力机关相互制约，才能使得国家治理安稳。因此，无论是国家机构还是党内机构，都应充分发挥社会各界人士及广大人民的监督作用。

2."辨证论治"与政策方针

辨证论治同样是中医基础理论中诊治疾病的基本原则之一，也是中医学辨证体系的优势特色之一。证是疾病在人体发展过程中某一个阶段病理反应的概括，辨证就是对某一阶段病理变化本质的把握，论治就是根据辨证的结果制定对应的治疗法则。以辨证论治认识和解决疾病时，根据疾病发生发展的不同阶段采取对应治疗方案，其实践理论包括"同病异治""异病同治""标本兼治"等，其核心哲学智慧是采取多策略去为不同的矛盾提供合适的解决方式，其中把握整体观念与个体始终涵盖疾病诊治全程，强调疾病时空性和个体性[5]。辨证论治启示国家之治理要共性与个性共存。整体方针上，始终强调为人民服务、民族团结统一与国家统一等核心准则不变，但在具体治理上仍有具体考量，如考虑香港、澳门之特殊可以采用"一国两制"政策，但同样也强调大湾区经济协同发展。在民族团结的背景下，同样也会考量民族特性而设身处地为人民设置少数民族自治行政单位。

3. "望闻问切"与行政执纪

中医之言"望闻问切四字，诚为医之纲领"，此为中医诊断学中的核心要义。通过四诊合参观察、分析人体外部表现，以测知人体内生理、病理变化，做到司外揣内，由表及里。"望闻问切"诊断原则同样可以启迪行政机构行政纪监工作。所谓"望"，即在日常工作中多用眼观察、用心发现，对于各种表现及时把握，防患于未然。所谓"闻"，重视敏锐的"嗅觉"，即切身实地调查，倾听多方声音，要敞开大门，畅通信访渠道，丰富线索来源，及时掌握民声民意。所谓"问"，必然要灵活使用各类访谈制度，如"焦点访谈""市长热线"，以及时掌握人民群众的真实思想动态。所谓"切"，可以理解为在把握民意之关键时一定要避免干扰因素，避免基层问题难以真实向上反映、行政人员刻意掩盖潜在问题。疫情之下，国家不受世界大环境干扰，果断把握自身发展与人民意愿，制定了符合国情的抗疫策略，最大程度地保障了人民群众的生命财产安全。只有切准最广大人民群众的核心利益才能制定有温度的政策，推动社会进步。

三、总结

中医学是中华优秀传统文化的重要组成部分，中医哲学智慧同样也是中医药文化的组成部分，中医药文化是中医学的"根"和"魂"[6]。习近平总书记指示文化政策时强调："文化自信，是更基础、更广泛、更深厚的自信。"[7] 表明文化自信在变局时代下重要的地位和使命。而中医文化作为根植中华优秀传统文化、汲取优秀现代文化的载体，弘扬中医药文化自信是促进文化自信的有力举措，是对中医药文化生命力的高度认同，是对中医药文化价值的坚定信念、对中医药文化发展前途的坚定信心[8]。综上，从传统中医哲学智慧宝库中总结其关键思想，与新时代中国特色社会主义建设的各个领域有机结合，进一步展现出中医学的文化价值力量。未来作为中医药从业人员，首先必须在新时代秉持传承发展中医药专业繁荣为第一要义，以祖国人民卫生安全事业为核心，但更要在未来充分发挥中医文化价值作用，以期对社会多方面提供中医药力量支持，实现中医药整体繁荣。

（吴江岚）

参考文献

［1］中央文献研究室.习近平谈治国理政［M］.北京：北京外文出版社，2014.

［2］程林顺，杨静，王艳桥.中医药文化在中华传统文化中的哲学意蕴及价值拓展［J］.中国卫生事业管理，2018，35（09）：717-720.

［3］陈超英.全面深刻认识新时代反腐败斗争形势［J］.中国纪检监察，2019（12）：47-49.

［4］张丽霞，高健生，张兆康，等.中医哲学和现实人文意义的思考［J］.中医杂志，2017，58（24）：2155-2157.

［5］冯雨薇.中医学人文精神概述［J］.中国医学人文，2017，3（08）：11-13.

［6］李寒冰，吴宿慧.中医药文化自信在中医药人才培养中的必要性［J］.教育现代化，2018，5（30）：5-7.

［7］习近平.在庆祝中国共产党成立95周年大会上的讲话［M］.北京：人民出版社，2016.

［8］杨璞.论中医人高度文化自信从何来［N］.中国中医药报，2017-03-10（003）.

"一带一路"背景下的中医药国际化发展

"一带一路"倡议为中国推动全球合作发展提供重大战略支撑,在此框架下,中医药国际化迎来历史性机遇。为助力中医药更好地参与"一带一路"建设,实现更大范围、更高水平、更深层次的开放交流融合,国家高度重视并开展科学系统的顶层设计。2016年出台《中医药"一带一路"发展规划(2016—2020年)》,明确了中医药参与倡议的各项任务,绘制发展蓝图;2021年又发布《推进中医药高质量融入共建"一带一路"发展规划(2021—2025年)》,为中医药文化国际传播指明高质量发展路径[1],彰显国家推动其走向世界的决心。

一、中医药国际化的优势与机遇

在"一带一路"背景下,中医药发展面临着前所未有的机遇和挑战。随着全球健康观念的转变和医学模式的进步,中医药在各种疾病防治中的独特价值和优势逐渐被世界认可。中医药是中华文明的重要瑰宝,具有深厚的历史文化底蕴和独特的理论体系。在"一带一路"建设中,中医药的传播和发展不仅可以促进中华文化的传承和创新,还可以为共建"一带一路"国家和地区的卫生健康事业发展提供有力支持。

首先,中医药在防治常见病、多发病、慢性病及重大疾病中具有独特疗效和优势。随着全球疾病谱的变化和老龄化社会的到来,这些疾病已经成为世界范围内的重大公共卫生问题。中医药通过整体调节、辨证施治等方法,在治疗这些疾病方面取得了显著成效,为全球卫生治理提供了重要补充。

在疾病治疗方面,中医药更是独具特色。通过运用中医学望、闻、问、切四诊合参的方法,以及运用中药、针灸、推拿等手段,中医药能够针对不同疾病和个体差异进行辨证施治。这种个性化的治疗方法不仅针对性强，而且不良反应小，对于提高治疗效果和患者的生活质量具有积极作用。

同时，中医药在重大疾病的防治方面也具有重要价值。例如，中医药在癌症、心脑血管疾病、糖尿病等重大疾病的防治中发挥了重要作用。许多中药被证实具有抗癌作用，一些中药方剂也被广泛应用于临床实践。同时，中医药在急救医学中的应用也逐渐受到重视，为抢救危重患者提供了新的治疗手段。

此外，中医药在养生保健领域也具有广泛的应用前景。随着人们生活水平的提高和健康意识的增强，越来越多的人开始注重养生保健。中医药通过食疗、针灸、推拿等多种方式，为人们提供了科学有效的养生保健方案，受到广泛欢迎。

在全球卫生治理方面，中医药的贡献同样不可忽视。随着全球化的加速和人口流动的增加，疾病的传播速度和范围也在不断扩大。中医药作为中国传统医学的代表，不仅在国内得到广泛应用，而且在国际上也逐渐受到认可和欢迎。许多国家开始引进中医药治疗方法和药物，与本国医学相结合，以提高对疾病的防治能力。

总的来说，中医药在防治疾病、维护健康、提高生活质量以及全球卫生治理等方面都具有独特的作用和价值。随着人们对中医药的认知和需求的不断提高，相信中医药在未来将继续发挥更大的作用，为人类健康事业作出更大的贡献。

二、中医药国际化面临的挑战

1. 国际上对中医药价值认知不足

价值是主体的尺度，为尺度的一种主客体关系状态。主体价值判断的基础是客体应具有相应的价值属性，客体价值是驱动主体认同的基础。中医药价值是以有形的中药为载体，通过无形的中医服务技术来展现中医药价值的[2]。由于东西方文化差异，中医药植根于中华传统文化，其理论体系、诊疗方式等都与西方医学存在较大差异，这导致中医药在国际上传播受到一定程度的阻碍，价值认知不足，进而导致接受度不高。

2. 临床证据不足

中医药缺乏国际标准，同时其标准体系尚有待完善，尤其是中药的质量标准、疗效评价等方面缺乏国际公认的规范，这给中医药的国际认可和推广带来了困难。循证医学是西医学的基础，是西医学诊疗与发展的理念、方法和体系。然而，中医药理论玄妙深奥，中医诊疗、辨证难以形象化，药理作用机制难测量，中药成分复杂难定量，因此，中医药无法按照循证医学的体系进行检验，中医药无法从西医学的视角证实其科学性。中医药的临床研究在方法和质量上存在一定问题，难以得到国际认可。同时，中医药的疗效评价标准与西医学存在差异，这导致中医药的疗效难以被国际社会广泛接受。

3. 知识产权保护

中医药的知识产权保护在国际上存在一定难度，一些国家和地区的法律体系对中医药的保护不够完善，导致中医药的专利申请和维权面临困难。例如2015年屠呦呦获得诺贝尔医学与生理学奖，让世界认识到青蒿素的神奇，也认识到中医药所蕴含的巨大潜力，确实给中医药国际化带来了一定程度的促进作用，但是我国企业提供的大部分青蒿素药材原料却没有相关国际专利，难以走向中医药国际产业链高端。

4. 国际化人才缺乏

中医药的国际化需要具备国际视野和跨文化交流能力的人才，这方面人才需要具备充足的中医药文化、中医药诊疗及中医药产业的相关知识，同时还要具备较强的语言能力，但目前只有部分中医药院校在小规模培养这类人才，中医药领域这方面的人才储备和补充都相对不足。

5. 国际竞争激烈

国际上许多国家和地区都有自己的传统医药体系，这些体系在当地有着深厚的基础和市场竞争力。从中医药国际化产业链上看，也是外国的医药企业巨头占据优势地位。中医药在国际市场上需要面对激烈的竞争，同时还需要克服各种贸易壁垒和准入门槛。

综上所述，中医药国际化进程中面临着诸多困难和挑战。为了推动中医药国际化进程，需要加强国际交流与合作，提高中医药的国际认知度和接受度，加强临床研究和知识产权保护，完善国际标准体系，培养国际化人才，提升中医药的国际竞争力。

三、中医药国际化的发展路径

1. 建立完善的中医药理论体系和标准化体系

中医药理论体系是中医药学的基础和核心，是中医药治病防病的指导思想。建立完善的中医药理论体系，有利于提高中医药的国际认可度和信任度，推动中医药的国际化进程。同时，制定国际通用的中医药标准，包括药材质量标准、中药制剂标准、中药炮制标准等，也有助于提升中医药在国际市场的竞争力。

2. 加强中医药文化传播和交流

通过各种渠道和平台，如学术会议、文化展览、健康论坛等，积极传播和交流中医药文化，让更多人了解和接受中医药的理念和方法。同时，鼓励中医药专家到国外开展学术交流和讲学，提升中医药在国际学术界的影响力。

3. 推进中医药产品国际化

加强中医药产品的研发和产业化，提高产品质量和安全性，积极申请国际认证和注册，推动中医药产品进入国际市场。同时，加强与国外企业的合作，共同研发和推广中医药产品，扩大中医药在国际市场的影响力。

4. 完善中医药服务体系

提高中医药服务能力和水平，完善中医药服务网络，推动中医药服务与国际接轨。例如，在海外设立中医诊所或医疗中心，为国际患者提供专业的中医药服务，与国外医疗机构合作，开展中医药远程医疗和跨境医疗等。

5. 加强中医药教育和人才培养

开设中医药专业的高等院校应积极开展国际合作办学，吸引更多海外学生来华学习中医药。同时，加强中医药师资队伍建设，提高教学质量和水平。此外，还应积极开展中医药继续教育和培训，提高中医药从业人员的专业素质和服务能力。

6. 推动中医药科研国际化

加强中医药科研领域的国际合作，共同开展中医药基础研究和临床研究，取得更多具有国际影响力的科研成果。同时，积极推广中医药科研成果的应用和转化，为中医药产业的可持续发展提供科技支撑。

7. 探索适合中医药国际化的管理模式

针对中医药的特点和发展规律，探索适合中医药国际化的管理模式和运作机制。例如，建立中医药行业协会或联盟，加强行业自律和规范管理；鼓励社会力量参与中医药国际化进程，推动市场化运作等。

总之，推动中医药国际化需要全行业的共同努力和协作。只有不断提高中医药的国际认可度和信任度，加强中医药文化传播和交流，提高产品质量和服务水平，完善人才培养和科研体系，才能让中医药更好地服务于全人类的健康事业。

（黄超）

参考文献

［1］颜鲁合."一带一路"背景下基于价值认同视域的中医药国际营销策略［J］.中国商论，2023（18）：79-84.

［2］许静雯，李曼."一带一路"背景下中医药文化国际化发展路径选择［J］.中阿科技论坛（中英文），2023（08）：11-15.

"两个结合"视域下中医针灸高质量发展研究

"两个结合"重要论断为中医药事业的发展提供了深刻的理论指引与强大的思想动力。中医针灸作为中华优秀传统文化的杰出代表，历经数千年传承与发展，以其独特的理论体系和显著的临床疗效，在保障中华民族健康方面发挥了不可磨灭的作用。随着健康中国战略上升为国家重要布局，全面提升国民健康水平成为全社会共同追求的目标，这为中医针灸的发展带来了前所未有的契机与挑战[1]。

与此同时，现代科学技术的飞速进步，为中医针灸的深入研究与创新发展提供了新的手段与路径。如何将经典中医文化与现代科学技术有机融合，推动中医针灸在临床医疗实践中不断优化，在中医文化传承发展中开拓新模式，成为当下中医针灸领域亟待解决的关键问题。在此背景下，从"两个结合"的视域出发，探讨中医针灸的高质量发展路径，不仅有助于深入挖掘中医针灸的潜力，提升其在国内外医学领域的地位与影响力，更能为健康中国战略的实施提供有力支撑，助力实现全民健康的美好愿景。

一、以经典中医文化为基石，用现代科学技术阐释针灸

首先，作为中医人应当深入研究经典中医文献，通过系统研读和研究经典中医文献，深入理解古代医学的思想观点和治疗方法，挖掘其中与针灸相关的内容，这样可以更好地把握针灸的理论基础和实践要点。随着现代科学技术，如生物医学工程、神经科学、分子生物学等的发展，为中医学以及针灸干预的阐释提供了手段，有利于我们对针灸进行深入研究。在这个过程中，我们可以通过实验室实验、临床观察和影像学检查等手段，探索针灸的作用机制和实际效果，并且在国际上得到了高度认可，如基于现代科学的脑认知，中医学在保

护和脑康复手段方面具有突出优势，包括精神类疾病、神经系统疾病等，中医学通过调补心肾对轻中度认知障碍有良好的改善作用，如针灸在神经系统疾病的治疗方面具有明显优势，特别是在脑重大疾病的干预和治疗方面[2-3]。针灸可以在一定程度上减少对药物的依赖，避免药物的不良反应和耐药性问题，其在一些慢性病的治疗中显示出了良好的效果。例如，针灸可以缓解慢性疼痛，如颈椎病、腰椎间盘突出症所致疼痛等；可以改善神经系统疾病，如帕金森病、失眠等；还可以调节内分泌系统，如月经不调、更年期综合征等。这些疾病在健康中国战略中被视为重点关注的领域，而针灸作为一种有效的治疗手段，为患者提供更多选择的同时，还可以运用计算机模拟和数学建模等技术来验证和解释针灸的治疗效应，以及对人体整体平衡的调节作用[4]。通过进行大规模的临床试验和观察研究，收集和分析大量临床数据，不断验证和优化针灸治疗方案。同时，还可以利用随机对照试验、荟萃分析等方法，评估针灸治疗在不同病症上的功效和安全性，进一步提高针灸在现代应用中的可信度和实用性。在研究中，要注重中西医融合的角度，建立跨学科的合作机制。通过中医学和西医学专家的联合研究和交流，借鉴现代科学的理念和研究方法，结合经典中医理论，推动针灸在现代医学中的进一步发展。通过以上努力，可以更好地将经典中医文化与现代科学技术相结合，用科学的方式解释针灸的作用机制和临床效果，从而夯实针灸在现代医学领域的地位，并为其进一步发展提供科学支撑。

二、以临床医疗实践为导向，夯实针灸在中医药的地位

作为专业的中医院校，理应加强针灸的临床实践教学环节，培养有临床实践经验的针灸医生，使他们能够熟练掌握针灸技术，提高临床治疗水平。推行临证验案记录与分享，建立全国范围内的临证验案数据库，系统地记录和总结针灸治疗不同病症的实际效果和临床经验。定期组织学术交流、研讨会等活动，分享临床实践中的成功案例和失败教训，促进经验的传承和交流。另外，应当通过跨机构、跨地区合作，共同开展多中心临床研究，以更高的科学性和可信度评估针灸在特定病症上的疗效，这有助于形成大样本、多中心的证据支持体系，为临床医生提供更准确的指导，同时增强针灸在中医药中的地位。与此同时，基于临床实践经验和科学研究成果，制定针灸治疗的规范化诊疗指

南，并将其纳入中医学诊疗体系[5]，这有助于统一针灸治疗的标准，提高治疗效果的可信度和可复制性。在针灸临床实践中，严格遵守医学伦理原则，确保患者的权益和安全。推行规范的操作流程和医疗质量管理制度，加强针灸治疗的风险管理和不良事件的监测与报告，提升针灸在中医药中的信誉度。通过以上措施，以临床医疗实践为导向，可以进一步夯实针灸在中医药学中的地位，不仅可以提高针灸的治疗效果和可信度，还可以促进针灸技术的传承和发展，确保其在中医药领域的稳定地位，以更好地造福患者和推动中医药事业的发展[6]。

三、以中医文化发展为导向，构建针灸发展新模式

在中医文化发展过程中，需要加强中医文化传承与宣传，通过举办中医文化讲座、展览和活动，向公众普及中医文化的价值和意义，提高人们对中医文化的认知和认可度。同时，要积极培养年轻一代对中医文化的兴趣和热爱，推动中医文化的传承和发展。针灸作为中医学的重要组成部分，需要加强针灸教育体系的建设。提高针灸学科的师资力量和教学质量，加强临床实践环节和技能培训，培养高素质的针灸医生和专业人才，以适应现代医学和社会的需求。通过支持针灸科研项目和团队，鼓励针灸领域的学术交流和创新成果的产生。加强基础研究和临床应用研究，探索针灸的机制和疗效评估方法，为针灸发展提供更多科学依据。

建立针灸综合应用平台，整合针灸资源和专业服务，这对于为患者提供全面的针灸医疗服务至关重要。健康中国注重医疗卫生体系的建设，提出了优化医疗资源配置、改善医疗服务质量、加强医疗卫生人才培养等目标。通过加强医疗卫生体系的建设，提高医疗服务的效率和质量，满足人民群众对医疗卫生服务的需求。通过在线平台或移动应用程序，提供针灸医疗咨询、预约挂号、健康管理等功能，方便患者获取针灸服务。除此之外，开展国际针灸学术交流和国际医学合作项目，借鉴国际上的经验和技术，提升我国针灸的国际影响力和竞争力。同时，促进中医针灸的国际标准化和规范化，推动针灸的国际认可与合作，在国际舞台上展示和推广中医针灸文化[7]。通过以上措施，以中医文化发展为导向，可以构建针灸发展新模式。这将有利于针灸在中医药领域的发展，推动针灸技术的创新与应用，进一步提升针灸的社会认可度和影响力，为

人们提供更有效、安全的医疗服务，同时推动中医药事业的繁荣和发展。此外，针灸的发展也与健康教育和健康管理紧密相关。在健康中国战略中，强调预防为主，注重健康教育和健康管理的推广。针灸作为一种自然疗法，可以通过针灸养生、针灸保健等形式，帮助人们提高健康意识，学习自我调理和保健方法，从而更好地预防疾病，促进健康。

健康中国是一个全面提升国民健康水平的战略目标，涵盖了预防、治疗、健康教育、健康管理等多个层面。通过加强预防、提供优质的医疗卫生服务、建设健康产业、加强跨部门合作和社会参与，实现全民健康。在健康中国战略的背景下，基于"两个结合"，中医针灸能够更好地发挥作用，为保障人民健康作出更大贡献。同时，中医针灸的高质量发展也离不开政策支持、法律法规的完善以及全社会的关注和支持。只有通过持续的努力和各方共同参与，才能实现中医针灸的高质量发展目标，为构建健康中国作出更加重要的贡献。

（周卓）

参考文献

［1］刘丽斯，刘子良.健康中国背景下中医药在医养结合中的前置作用及发展策略［J］.光明中医，2023，38（10）：1993-1996.

［2］高德强，张东友，崔炳南，等.针刺脑效应功能磁共振成像研究进展［J］.中华中医药杂志，2019，34（04）：1328-1330.

［3］陈加俊石，韩雪梅，梁雪梅，等.大鼠脑梗死后突触素的变化及针刺的影响［J］.中国老年学杂志，2004（04）：333-335.

［4］强晶，乔海法，王强，等.从"头项寻列缺"谈经穴效应的特异性［J］.安徽中医药大学学报，2021，40（01）：51-54.

［5］丁齐又，赵林华，宋斌，等.两个重构——中医药传承创新发展的重要路径［J］.中医杂志，2023，64（09）：865-869.

［6］徐寒莹，张冬梅，张影，等.中医诊疗体系源流与发展探析［J］.辽宁中医杂志，2023，50（03）：72-75.

［7］李明月，陈波，陈泽林，等.中国针灸标准化研究进展及思考［J］.世界中医药，2014，9（10）：1395-1398.

信息技术赋能中医药文化核心价值传承与创新研究

习近平总书记在致中国中医科学院成立 60 周年贺信中指出："中医药学是中国古代科学的瑰宝，也是打开中华文明宝库的钥匙。"[1]这一论述充分肯定了中医药学在中华文化中的重要地位。2023 年全国宣传思想文化工作会议上，习近平文化思想首次提出，强调要推动中华优秀传统文化创造性转化、创新性发展。置身于数字文明高速演进的时代背景下，信息技术作为时代之器，正成为中医药文化智慧实现当代表达的全新载体。在此语境下，如何借助人工智能、大数据、虚拟现实等信息技术，重新激活中医药文化的哲学精神、技术体系与生活方式，不仅涉及传统与现代的融合，也昭示未来医学形态的深刻变革。

一、中医药文化核心价值的哲学原型与现代转化

1."天人合一"：生命观的本体智慧"

《黄帝内经》云："人以天地之气生，四时之法成。"这句话揭示了中医药对于人体与自然环境紧密相互作用的认识，即人体应当顺应自然节律，因时、因地、因人制宜。以春季养生为例，阳气上升之时，应提倡早睡早起并参与户外活动，以疏泄肝气，促进身心健康。此"天人相应"理念在当代医学中得到呼应，如现代生态医学和公共卫生领域也日益重视自然环境对人类健康的影响，为应对环境污染、气候变化等引发的健康危机提供思路与策略。

2. 辨证论治：整体性与差异化的统一

中医学以整体思维统摄医学观察，它指向的整体观是一种人与自然、与社

会相统一，以及自身统一性的整体观，也是一种宏观、中观、微观多层面的整体观[2]。其"辨证论治"体系不仅是技术操作，更是深刻的哲学认知模型。例如，治疗心脏病时，除了关注心脏本身，还须结合脾胃、肝肾等脏腑功能状况综合施治，注重整体调节。所谓"同病异治""异病同治"，反映的是一种超越形式一致性、立足本质相似性的个体化认知逻辑。例如，针对感冒，风寒感冒用辛温解表法治疗，风热感冒用辛凉解表法治疗；针对肝郁气滞所致的月经不调和乳腺增生，则均可运用疏肝理气法治疗。

与之对应，西医学模式正从单一的生物医学模式逐渐向生理－心理－社会医学模式转变，从现代精准医学到个性化医疗，正是这一东方智慧的技术重构。从高血压到糖尿病，从失眠到焦虑，中医学通过阴阳虚实、脏腑气血等维度构建动态分型，并提出复合干预路径，强调"人之所病，各有所本"。这既是东方思维对现代疾病复杂性的一种前瞻性回应，也为人工智能时代的多模态决策提供了哲学范式。

二、技术与智慧的互映：中医与信息技术的底层契合

中医药在长期实践中形成了系统思维与辨证论治等核心理念，与当代信息技术看似处于不同领域，却在信息采集、分析决策和整体化处理等关键层面展现了诸多相通之处。信息技术作为具有高度综合性的科学，是系统论、控制论、信息论、心理学、语言学、数理逻辑等多种学科结合的产物，具有整体特征[3]。这种底层逻辑的契合为二者的深度融合奠定了基础。同时，信息技术所具备的海量存储、跨时空传播、大数据挖掘与模拟建模能力，也为中医药文化传承与创新提供了多元化的发展路径，进一步推动了中医药在现代社会的转型与应用。

1. 多源信息采集：现代"望闻问切"的再定义

中医四诊合参，实为"信息获取－模式识别"的古典智慧展现。望色察舌、闻声嗅气、问症析志、切脉察动，构成了对个体全息信息的系统采集。正如今日之可穿戴设备与生理传感器，亦在实时记录心率、睡眠、血压等状态参数。

从思维方式来看，信息科学讲究系统思维，重视数据维度与交叉关联分析，而中医学早已构建起"象－证－机"三位一体的信息逻辑，将四诊信息视为有机整体的反映，强调人与自然、脏腑经络之间的相互影响。例如，面色萎黄，可指脾虚、肝郁、湿盛，唯有结合舌象、脉象、病史，方能定"证"，进而论"治"。这种以象入理、以类通变的判断方式，为智能化医疗建模提供了可文化迁移的范式参考。中医对信息多维关联的关注，与信息科学通过数据挖掘揭示潜在规律的思路相互呼应，成为二者融合的重要基础。

2. 数据分析与系统调控：辨证思维的演算法化

中医采集到的四诊信息，须结合辨证论治理论加以分析，判断人体阴阳、气血、脏腑的盛衰虚实，从而制定个性化的诊治方案。这个过程以四诊数据为基、以经验逻辑为桥、以干预方案为果。这与信息科学对海量数据进行分析处理、依据特定算法模型做出决策的过程异曲同工。比如决策树、图神经网络等方法，就是根据算法对数据进行挖掘与建模，输出最优策略。二者都遵循"采集－分析－决策"的闭环逻辑，体现出对系统整体状态的综合评估与动态调控。

以舌诊为例，有研究利用神经网络等深度学习模型对舌象图像进行分割，自动识别舌体、舌苔区域，并提取颜色、纹理等关键特征[4]。AI舌诊系统可将颜色、形态、苔质等特征结构化后用于训练模型，结合病史和体征推演证型[5]。在医疗认知中，信息技术正扮演着"现代化类中医思维"的角色，它模拟的不只是算法，更是一种哲学路径依赖——整体感知、动态调节、差异应对。

此外，中医强调从患者的生活环境、情绪状况、社会关系等方面进行综合判断，与信息科学中多源数据整合、系统化处理的理念如出一辙。例如，失眠患者常须结合饮食习惯、精神压力等因素进行多方位干预，这种立体化思维与信息科学"整体优化"模式高度契合，为信息技术在中医药传承与创新中发挥支撑作用提供了有利条件。

三、信息技术再塑中医文化场景与传播方式

信息技术的迅猛发展，为中医药文化核心价值的传承注入了新的活力。通

过数字化手段保存古籍文献与临床案例，借助多媒体平台实现多样化传播，并应用虚拟现实、增强现实和人工智能等前沿技术深化教学与研究，中医药得以突破时间与空间限制，走向更广泛的受众群体，也在与现代社会及国际医学体系的互动中，不断丰富与拓展自身的内涵与影响力。

1. 古籍数字化：典籍智慧的永续存取

中医药古籍蕴含了数千年积淀下来的理论精髓与临床智慧，长期以来面临纸质载体易损、检索困难等问题。信息技术的出现，为古籍的保护、整理和检索提供了系统化解决方案。中医典籍如《黄帝内经》《伤寒杂病论》不仅是医学文献，更是中华哲学的活态存储。借助 OCR 识别、知识标引与语义解析等技术，让这些原本尘封的纸本智慧重获数字生命。研究者可通过关键词迅速比对条文，用算法揭示医理演化脉络，实现古籍由"卷帙浩繁"到"触手可及"的飞跃。通过建立便于检索和利用的中医药古籍数据库，以数字资源的方式保存和传播，不仅可以实现中医药古籍的再生性保护，而且可以实现中医药古籍更大范围的共享[6]。以中国中医科学院的中医药古籍数据库为例，研究人员可通过关键词或主题词高效检索到相关内容，大大提高了对古籍的利用率，也为中医药学术研究提供了便利。

2. 沉浸式技术：诊疗空间的哲学再现

虚拟现实（VR）与增强现实（AR）等沉浸式技术，正重新定义中医药教学与文化传播的空间维度。借助 VR 技术，学者可以置身虚拟诊室，体验望、闻、问、切的全过程，感知名医如何通过细微体征判断病机、辨析阴阳虚实，从而激活诊断直觉与感性认知。通过 VR 技术建立穴位表面模型，将针灸穴位知识以三维数字化的方式展示，加强学生对针灸经络穴位的理解记忆和掌握[7]。AR 技术则可实现实时中药识别：用户只须扫描一味药材，即可同步呈现其来源、药性、炮制法及应用要点，实现"物我交感""药理直观"的认知融合。

这类技术不只是提升学习效率，更是对"形神共参""以身观身"东方诊疗哲学的当代表达。在中医文化传播方面，若将 VR/AR 与科普内容（如四季养生、五音疗愈、经络功法）结合，不仅能够打破地域、语言与专业壁垒，更为公众，尤其是数字原住民一代构建沉浸式、互动化的文化体验空间，助力中医药文化走向更广阔的国际语境与生活现场。

3. AI 大模型：古籍知识的深度语义提取

人工智能（AI）的深度学习与自然语言处理技术，为中医药古籍的数字化研究与知识提炼提供了新的思路。通过对数以千万计的古籍文献和临床案例进行训练，AI 大模型不仅能精准识别文字内容，还可自动构建知识图谱，将海量古籍转化为结构化语义网络，实现"医案－病证－方药"的语义链构建。例如，"数智本草"类大型模型在学习海量中医药文献后，可以通过智能问答的形式，为研究者或普通用户提供中医理论、配伍禁忌等方面的查询与解释服务，降低了古籍中高深内容的理解门槛。各类中医大模型不仅使中医知识可问可答、可组合调用，也为自动化教学、智能决策支持系统提供技术基底。

未来，这种模型或将成为"现代中医头脑"，以中医原理与现代数据逻辑并行计算，推动中医知识体系的系统性重构。这一应用既拓展了中医药文化在学术和大众层面的影响范围，也为今后中医药研究、教学与科普创造了新的可能。随着 AI 技术与中医经典文献的进一步结合，中医诊断与治疗思维将不断得到数字化、体系化的丰富与升华。

四、中医的未来逻辑：从哲学理念到技术应用

在大数据与人工智能等先进信息技术的驱动下，中医药"整体观念""辨证论治"等核心理念正获得新的诠释与延伸空间。借助对海量数据的分析挖掘、深度学习算法的应用以及多场景健康管理创新，中医药在方剂配伍、疾病预测、临床诊断与新药研发等方面不断迭代升级，不仅深化了传统理论，也为现代精准医疗与预防医学提供了新的思路。

1. 大数据分析与挖掘中医诊疗规律

（1）挖掘方剂配伍规律：中医方剂体系蕴含了丰富的临床经验与药物组合智慧。通过对大量病历数据的收集与分析，可挖掘不同证型与方剂配伍的潜在关联，为临床用药和方剂创新提供量化依据。以失眠为例，针对海量患者的临

床病案进行数据挖掘，能够识别出特定症状组合与方剂使用频率之间的相关规律，从而在传统处方基础上不断优化配伍原则，推动中医方剂理论在现代医学环境下的动态演进。

（2）预测疾病发生发展："治未病"以预防为核心理念，以"未病先防""欲病救萌""既病防变""瘥后防复"为内涵，凝结了古代传承已久的养生观念和健康实践经验[8]。依据"治未病"理念，中医学尤为重视疾病的早期干预和整体预防。信息技术为此提供了强有力的工具，借助电子病历、智能随访系统与穿戴设备，个体生命轨迹与干预响应数据被长期累积。基于此建立的"证候演化模型"，可模拟疾病发展趋势与干预反馈，如高血压从"肝阳上亢"向"阴虚阳亢"过渡过程的识别，将辅助精准干预时点判断，实现"未病先防"的实践跃升。

2. 人工智能辅助中医诊断与新药研发

（1）人工智能辅助中医诊断：AI 的图像识别与深度学习算法，可高效处理中医诊断过程中涉及的大量图像和文字信息。例如，将舌象、脉象等诊断图像输入深度学习模型后，系统能自动提取舌苔颜色、脉搏节律等特征，辅助医生作出更为精准、快速的辨证判断。部分医院已经尝试应用"舌象诊断辅助系统"，在缩短诊断时间的同时，也为中医诊断标准化、客观化探索了新路径。

（2）人工智能助力新药研发：面对中药成分的多样性与复杂性，传统的研发周期往往漫长。AI 技术通过虚拟筛选与疾病靶点预测，可以快速识别出具有潜在活性的化合物，为复方药物的精细化研究和新药开发提供依据。例如，运用 AI 算法对常用中药复方进行系统分析，不仅能发现其可能影响的未知靶点，还能洞察药物相互作用机制[6]。由此，中药创新研发的效率与科学性均得到显著提升，进一步扩展了中医药与西医学交融的深度与广度。如对柴胡加龙骨牡蛎汤中的成分进行药理机制挖掘，发现其对神经递质调节的多靶点作用，从而为焦虑障碍提供复方干预新范式。这种路径不仅缩短研发周期，更使"复方整体效应"进入现代循证体系。

3. 信息技术创新自我健康管理应用

（1）移动健康应用程序：为更好落实中医学"治未病"的理念，可针对亚健康人群开发移动 App，让用户在日常生活中随时记录和上传望、闻、问、切相关信息。结合可穿戴设备获取的心率、血压、睡眠等生理数据，应用程序，借助人工智能算法对这些指标进行综合评估并提供个性化的健康调理建议。例如，若检测到面色萎黄、舌苔厚腻且大便溏稀，系统会建议用户改善饮食结构（多吃薏苡仁、芡实等祛湿食物）并进行适度运动与作息调整，让中医养生理念在日常生活中落地生根。

（2）智能健康监测设备与中医养生结合：智能手环、手表等可穿戴设备能实时监测用户的生理状态，与中医学气血经络理论相结合后，可提供更具针对性的养生指导。例如，若监测到夜间睡眠质量不佳且心率波动明显，系统结合中医学对气血运行的认识，可能判定为心血不足或气血不畅，并推送八段锦、太极拳等养生功法的示范视频，帮助用户通过调节呼吸与动作来改善血液循环与睡眠质量。

（3）远程健康管理平台：随着互联网技术的发展，远程医疗与健康管理成为可能。可建立面向亚健康人群的在线平台，将用户与中医师及相应医疗机构互联互通。用户在平台上录入四诊信息，由中医师远程辨证，形成个性化调理方案。平台通过对大量用户数据的统计与分析，还能发现不同季节、地域或人群中常见的健康问题，如冬季部分人群阳虚症状突出，继而推送有针对性的食疗、艾灸等方案，实现大范围、低成本的自我健康管理，完善中医学"治未病"在群体与社会层面的推广与应用。

信息技术在"大数据-人工智能-场景应用"三位一体的发展模式下，为中医药核心价值的创新提供了更为广阔的舞台。通过方剂配伍规律的深度挖掘、对疾病风险的早期预测，以及在临床诊断和新药研发中的辅助与优化，让中医药得到更具科学性的客观支撑；基于移动健康、可穿戴设备和远程管理的自我健康管理应用，又将中医理念与现代生活方式深度融合，为人类健康维护和精准预防提供了新的范式。

五、结语：让传统智慧在技术浪潮中复兴

在习近平文化思想的指引下，信息技术为中医药文化核心价值的传承与创新提供了强大动力。通过数字化存储与传播、VR 与 AR 技术应用、大数据分

析、人工智能辅助诊断及自我健康管理等方式，中医药文化在新时代的传承与应用不断迈向新高度。然而，实践中仍面临诸多瓶颈：一方面，中医药数据来源广泛却缺乏统一标准，易引发数据质量与安全问题；另一方面，中医整体观与现代信息技术的还原论思维存在差异，加之兼具中医素养与前沿技术能力的复合型人才相对匮乏，项目推进与落地遭遇重重困难。此外，患者隐私与知识产权归属等法律伦理议题尚无明确规范，亟待完善监管与法制框架以确保技术与文化的可持续融合。

为应对这些挑战，需要在数据管理、学科交融、人才培养和法律伦理等方面协同努力。建立统一的数据采集与标注标准并加强隐私保护，能为大模型训练奠定更扎实的基础。通过搭建跨学科平台，融合中医理论与人工智能算法，利用知识图谱等方式从证候、方剂到病案结构化地呈现中医诊疗脉络，可以拓展理论与实践的深度。与此同时，完善高校课程设置和人才培养机制，将中医学科与信息科学相结合，以培育既具有中医素养又能运用现代技术的专业团队。在法律与伦理层面，制定符合中医药特点的专项法规，明确数据与知识产权边界，并健全相应的合规审查与利益分配机制。通过这些系统化举措，中医药文化在现代社会中将更加焕发出独特的生机与活力，为人类健康事业和中华优秀传统文化的传承作出更大贡献。

（蔡瑾）

参考文献

［1］习近平.致中国中医科学院成立60周年的贺信［N］.人民日报，2015-12-23（001）.

［2］刘瑞芳，杨朝阳，李灿东.中医整体观中的分形与混沌特征［J］.中国中医基础医学杂志，2024，30（08）：1298-1300.

［3］杨燕，熊婕，王传池，等.人工智能思维模式与中医"象思维"的相似性探析［J］.中华中医药杂志，2018，33（10）：4419-4422.

［4］LI J，YUAN P，HU X，et al.A tongue features fusion approach to predicting prediabetes and diabetes with machine learning［J］.J Biomed Inform，2021，115：103693.

[5] 樊威，李潇潇，丁江涛，等．人工智能在中医舌诊中的应用探讨 [J]．光明中医，2019，34（01）：37-40.

[6] 郑艳秋，付立忠，赵利梅，等．"中医药＋"赋能中医药文化传承创新发展的路径 [J]．南京中医药大学学报（社会科学版），2025，26（01）：22-28.

[7] 曾亮，弓少康，董晓薇，等．虚拟现实技术在中医经络教学的应用 [J]．中国中医药现代远程教育，2023，21（23）：29-31.

[8] 杨菁颖，谢玉芳，张磊昌，等．中医人工智能技术的现状与未来 [J]．江西中医药，2024，55（10）：69-72.

试论融合现代科学技术是中医药传承和发展的内在动力

中医药是研究人类健康与疾病以及疾病预防、诊断、治疗、预后和保健的综合性科学。经过数千年的发展，中医学构建了一套独特的诊断和治疗各种疾病的医疗体系。与西方医学基于还原论，独立决定人体各系统的诊断和治疗不同，中医学从整体和辩证的角度指导疾病的诊断和治疗。中医学的一个核心元素是阴阳，指的是人体内部和外部世界中对立、相互排斥但又相互补充的两个方面。基于阴阳平衡和五行互动理论，中医学分析五脏、六腑、奇恒之腑、经络和气血津液的变化，用中药制定相应的治疗处方[1]。此外，中医学也应用针灸、拔罐、气功、按摩和饮食等疗法来起到保持阴阳平衡，以及治疗、预防疾病的作用[2]。中医药已被世界卫生组织认证为一种有着数千年历史和丰富临床经验的医疗体系，可以有效治疗各种疾病。如今，中医药在世界范围内越来越受到关注和普及[3]。

近年来，随着大数据和人工智能等现代科学技术在许多领域，特别是医疗和教育领域的广泛应用，其已成为现代中国医药学创新发展的内在动力[4-5]。借助信息技术，帮助更多研究人员在老中医临床诊疗数据的采集、典型病历的信息化以及常见规律的分析与挖掘等方面进行积极探索。此外，人工智能与中医思想和经验的传承相结合，为中医学研究开辟了一条新的前景广阔的研究途径。因此，本文从中医药传承和发展两个角度，总结了现代科学技术在古籍整理、教学、中药研发和中医诊断等方面的应用。

一、现代科学技术在中医药传承中的作用

1. 数字化文献古籍，弘扬中医药理论体系

在当今时代，数字化技术已经渗透到各个领域，为我们的生活和工作带来

了极大便利。在中医药领域，数字化技术特别是古籍数字化，对中医药的传承产生了深远的影响。数字化古籍不仅是保护珍贵历史文化遗产的重要手段，更是推动中医药研究、传播和发展的重要工具[6]。因此，数字化古籍对于保护和保存珍贵的中医药文献具有重要意义。

首先，传统的纸质书籍容易受到温度、湿度、虫蛀等多种因素的影响，导致损坏和遗失。而数字化古籍可以将这些珍贵的文献永久保存，避免因时间和其他外部因素造成损坏。其次，数字化古籍方便了学者的研究。传统的查阅方式需要亲自到图书馆或档案馆进行检索，这种方式既耗时又费力。而数字化古籍的检索和查阅都可以在互联网上进行，大大提高了研究效率。此外，数字化古籍还有助于中医药文化的传播和普及。通过数字化方式，更多人可以接触到这些古籍，了解中医药历史、理论和知识，从而增强对中医药的认同感和信任感。

总之，数字化技术为中医药的传承提供了新的途径和手段。

2. 在中医药教学的应用，促进对中医药理论的理解

培养中医药专业人才，解决人才短缺问题，一直是中医药传承发展的核心问题。目前，中医药学经过数千年历史和丰富临床经验，已经形成了一套完整的理论体系，但这一理论体系中的概念和术语在当今是抽象的，大部分学生都很难理解，不利于中医药理论传承发展[7]。

虚拟现实和人工智能是信息技术领域创新技术的前沿。采用虚拟现实技术，通过三维仿真的方式呈现复杂的中医理论（如穴位和循环图像），并且可以随意拖动和旋转，从而建立一种方便、独立、全方位的学习模式；同时，该系统还实现了学习环境的多模式切换，使学生能够有效掌握临床规律和应用技能。这一技术使学习过程变得更加有趣，从而提高了学生的学习效率。此外，基于人工智能技术的古代经典探索技术，可以整理出众多中医典籍和著名病历，探索中医专家的用药规律，实现药物的智能配伍。利用这两种技术，学生可以获得最真实的教学场景和材料、更有效的学习材料和个人经验，这有利于他们的深入研究[8]。

二、科学技术在中医药创新发展中的应用

1. 促进中药研发

中药研发是中医药现代化的重要组成部分，也是推动中医药创新发展的关键环节。近年来，随着科学技术的不断发展，其在中药研发领域的应用也越来越广泛。

在中药研发过程中，高通量筛选技术可以快速筛选出具有药理活性的中药成分，提高了筛选效率和准确性，加速了新药的发现进程；组合化学与分子生物学技术，可以利用组合化学方法合成大量化合物，结合分子生物学技术进行药物作用机制研究，有助于发现具有新作用机制的药物先导物；而计算机辅助药物设计技术通过计算机模拟和预测药物与靶点的相互作用，优化药物的结构和性质，提高药物设计的成功率。

在中药药理研究中，可以利用细胞培养、基因敲除、转基因等技术手段，深入探究中药活性成分的作用机制和靶点。同时，还能利用动物模型研究中药的药效和作用机制，并通过规范的临床试验验证其疗效和安全性。此外，整合多组学技术（如基因组学、代谢组学和蛋白质组学等）能够全面研究中药对生物系统的整体调节作用。

在中药制剂工艺中，首先，利用现代制剂技术，开发中药的新型给药系统（如纳米给药系统、脂质体等），提高药物的生物利用度和靶向性。其次，可以引入先进的生产工艺和设备，如高效分离纯化技术、连续流工艺等，提高中药制剂生产的效率和产品质量。另外，还能够应用现代分析技术（如色谱技术、质谱技术等）对中药制剂的质量进行严格控制，确保产品的稳定性和安全性。

由此可见，现代科学技术在中药研发的各个环节都发挥着重要作用，有力地推动了中药的创新发展。

2. 在中医诊断中发挥辅助作用

中医在各种病症的诊断和治疗中，主要以辨证论治为主，辨证是指通过望诊、问诊、闻诊、切诊四诊法，确定现阶段疾病的证型，以掌握治疗原则。同

时，治法是指根据辨证论治原则，明确治疗方法，包括内治法和外治法（如针灸、推拿等）[9]。随着中医药受到现代科学技术的冲击，目前中医以辨证论治结合西医学技术制定诊断和治疗方案。这种方法有助于更好地了解疾病的不同阶段，并充分利用现代科学技术，让患者能够得到适当的治疗。

在舌诊中，由于传统的诊断方法相对主观，并且会受到光线和个人因素的影响，因此很难提供相对客观的诊断结果。而具有网络模型的舌头仿真系统能够以磁共振为基础，利用三维磁共振成像技术进行三维重建，实现了对舌头真实动态状态的模拟。最后，这些技术将应用于临床上舌头图像的客观提取，舌头图像分析的智能系统将为临床医生提供帮助。

在脉诊中，中医学的脉象辨证是相对主观和模糊的，因此，由于医生和方法的不同，往往会得到不同的结果。随着现代科学技术的进步，可以逐渐将人体发出的信号转化为更直观的视觉图像。此外，表达式也从简单的"波"变为今天完整的"图"，表明越来越先进的成像方法正在结合起来。脉冲诊断仪的出现为中医客观诊断提供了新的可能性。脉冲诊断仪需要两项关键技术：传感器技术和脉冲识别技术。在传感器技术中压力传感器是主要的研究方向，从以前的单头传感器到三头传感器，再到脉冲的人性化柔性压力传感器。在脉冲识别技术方面，脉冲频谱主要用于人体信号分析，两者结合可以提供更可靠、更客观的数据。

俗话说："五脏六腑的精气都通过眼睛来反映。"通过患者的眼睛来进行诊断是中医学的一个特点。通过眼睛的变化来诊断疾病，可以反映五脏六腑的变化，为疾病诊断提供重要参考。根据中医学的五轮学说，将眼睛分为五个部分，即肉、血、气、风、水，分别对应眼睑、眼角、白眼、眼球、瞳孔，分别与脾、心、肺、肝、肾存在内在联系。眼睛诊断仪就是根据中医学的五轮学说，通过收集患者和健康人的眼部图像用于局部二元模式（LBP）分析而应用于临床，辅助临床医师进行诊断[10]。

总之，现代科学技术在诊断方面的应用，在某种程度上解决了由于客观指标的缺乏和患者的疑虑，使中医理论难以全面有效地应用于各种疾病的诊断和治疗的问题。

三、总结和展望

现代科学技术的融合是中医药有效传承和发展的必然。在未来，随着科技的不断发展，相信现代科学技术将在中医药领域发挥更加重要的作用，为中医药的传承和创新作出更大的贡献。然而，我们也应认识到当前面临的挑战和问题，继续加强科技投入和人才培养，以适应不断变化的市场需求和技术环境。只有这样，我们才能更好地发挥科学技术在中医药传承和发展中的作用，推动中医药事业的持续发展。

（邓莹）

参考文献

[1] 唐健元，艾彦伶，梁丹，等. 证候类中药新药临床转化关键技术问题的思考与实践 [J]. 科学通报，2024，69（34）：5020-5027.

[2] 张坤岩，龙亨国. 中医药治疗耳鸣研究进展 [J]. 光明中医，2025，40（07）：1336-1340.

[3] 崔秋凤，童丹红，钱临芬，等. 检验医学在中医药传承发展中的作用 [J]. 中医药管理杂志，2023，31（18）：223-225.

[4] 王爱平，王金平，管文，等. 浅析传承与利用现代科学技术共同发展中医药 [J]. 微量元素与健康研究，2021，38（06）：2.

[5] 任海燕，王维广，许林，等. 智能时代背景下的智慧中医研究思考 [J]. 南京中医药大学学报，2024（12）：1291-1302.

[6] 鲁姍，周小青，王枭冶，等. 数字中医药的历史溯源及发展趋势 [J]. 南京中医药大学学报，2024（12）：1308-1314.

[7] 杨晓帆，马钰鹏，徐颖，等. ChatGPT 人工智能技术在中医教育教学中的应用 [J]. 中医教育，2023，42（06）：23-27.

[8] 程海波. 新时代中医药人才自主培养体系构建与实践 [J]. 南京中医药大学学报（社会科学版），2024，25（05）：293-299.

[9] 范春香，李鹏帆，郁东海. 中医治未病"五辨"理论发微 [J]. 上海

中医药杂志，2025，59（01）：28-32.

　　[10] 张世祺，孙宇衡，咸楠星，等.中医四诊客观化与智能化研究进展
[J].中医药导报，2023，29（06）：170-174.